高等医学院校教材

供护理学类专业用

综合临床护理技术操作规程

（第2版）

主　审　陈长香

主　编　金子环　郝习君

副主编　郭全荣　杨　芳　唐惠艳　齐新荣

　　　　李桂玲　鹿　璨

U0196975

北京大学医学出版社

ZONGHE LINCHUANG HULI JISHU CAOZUO GUICHENG

图书在版编目(CIP)数据

综合临床护理技术操作规程 / 金子环,郝习君主编. —2版.—北京:北京大学医学出版社,2022.1

ISBN 978-7-5659-2534-4

Ⅰ.①综⋯　Ⅱ.①金⋯②郝⋯　Ⅲ.①护理学-教材　Ⅳ.①R684-64

中国版本图书馆CIP数据核字(2021)第247699号

综合临床护理技术操作规程（第 2 版）

主　　编：金子环　郝习君

出版发行：北京大学医学出版社

地　　址：(100191)北京市海淀区学院路 38 号　北京大学医学部院内

电　　话：发行部 010-82802230；图书邮购 010-82802495

网　　址：http://www.pumpress.com.cn

E - m a i l：booksale@bjmu.edu.cn

印　　刷：北京瑞达方舟印务有限公司

经　　销：新华书店

责任编辑：法振鹏　　责任校对：靳新强　　责任印制：李　啸

开　　本：787 mm × 1092 mm　1/16　印张：24.25　字数：620 千字

版　　次：2022 年 1 月第 2 版　2022 年 1 月第 1 次印刷

书　　号：ISBN 978-7-5659-2534-4

定　　价：65.00 元

编 者 名 单

安子薇（华北理工大学护理与康复学院）

曹凤英（华北理工大学附属医院）

陈长香（华北理工大学护理与康复学院）

成　杰（华北理工大学附属医院）

董伟芹（华北理工大学附属医院）

高　莹（华北理工大学附属医院）

郭全荣（华北理工大学护理与康复学院）

郝　晶（华北理工大学）

郝习君（华北理工大学护理与康复学院）

焦桂梅（华北理工大学附属医院）

金子环（华北理工大学护理与康复学院）

郎　倩（唐山市曹妃甸区医院）

李桂玲（齐齐哈尔医学院）

刘桂香（河北中医学院护理学院）

刘　瑶（华北理工大学护理与康复学院）

鹿　璨（河北科技学院）

齐丽艳（华北理工大学附属医院）

齐新荣（河北大学附属医院）

孙玉倩（华北理工大学护理与康复学院）

唐惠艳（华北理工大学护理与康复学院）

田建丽（承德医学院护理学院）

田维忠（河北省唐山市路南区小山心理医院）

王　超（华北理工大学附属医院）

王恩军（河北大学护理学院）

王尚书（华北理工大学附属医院）

许月红（河北大学附属医院）

杨　芳（华北理工大学护理与康复学院）

姚　美（华北理工大学附属医院）

叶建亚（河北中医学院护理学院）

张　红（天津天狮学院）

张　敏（华北理工大学护理与康复学院）

张　盼（华北理工大学护理与康复学院）

张为佳（华北理工大学附属医院）

张　艳（华北理工大学附属医院）

赵雅宁（华北理工大学护理与康复学院）

赵艳萍（华北理工大学口腔医学院）

周金萍（乐亭县医院）

朱　颖（华北理工大学护理与康复学院）

宗义君（河北中医学院护理学院）

前　言

2018 年华北理工大学及其他医学院校的教师、临床护理工作者共同编写的《综合临床护理技术操作规程》由北京大学医学出版社出版，并受到使用单位教师和学生的一致好评。为更好地适应护理学专业改革和发展的需要，实现护理学本科教育的人才培养目标，我们对本教材进行修订再版。本教材的编写宗旨是以《护理学类专业教学质量国家标准》为纲领，体现以学生为中心，临床护理实践动手能力、评判性思维能力等提升为目的的教学理念。教材可供高等医学院校护理学专业学生和教师使用，也可作为临床各级护理人员培训及参考用书。本教材系统介绍了护理学多门专业课程的护理操作技术，包括内科护理技术、外科护理技术、妇产科护理技术、儿科护理技术、急危重症护理技术、五官科护理技术及其他科护理技术共 105 项，配有操作录像 105 个，综合考核案例 32 个，是一本护理学专业多门专业课程综合应用的融媒体教材，以指导教师教和学生学，适应素质能力创新并重的护理专业人才培养需求。

在编写内容及体例方面，本版教材进行了以下几点改革：

1. 以临床情境导入为特点，将护理技术操作与情境性学习紧密结合，培养学生临床思维能力。将护理程序贯穿每项技术操作始终，强调操作前评估，落实操作实施要点，重视操作后的客观评价，全程特别注重保护患者的安全及家属的感受，重点突出操作技能与人文关怀及照护理念的密切结合，将价值塑造、知识传授、能力培养三者融为一体。

2. 学训考一体化。除了临床情境、操作程序外，增加了部分操作技术，编制了操作技术标准化考核表，用于教师考核，学生反思。学训考一体化具有很好的指导性和实用性。

3. 增加实训目标、操作录像及综合考核案例。①在每项护理技术操作学习前，给出知识（技术）、能力及素质实训目标，将"思政"有机、无形地融入教材，把立德树人作为教育的根本任务，注重教育在培育和践行社会主义核心价值观的重要作用。②每项护理技术操作都配了录像，视频与文字配合得当，学生可即扫即看，反复观看，视频直接体现操作的核心步骤，切中重点难点，可提高学生对操作技能的接受度和认识度。课上操作练习扫码对照观看，课下复习随时扫码巩固练习，课后扫码辅助训练，实现时空融合，提高学习效率。③着力创新应用综合临床护理案例分析及综合考核案例评分标准。体现综合性实验的广泛开设，训练学生综合临床思维和沟通技巧，实现基础和专科操作、理论与实践的有效衔接、灵活运用，激发学生创新意识，培养学生应用知识分析问题、解决问题的综合能力。

本教材的编写得到北京大学医学出版社的大力支持，华北理工大学护理与康复学院陈长香教授担任主审，在此特致谢意！同时感谢各位编者的大力支持以及通力合作。由于时间紧迫、水平有限，书中难免有疏漏和不妥之处，殷切期望广大师生和同行提出宝贵意见，以便再版时修订完善。

金子环　郝习君

目　录

第一章　内科护理技术

一、翻身叩背和有效咳嗽护理技术

翻身叩背可以有效地帮助长期卧床患者减轻局部组织压力，预防压疮等各种并发症，提高患者的生活和生存质量，是临床护理工作中不可或缺的一种护理手段。有效咳嗽在于加大呼气压力，增强呼气流速以提高咳嗽效率，是一种防御性呼吸反射，可排出呼吸道内的异物、分泌物，具有清洁、保护和维护呼吸道通畅的作用，适用于神志清醒尚能咳嗽的患者。

实训目标

通过本项技术操作规程的学习，学生应能够：

1. 列举翻身叩背及有效咳嗽的适应证。
2. 阐述操作常见的并发症，熟练掌握预防及处理措施。
3. 运用翻身叩背及有效咳嗽预防压疮和肺部并发症，促进患者康复。
4. 关心、体贴患者，有同理心，在操作过程中与患者保持良好的沟通。

【临床情境】

刘女士，72岁，脑出血后5年，遗留右侧肢体偏瘫，4日前因受凉后咳嗽，咳大量黄色黏稠痰液，咳痰不畅时，出现明显胸闷气急。体格检查：T 37.9℃，P 106次/分，R 26次/分，BP 155/90 mmHg。左侧肢体肌力5级，右侧肢体肌力0级，口唇发绀，听诊两侧中、下肺有湿啰音。入院后医生予以化痰、消炎、平喘及拍背物理治疗等处理。请你为患者翻身叩背，指导其有效咳嗽并评估其咳嗽、咳痰情况及有无并发症。

【目的】

1. 预防压疮，增加患者舒适感。
2. 促进痰液排出，保持呼吸道通畅，预防肺部并发症。

【操作程序】

1. 操作前准备

（1）环境评估：环境舒适、安全、温暖，必要时屏风遮挡。

（2）患者评估：评估患者生命体征、意识状态、肢体活动能力，有无发绀、肺部啰音的位置和范围，痰液颜色、性质、量、黏稠度，是否合并气胸、咯血、肋骨骨折、肺水肿等不宜叩背的情况，评估患者体重和配合能力，肥胖者需双人操作。

（3）护士准备：衣帽整洁，洗手，戴口罩。

（4）物品准备：枕头 3 个，快速手消毒液。

2．操作步骤

（1）携用物至患者床旁，解释操作目的、方法，取得患者配合。

（2）固定床脚刹车，妥善安置各种管路。

（3）协助患者仰卧，两手放于腹部，妥当安置各种导管及输液装置等，必要时将盖被折叠于床尾或一侧。

（4）单人协助患者翻身侧卧位法：①先将患者肩部、臀部移至护士侧床沿，再将患者双下肢移近护士侧床沿，嘱其屈膝。②先拉上对侧床档，护士一手扶患者肩部，一手扶患者膝部，轻轻推患者转向对侧，使其背向护士。

（5）双人协助患者翻身侧卧位法：①两位于床的同侧，一人扶住患者的颈肩部和腰部，另一人托住臀部和腘窝，两人同时将患者抬起移向近侧。②分别扶患者的肩、腰、臀、膝部，轻轻将其翻向对侧。③翻身后检查管路是否通畅。

（6）翻身时，根据病情需要，给予患者叩背，促进排痰。

1）用单层薄布保护皮肤。

2）叩背方法：叩击时五指并拢固定成背隆掌空状（空杯状），用手腕力量，从肺底自下而上，从外至内，背部从第 10 肋间隙，胸部从第 6 肋间隙向上叩击至肩部，迅速而有规律地叩击，力度适中，以患者不感到疼痛为宜。每一肺叶叩击 1～3 min，120～180 次 / 分，叩击时发出空而深的声音则表明手法正确。

3）注意避开乳房及心前区，勿叩击骨突起部位（如胸骨、肩胛骨及脊柱）。

（7）协助患者取坐位或半卧位，屈膝，身体前倾，双手抱膝或在胸部和膝盖上置一枕头并用两肋夹紧，深呼吸后屏气 3 s（有伤口者，护士应将双手压在切口两侧），嘱患者腹肌用力，两手抓紧支持物（脚和枕）用力做爆破性咳嗽，将痰咳出。

（8）再按侧卧位的要求，在患者背部、胸部及两膝间放置软枕。

（9）为患者盖好被子，整理床单位，询问其卧位是否舒适等感受，感谢合作。在护理记录单上记录翻身日期、时间、受压部位皮肤情况及患者的反应等。

3．操作后评价

（1）患者无不适感。

（2）患者痰液排出，呼吸道保持通畅。

（3）患者及家属了解并掌握方法及注意事项。

【注意事项】

1．如患者身上带有各种导管，翻身前应将各种导管安置妥当，翻身后应检查导管是否脱落、移位、扭曲、受压，以保持通畅。

2．翻身时避免拖、拉、推等动作。注意为患者保暖，正确使用床档，避免坠床，躁动患者选用约束带。

3．为手术后患者翻身前，应检查伤口敷料是否潮湿或脱落，如已脱落或已被分泌物浸湿，应先换药再翻身；颅脑手术后患者，头部转动过猛可引起脑疝，一般取健侧卧位或平卧位；如有骨牵引的患者，翻身时不可放松牵引；石膏固定或伤口较大的患者，翻身后应将伤口侧置于合适的位置，防止受压。

4. 翻身时应注意节力原则，让患者尽量靠近护士，缩短重力臂，达到省力安全的目的。

5. 叩击时避免直接叩击胸壁引起皮肤发红，避免过厚覆盖物，以免减少震动影响效果。注意避开乳房、心前区及骨突起部位（如胸骨、肩胛骨及脊柱）。叩击应在餐后 2 h 或餐前 30 min 进行，避免呕吐。

6. 注意保护胸、腹部伤口，合并气胸、肋骨骨折时禁做叩击。

7. 操作过程中，密切观察患者病情变化，如有异常应及时通知医生并处理。

【知识链接】

1. 缩唇呼吸动作要领：患者紧闭双唇经鼻吸气，保持 2 s，然后缩唇（吹口哨样）缓慢呼气，持续 4~6 s，吸气与呼气时间比为 1∶2 或 1∶3。

2. 腹式呼吸动作要领：进行腹式呼吸时，患者取立位、平卧位或侧卧位，一只手放于胸部，另一只手放于腹部，进行缩唇呼吸。用鼻吸气，腹部缓慢鼓起，呼气时，腹部缓慢收缩，膈肌松弛。

【操作考核评分标准】

翻身叩背和有效咳嗽护理技术操作考核评分标准见表 1-1。

表 1-1　翻身叩背和有效咳嗽护理技术操作考核评分标准

年 / 班级：　　　　　学号：　　　　　姓名：　　　　　得分：

项目	内容	分值	评分等级				得分
			A ×1.0	B ×0.8	C ×0.6	D ×0.4	
操作前 （20分）	环境评估	5					
	患者评估	5					
	护士准备	5					
	物品准备	5					
操作中 （60分）	查对床号、姓名，解释	2					
	固定床脚刹车	2					
	妥善安置各种管路	4					
	协助患者摆好体位	2					
	单人协助患者翻身侧卧位法						
	将患者肩部、臀部移至护士侧床沿	2					
	将患者双下肢移近护士侧床沿，屈膝	3					
	拉对侧床档，将患者转向对侧	5					

续表

项目	内容	分值	评分等级 A ×1.0	B ×0.8	C ×0.6	D ×0.4	得分
操作中（60分）	双人协助患者翻身侧卧位法						
	拉对侧床档，护士两人站立于床的同侧	5					
	一人扶住患者的颈肩部、腰部，另一人托住臀部、腘窝，同时将患者抬起移向近侧	5					
	分别扶患者的肩、腰、臀、膝部，轻轻将患者翻向对侧	5					
	翻身后检查皮肤、管路	5					
	叩背和有效排痰						
	用单层薄布保护皮肤，五指并拢固定成背隆掌空状进行叩击	2					
	从肺底自下而上，从外至内	5					
	每一肺叶叩击 1～3 min，120～180 次 / 分	5					
	嘱患者深呼吸后屏气 3 s	2					
	腹肌用力做爆破性咳嗽，将痰液咳出	3					
	舒适卧位，感谢配合	3					
操作后（20分）	整理用物	5					
	向患者及家属进行健康教育	5					
	洗手，在护理记录单上记录翻身日期、时间	5					
	记录受压部位皮肤情况、患者的反应等	5					

【操作录像】

操作录像 1-1：翻身叩背和有效咳嗽护理技术

【综合考核案例】

综合考核案例 1-1：慢性阻塞性肺疾病护理综合考核案例

操作录像 1-1 与综合考核案例 1-1　请扫描二维码

（朱　颖）

二、心电图检查技术

心电图机是将心脏活动时心肌激动产生的生物电信号（心电信号）自动记录下来，为临床诊断和科研常用的医疗电子仪器。国内一般按照记录器同步输出道数分为：单导、三导、六导和十二导心电图机等。对单导心电图机来说，心电图是通过多个导联而得出的体表电位差的不同时间的记录。现在广泛应用的是标准十二导联，分别记为Ⅰ、Ⅱ、Ⅲ、aVR、aVL、aVF、V1～V6。Ⅰ、Ⅱ、Ⅲ为双极导联，aVR、aVL、aVF为单极肢体加压导联，V1～V6为单极胸导联。

实训目标

通过本项技术操作规程的学习，学生应能够：

1．描述正常心电图的波形，不同类型心律失常的心电图特点。
2．解释人体心脏内电活动所产生的体表电位与时间的关系，熟练掌握心电图机的使用方法。
3．运用心电图机记录心电图波形的形态、波幅大小以及各波之间的相对时间关系，再与正常心电图相比较，从而协助心脏疾病的诊断。
4．关心、体贴患者，有同理心，在操作过程中与患者保持良好的沟通。

【临床情境】

王女士，53岁，因"反复心前区闷痛3年余，加重伴气促、冷汗2小时"急诊以"胸痛待查"收入院。体格检查：T 37.3℃，P 86次/分，R 20次/分，BP 102/51 mmHg。辅助检查：CTnI 0.31 ng/ml，CK-MB 0.7 ng/ml，MYO 32.5 ng/ml。**请思考：**该患者主要的护理问题是什么？结合护理评估分析该患者还需做哪些检查协助诊断？

【目的】

了解患者心脏电活动，判断有无心律失常、心肌缺血或坏死等异常情况，为治疗和用药提供依据。

【操作程序】

1．操作前准备

（1）环境评估：关闭门窗，屏风遮挡，确保周围环境无电磁波干扰。室内要保持合适的温湿度，使用交流电源的心电图机必须接可靠的地线，且放置心电图机的位置应使其电源线尽可能远离诊查床和导联电缆。

（2）患者评估：评估患者的病情、意识状态、皮肤黏膜及心理社会状况；既往是否做过心电图；目前是否服用可能影响心电图结果的药物。

（3）护士准备：着装整洁，洗手，戴口罩。

（4）物品准备：心电图机，心电图记录纸，生理盐水（或导电糊）、棉签、纱布、屏风等。

2．操作步骤

（1）备齐用物，携至患者床旁，核对，解释检查目的、步骤，取得配合；嘱其仰卧于检查床上，解开上衣，露出手腕及脚腕，肌肉放松，避免紧张。

（2）取下首饰、手表等金属物品；清洁皮肤，拭去污垢。

（3）连接导线：①四肢涂生理盐水（或导电糊），接肢体导联线，分别是左上肢（LA，黄色电极）、右上肢（RA，红色电极）、左下肢（LL，绿色电极）、右下肢（RL，黑色电极）；上肢电极板固定于上肢内侧、腕关节上方 3 cm 处，下肢电极板固定于下肢胫骨内踝上方 7 cm 处。②胸导联线吸球分别接于：V1，胸骨右缘第 4 肋间；V2，胸骨左缘第 4 肋间；V3，V2 与 V4 连线中点；V4，左锁骨中线与第 5 肋间交点；V5，左腋前线与 V4 平行处；V6，左腋中线与 V4 平行处，并涂上生理盐水（或导电糊），保证皮肤与电极良好接触（边口述边操作）。

（4）心电图机操作程序：①接地线，并再检查一遍接地是否可靠。②接好电源线，打开心电图机开关"ON"，进行机器预热。③将指针归零并设定"速度"，一般为 25 mm/s；设定标准电压，一般为 10 mm=1 mV。④观察各导联波形是否清晰，出现干扰时，可按"滤波"键进行调节，按下"开始"键，分别将心电图各导联由 I、II、III、AVR、AVL、AVF、V1、V2、V3、V4、V5、V6 记录下来；完成后核对一遍有无遗漏、伪差等。⑤移去各导线，用纱布将生理盐水（或导电糊）拭净。

（5）协助患者穿好衣物，整理好床单位。

（6）移去屏风。

（7）整理导线并整齐置于盒中，将心电图机放回原位。

（8）在心电图报告上记录患者的床号、姓名并粘贴于患者病历上。

（9）洗手，记录。

3．操作后评价

（1）患者无不适感。

（2）心电图机各导联线连接正确，接触良好。

（3）成功描记各导联心电图。

（4）能够根据心电图结果结合患者症状及其他检查结果对患者的病情做初步判断。

【注意事项】

1．检查前患者不宜饱饮、饱食、吃冷饮、抽烟或喝咖啡等，描记心电图前，让患者先休息数分钟，对初次做心电图者事先应解释清楚，消除患者的恐惧心理、缓解精神紧张的状态。

2．体位要求：描记心电图时一般取平卧位，不能平卧者可取半坐或坐位。

3．患者应保持安静，描记心电图时切勿说话、变换体位及过度呼吸等。

4．描记心电图时，应随时观察患者情况，一旦病情突变，应立即处理，在不影响治疗的前提下，尽可能描记一份完整的心电图，为抢救治疗提供参考。

5．电极每次使用完应擦净表面的导电糊或生理盐水，以尽可能地减少对电极的腐蚀。

【知识链接】

心脏在机械性收缩之前，首先发生电激动，在激动过程中产生微弱的电流经组织传导到体表各部位。在体表连接一个具有放大和记录电流的仪器（即心电图机）把心脏在每一心动周期内产生的电流变化描记下来，呈现具有特种波组（含 P 波、Q 波、T 波）的连续曲线，这种曲线称心电图。

在心电图记录纸上，横轴代表时间。当标准走纸速度为 25 mm/s 时，每 1 mm 代表 0.04 s；纵轴代表波形幅度，当标准灵敏度为 10 mm/mV 时，每 1 mm 代表 0.1 mV。

通过描记的心电图结果，可记录各导联心脏搏动的电位变化，以判断心脏状态；协助心律失常、冠心病等心脏疾病诊断；协助电解质异常等诊断；协助对某些心脏毒性的药物副作用的判断。但心电图检查具有一定的局限性，需要结合患者的临床表现及其他检查结果综合判断。

【操作考核评分标准】

心电图检查技术操作考核评分标准见表 1-2。

表 1-2　心电图检查技术操作考核评分标准

年 / 班级：　　　　　　　学号：　　　　　　　姓名：　　　　　　　得分：

项目	内容	分值	评分等级				得分
			A ×1.0	B ×0.8	C ×0.6	D ×0.4	
操作前 (15 分)	环境评估	3					
	患者评估	5					
	护士准备	4					
	物品准备	3					
操作中 (65 分)	核对及解释，患者体位的摆放	5					
	取下患者身上饰物等，清洁	5					
	连接导线	20					
	心电图操作	20					
	整理用物	5					
	洗手，记录	5					
	将结果粘贴在病历上	5					
操作后 (20 分)	操作熟练，动作轻柔	5					
	主动与患者沟通交流	5					
	保护患者隐私	5					
	异常心电图及时通知医生	5					

【操作录像】

操作录像 1-2：心电图检查技术

操作录像 1-2　请扫描二维码

（高　莹）

三、微量泵使用护理技术

微量注射泵（简称微量泵）是一种新型泵力仪器，能根据医嘱要求将少量药液精确、微量、均匀、持续地泵入患者体内，操作便捷、定时、定量，根据病情需要可随时调整药物浓度、速度，使药物在体内能保持有效的血药浓度，能减轻护士的工作量，提高工作效率，准确、安全、有效地配合医生给药。适用于给药非常精确、总量很小且给药速度缓慢或长时间流速均匀的情况，主要用于糖尿病、高血压、心力衰竭、休克等患者。

实训目标

通过本项技术操作规程的学习，学生能够：

1. 描述需要应用微量泵的常见药物。
2. 阐述微量泵的特性及适用范围，熟练掌握微量泵的使用方法。
3. 运用微量泵，以提高抢救的成功率和护理质量，确保患者安全。
4. 遵循医德规范及医学伦理原则，表现出对患者的责任心、爱心及同理心。

【临床情境】

张先生，75 岁，顽固性高血压病史 10 余年，此次因血压持续高于 180/100 mmHg 并伴头晕、头痛 2 日，无恶心、呕吐，由门诊收入院。入院后查体：血压 206/118 mmHg，遵医嘱给予硝普钠 50 mg 加入 5% 葡萄糖 50 ml 中以 3 ml/h 维持泵入，根据血压情况调节硝普钠的泵速。**请思考：**请应用微量泵为患者进行硝普钠溶液静脉泵入，并监测患者血压变化情况。

【目的】

准确控制输液速度，使药物速度均匀、用量准确并安全地进入患者体内发生作用。

【操作程序】

1. 操作前准备

（1）环境评估：环境要求舒适、安全，温湿度适宜。

（2）患者评估：评估患者的年龄、病情及治疗情况、意识状态（意识不清者需考虑准备夹板）、肢体活动情况、注射部位的皮肤及血管通路情况，查看有无压痛、静脉炎，套管针固定是否良好，向清醒患者解释使用微量泵输液的目的、注意事项、药物的作用、副作用及配合要点，取得患者配合。

（3）护士准备：仪表端庄，洗手，戴帽子、口罩。核对医嘱。

（4）物品准备：治疗车上层：微量注射泵、泵用输液器（普通 / 避光注射器）、延长管 2 根、基础消毒盘、药液、无菌治疗盘、手消毒液，必要时准备三通、头皮针、夹板及执行单。治疗车下层：锐器盒、医用垃圾桶、生活垃圾桶。

2．操作步骤

（1）抽吸药液，将注射器与延长管连接，排气，在注射器上注明患者信息、药物名称、浓度、剂量、泵速、配制时间，双人核对并签名，放在无菌盘内。

（2）携用物至患者床旁，核对并解释。

（3）检查输液部位及液路是否通畅。

（4）将微量注射泵放置合理位置或固定在床档上，平置主机，插好电源，打开微量注射泵电源开关。

（5）将抽吸好药液的注射器置于微量注射泵槽内。

（6）打开启动键，连续按两次快进键（FAST），第二次按住不放，再次排气。

（7）按停止键，根据医嘱设置泵速（ml/h）。

（8）将延长管另一端与静脉留置针正压接头处连接。

（9）按启动键，微量注射泵开始注射。

（10）核对，在执行单上签全名，观察记录。

（11）重新设置泵速时，先按停止键，再重新设置每小时毫升数，然后按启动键，继续注射。

（12）需更换其他药液时，应将注射器和延长管同时更换。

（13）停止注射时，按停止键，拔出留置针或做封管处理。

（14）协助患者取舒适体位，整理床单位。

（15）关闭注射泵，取下注射器，切断电源，分类处理用物。

（16）洗手，记录。

3．操作后评价

（1）患者血压平稳下降且未诉头晕、头痛。

（2）操作过程遵循无菌操作。

（3）操作过程正确熟练。

【注意事项】

1．正确设定输液速度及其他参数，防止设定错误延误治疗。

2．随时查看微量泵的工作状态，及时排除报警、故障，防止药液输入失控。

3．使用微量泵时应加强巡视，观察输液部位有无药液外渗、肿胀，局部颜色、温度，血管走行有无条索状红线等，若出现以上情况，应立即停止输液，及时更换穿刺部位。

4．严格无菌操作，使用24小时需更换注射器和延长管，若有污染随时更换。

5．使用高浓度药物直接泵入时，可用生理盐水缓慢滴注，以减少血管刺激，减轻患者疼痛，使药物准确及时泵入。

6．保持注射泵干燥清洁，用干布擦注射泵表面（必要时用75%乙醇），但禁忌任何液体流入泵内。

【知识链接】

微量泵给药具有操作简单、给药精准、速度均匀及持续泵入等优点，在心血管内科、重症医学科、儿科及特殊药物的输注等方面应用广泛。但在具体的实践中受人为因素的影响较大，且还存在一些问题，如长时间泵入血管刺激性药物易引发静脉炎；由于操作者不熟悉速度设置键，更换药物后未及时更改速度或者在个别情况下速度设置键被他人无意中误触而改变了速度，使药物进入体内过多或不足而影响治疗效果，甚至对患者造成伤害等，因此护理人员要增强责任心，提高对微量泵使用的认识，能够在治疗过程中快速发现并解决存在的问题，避免护理不良事件的发生。

【操作考核评分标准】

微量泵使用护理技术操作考核评分标准见表 1-3。

表 1-3　微量泵使用护理技术操作考核评分标准

年 / 班级：　　　　　　学号：　　　　　　姓名：　　　　　　得分：

项目	内容	分值	评分等级				得分
			A ×1.0	B ×0.8	C ×0.6	D ×0.4	
操作前（10 分）	环境评估	2					
	患者评估	2					
	护士准备	3					
	物品准备	3					
操作中（72 分）	抽吸药液	12					
	携用物至床旁，核对解释	5					
	检查输液部位及液路	3					
	将微量泵放置在合理位置	3					
	连接注射器于微量泵上	4					
	排气	4					
	设置泵速	4					
	开始注射	12					
	核对，观察记录	4					
	重新设置泵速	4					
	更换药液	4					
	停止注射	3					
	协助患者取舒适体位	3					
	分类处理用物	5					
	洗手，记录	2					
操作后（18 分）	过程正确熟练，保持无菌操作	8					
	与患者有效沟通	5					
	随时观察微量泵工作状态，及时添加药液	5					

【操作录像】

操作录像 1-3：微量泵使用护理技术

【综合考核案例】

综合考核案例 1-2：急性心肌梗死护理综合考核案例

操作录像 1-3 与综合考核案例 1-2　请扫描二维码

（高　莹　张　红）

四、经外周静脉置入中心静脉导管（三向瓣膜式）塞丁格置管技术

经外周静脉置入中心静脉导管（peripherally inserted central catheter，PICC），是经上肢贵要静脉、肘正中静脉、头静脉、肱静脉、颈外静脉（新生儿还可以通过下肢大隐静脉、头部颞静脉、耳后静脉等）穿刺置管，导管尖端位于上腔静脉或下腔静脉。PICC 为患者提供中、长期的静脉治疗，可减少因反复静脉穿刺给患者带来的痛苦，输注高渗性、有刺激性的药物，如化疗药、胃肠外营养等，避免药物与外周静脉直接接触，有效保护上肢静脉。

实训目标

通过本项技术操作规程的学习，学生应能够：
1. 描述 PICC 穿刺选择最佳静脉的方法以及导管尖端的位置。
2. 运用 PICC 穿刺技术为患者提供中、长期的静脉治疗通路。
3. 正确实施健康教育，表现出良好的沟通交流技巧。
4. 遵循医德规范及医学伦理原则，表现出对患者的责任心、爱心及同理心。

【临床情境】

李先生，64 岁，胃溃疡病史 10 年，常于餐后 1 小时出现上腹部烧灼样疼痛，伴反酸、嗳气，口服抑酸剂可缓解。1 年前上述症状加重，疼痛失去节律性，服用抑酸剂效果不佳。近 1 周排出柏油样大便，无恶心、呕吐，无呕血，胃镜活组织检查显示"胃窦部中低分化腺癌"。门诊以"胃癌"收入胃肠外科，行胃癌根治术后拟进行化疗防止复发。**请思考**：化疗首选的静脉通路是什么？如何进行局部血管的评估？请为该患者实施 PICC 穿刺置管术。

【目的】

1. 为患者提供中、长期的静脉输液治疗。
2. 静脉输注高渗性、有刺激性的药物，如化疗药、胃肠外营养等。

【操作程序】

1. 操作前准备

（1）环境评估：干净、整洁、宽敞、明亮，便于操作。

（2）患者评估：评估患者病情、年龄、药物过敏史、静脉治疗方案、药物性质，查看相关检查、检验报告单；排除置管禁忌证，评估穿刺局部皮肤和血管条件，评估是否有起搏器的存在；评估患者的心理反应、合作程度以及特殊需要（排尿、便等），签 PICC 置管知

情同意书（患者或代理人）。

（3）护士准备：衣帽整洁，洗手（七步洗手法），戴口罩、圆帽。

（4）物品准备：①改良塞丁格套件：20GA 和 21GA 塞丁格穿刺针各一个，可撕裂带扩张器的置管鞘，扩皮刀，导丝。②PICC 套件：三向瓣膜式 PICC 导管，延长管、减压套筒、思乐扣。③PICC 穿刺包：无菌测量尺，无菌无粉手套 2 副，无菌三联盒（内盛大棉球 6 个），无菌镊子，50 cm×70 cm 无菌防渗透治疗巾，70 cm×70 cm 无菌治疗巾，无菌止血带，无菌手术衣，100 cm×155 cm 治疗巾，80 cm×90 cm 孔巾，弯盘，无齿镊，无菌剪刀，10 cm×12 cm 无菌透明敷贴、无菌纱布 3 块，胶布 3 条。④其他物品：清洁止血带，清洁测量尺，合格的皮肤消毒剂，250 ml 无菌生理盐水，10 ml 或 20 ml 注射器 2 支，无针接头或肝素帽，胶布，记号笔，PICC 维护手册，手消毒液，无菌棉签，必要时备血管可视化设备和局部麻醉剂（2% 利多卡因）。

2．操作步骤

（1）备齐用物，携至患者床旁，核对、解释取得合作。

（2）选择合适的体位：协助患者平卧，上肢外展与躯干呈 45°～90°角。

（3）再次评估穿刺部位皮肤。

（4）选择合适的静脉：①在预期穿刺部位以上系止血带。②评估患者的静脉情况，选择贵要静脉为最佳穿刺血管。③用记号笔在穿刺点做标记，松开止血带。

（5）测量定位：①测量双侧臂围：肘横纹以上 10 cm 处测量并记录。②预测导管置入长度：从预穿刺点沿静脉走向到右胸锁关节再向下至第 3 肋间隙（口述），测量时手臂外展 90°。

（6）穿刺前建立无菌区：①洗手，检查所有用物质量，确认有效期。②打开 PICC 穿刺包，戴手套整理用物并按序放置。③铺无菌防渗透治疗巾于患者臂下。④助手将消毒液分别倒入三联盒的无菌槽内。⑤消毒：75% 乙醇及 2% 葡萄糖酸氯己定乙醇棉球分别消毒穿刺侧手臂皮肤 3 遍（第一遍顺时针，第二遍逆时针，第三遍顺时针）；范围以穿刺点为中心消毒皮肤，直径≥20 cm。⑥建立无菌区：铺 70 cm×70 cm 无菌治疗巾。⑦护士脱手套，用手消毒液洗手，穿手术衣，戴无菌手套，铺 100 cm×155 cm 治疗巾覆盖患者全身，建立最大无菌屏障，铺孔巾，充分暴露预穿刺部位。⑧用生理盐水冲洗手套（助手协助），并用干纱布擦干。助手将注射器、无针接头或肝素帽、改良塞丁格套件、PICC 导管拆开外包装以无菌方式投入无菌区。以无菌方式抽吸 20 ml 生理盐水、2% 利多卡因 1 ml 备用。⑨用 20 ml 注射器抽取生理盐水预冲导管并检查导管的完整性，预冲穿刺针、减压套筒、延长管，导管充分浸泡于生理盐水中。⑩依次准备好塞丁格穿刺针、扩皮刀、导丝、可撕裂带扩张器的置管鞘。

（7）穿刺步骤：①助手系止血带，嘱患者握拳，使静脉充盈，必要时应用血管可视化设备。②去除穿刺针保护套，转动针芯，以 15°～30°角穿刺血管，见回血，降低角度，推进穿刺针外套管，确保进入静脉，松止血带，嘱患者松拳。③左手拇指固定外套管，示指轻压外套管前端处静脉，右手撤出针芯。④穿刺针外套管下方垫无菌纱布，缓慢匀速经外套管送入导丝 15～20 cm，退出外套管。在穿刺点旁以 2% 利多卡因 0.2 ml 局部浸润麻醉。用扩皮刀沿导丝钝性扩皮 0.2～0.3 cm，沿导丝送置管鞘。右手送鞘，左手拇指、示指捏住导丝，其余三指绷紧皮肤，以免导丝随置管鞘滑入体内，将导丝与扩张器一并撤出，置管鞘保留在血管内，轻压置管鞘上方止血；置管鞘下方垫无菌纱布，缓慢匀速经置管鞘送入

PICC 导管，至肩部时，嘱患者向静脉穿刺侧偏头，下颌偏向肩部，以防止导管误入颈内静脉。⑤送管至预定刻度后，退出置管鞘，无菌纱布按压穿刺点。⑥撤出支撑导丝，按预测长度修剪导管，体外保留导管 5～7 cm。⑦擦洗外露导管，并套上减压套筒，导管套在连接器的金属柄上，连接器的倒钩与减压套筒的沟槽连接在一起，并锁定。⑧装有生理盐水的注射器连接延长管抽回血至延长管透明部分后冲管，连接预排气的无针接头，生理盐水脉冲式冲管正压封管。⑨清洁穿刺点及周围皮肤，撤孔巾。

（8）固定导管：①以患者感觉舒适、日常活动时导管不打折为宜。②检查导管刻度，涂皮肤保护膜，安装思乐扣，将导管摆放在适当位置（调整外露导管形状），穿刺点置纱布（2 cm×2 cm），以穿刺点为中心无张力粘贴透明敷贴，穿刺点局部加压包扎。③胶布固定导管：第 1 条交叉固定连接器，第 2 条固定无针接头，第 3 条贴在透明敷贴的上缘，并注明时间和护士姓名。④弹力绷带加压包扎。

（9）操作后整理用物，做好宣教及各项记录：①撤用物，安置患者体位，嘱患者按压穿刺点约 15 min。②指导或协助患者进行 X 线检查，以确定导管尖端位置。③处理用物，脱手术衣、手套，七步洗手法洗手，摘口罩。④完善置管记录单各项内容。⑤记录 PICC 维护手册各项内容。

3．健康教育

（1）不宜做肩关节大幅度运动。

（2）避免置管手臂做提重物动作。

（3）局部出血较多时，应立即告知护士，介绍预防机械性静脉炎的方法及注意事项。

【注意事项】

1．置管前指导患者清洗双上肢、腋下或颈部皮肤，戴圆帽和口罩。

2．不宜进行置管的情况：锁骨下淋巴结肿大或有肿块侧、乳癌根治术后、腋下淋巴结清扫的术侧肢体、安装起搏器侧、放疗侧、有血管手术史、血栓史、上腔静脉压迫综合征的患者。

3．穿刺点应避开肘窝、感染、渗出、疼痛、硬化、骨折等有损伤的部位。

4．注意避免穿刺过深而损伤神经，避免穿刺进入动脉，避免多次穿刺损伤静脉内膜、外膜。

5．对有出血倾向的患者要进行加压止血。

6．PICC 置管 24 小时后常规更换敷料，穿刺部位发生渗液、渗血时应更换敷料。

7．导管尖端位置：经上腔静脉途径置管，PICC 导管尖端应放置在上腔静脉的下 1/3 段到上腔静脉与右心房的连接处。如经下肢静脉置管，导管尖端应在下腔静脉中段高于横膈膜水平处。

8．PICC 置管后确定导管尖端位置正确后方可输液。

【知识链接】

静脉治疗是临床最常用、最直接有效的治疗手段之一。根据患者的病情、静脉治疗方案、药物性质、静脉条件等，选择合适的静脉治疗工具，可以大大减轻患者痛苦；提高输液治疗安全性，保证静脉治疗顺利进行。为规范我国静脉治疗护理实践，国家卫生计生委于 2014 年 5 月 1 日正式实施《静脉治疗护理技术操作规范》（WS/T433-2013），这是我国首个具有相当权威的静脉治疗行业标准，对临床静脉治疗规范性、安全性提供了强有力的指导。近年来，静脉治疗工具发展迅速，经历了头皮钢针、静脉留置针、中长导管、中心静脉导管（CVC）、PICC、输液港（PORT）等，国内各医院静脉穿刺工具多种形式并存。PICC 穿刺技术经历了 70 多年的的发展历史，经过了传统 PICC 穿刺、塞丁格技术、改良塞丁格技术（MST）和超声引导下 MST 几个阶段。血管细的患者用传统的 PICC 穿刺技术非常困难，而塞丁格穿刺技术很好地解决了这一难题，借助于视觉辅助技术的 B 超引导下 PICC 穿刺技术对局部血管条件差的患者更显优势，进一步提高了置管成功率，目前已成为国内外广泛应用的 PICC 穿刺技术。PICC 置管是一项专科技能操作，应由有 5 年及以上临床工作经验的护士经过专业知识与技能培训，且考核合格者操作完成。

【操作考核评分标准】

经外周静脉置入中心静脉导管（三向瓣膜式）塞丁格置管技术操作考核评分标准见表1-4。

表 1-4 经外周静脉置入中心静脉导管（三向瓣膜式）塞丁格置管技术
操作考核评分标准

年 / 班级：　　　　　　学号：　　　　　　姓名：　　　　　　得分：

项目	内容	分值	评分等级				得分
			A ×1.0	B ×0.8	C ×0.6	D ×0.4	
操作前（15分）	环境评估	3					
	患者评估	4					
	护士准备	4					
	物品准备	4					
操作中（60分）	核对及解释	2					
	摆体位	2					
	选择静脉标记穿刺点	6					
	测量定位	6					
	建立无菌区	6					
	消毒穿刺点	4					
	穿无菌手术衣，更换手套，铺巾	4					
	冲手套	2					
	无菌方式投入注射器、无针接头等物品	2					
	预冲导管	2					
	穿刺置管	20					
	固定导管	4					
操作后（15分）	整理用物，按压穿刺点	5					
	进行 X 线检查，记录	5					
	健康教育	5					

续表

| 项目 | 内容 | 分值 | 评分等级 | | | | 得分 |
			A ×1.0	B ×0.8	C ×0.6	D ×0.4	
整体 评价 （10分）	无菌观念强	5					
	置管术后观察护理要点	3					
	操作中有效沟通	2					

【操作录像】

操作录像1-4：经外周静脉置入中心静脉导管（三向瓣膜式）塞丁格置管技术

操作录像1-4　请扫描二维码

（张　艳）

五、经外周静脉置入中心静脉导管维护技术

经外周静脉置入中心静脉导管（PICC）是经上肢贵要静脉、肘正中静脉、头静脉、肱静脉、颈外静脉（新生儿还可以通过下肢大隐静脉、头部颞静脉、耳后静脉等）穿刺置管，导管尖端位于上腔静脉或下腔静脉的导管。PICC 在治疗间歇期间应至少每周维护一次。

实训目标

通过本项技术操作规程的学习，学生应能够：

1．列举 PICC 适应证及禁忌证。

2．解释 PICC 常见并发症，熟练掌握预防及处理措施。

3．运用经外周静脉置入中心静脉导管技术减少对外周血管的刺激，保护血管，减少漏渗。

4．遵循医德规范及医学伦理原则，表现出对患者的责任心、爱心及同理心。

【临床情境】

李女士，65 岁，诊断脑出血，神志昏迷，行脱水降颅压、抗炎、营养治疗。入院后留置经外周静脉置入中心静脉导管（PICC）。体格检查：BP 155/80 mmHg，体重 75 kg，身高 162 cm，心肺等未见异常。辅助检查：CT 检查示右侧基底节区脑出血破入脑室，血、尿常规等未见异常。**请思考：**如何判断 PICC 是否通畅？请你为该患者进行 PICC 维护。

【目的】

维护 PICC 正常功能，提供静脉输液治疗、营养支持及保护外周静脉。

【操作程序】

1．操作前准备

（1）环境评估：清洁、安静、光线充足。

（2）患者评估：评估患者生命体征、意识状态，有无发热、出血倾向或血液高凝状态，PICC 置管时间、维护时间、敷料有无渗血、肢体有无肿胀，患者自我护理能力和配合程度。

（3）护士准备：着装整洁，洗手，戴口罩。

（4）物品准备：PICC 维护包、正压接头、生理盐水、预冲注射器、思乐扣、胶布、清洁皮尺、记号笔、PICC 维护手册、消毒液、垃圾桶、锐器盒、酒精棉片包（棒）。

2．操作步骤

（1）携用物至患者床旁，核对、解释，取得合作。

（2）协助患者平卧，上臂外展与躯干呈 45°～ 90°角。

（3）评估（输液接头、穿刺点、敷料）。

（4）打开换药包，在穿刺肢体下铺治疗巾。

（5）用皮尺测量肘窝（肘横纹）上方 10 cm 处臂围（双侧）。

（6）揭开固定输液接头的胶布，如有胶痕给予清除，用酒精棉签清洁输液接头下皮肤。

（7）手消毒。

（8）打开预冲注射器，释放压力（或按照无菌操作方法抽取生理盐水）连接新输液接头，预冲输液接头待用。

（10）更换输液接头：①卸下旧输液接头。②手消毒。③戴手套，打开酒精棉片包，用酒精棉片用力擦拭接头横截面及侧面，不少于 15 s。④连接新的输液接头。

（11）冲洗导管：①抽回血，判断导管的通畅性。②用预冲注射器（或抽好 10 ml 生理盐水的注射器）以脉冲方式冲洗导管。③施行正压封管。④脱手套。

（12）更换透明敷料：①去除透明敷料外胶带，0°角平拉敷料，自下而上去除原有透明敷料。②手消毒。③戴无菌手套。④左手持纱布覆盖在输液接头，轻轻向上提起导管，右手持酒精棉棒一根，避开穿刺点直径 1 cm 处，顺时针脱脂、消毒，范围以穿刺点为中心直径 15 cm（大于贴膜的面积）。再取第二、三根酒精棉棒以同样的方法逆、顺时针消毒皮肤。⑤待酒精完全干后，取聚维酮碘棉棒一根，放平导管以穿刺点为中心顺时针消毒皮肤及导管、取第二、三根聚维酮碘棉棒以同样的方法逆、顺时针消毒皮肤及导管，范围以穿刺点为中心直径 15 cm（或略小于酒精消毒面积）。⑥消毒皮肤完全待干。⑦导管出皮肤处逆血管方向摆放弧形（"L"或"U"形）。⑧ 10 cm × 10 cm 以上透明敷料无张力粘贴，透明敷料应完全覆盖住思乐扣，胶带蝶形交叉固定贴膜下缘，再以胶带横向固定蝶形交叉，胶带横向固定延长管，在记录胶带上标注操作者姓名及日期、臂围、置管长度及外露长度、PICC 名称，贴于透明敷料下（或上）缘。正压接头高举平台法固定。⑨整理用物，脱无菌手套。

（13）整理床单位，向患者交代注意事项。

（14）洗手，回治疗室，在维护单上签名及时间，填写 PICC 维护手册。

3．操作后评价

（1）患者穿刺部位无不适感。

（2）输液连接器的正压接头连接紧密。

（3）患者了解并掌握预防静脉炎的方法及注意事项。

（4）为患者预约下次 PICC 维护时间。

【注意事项】

1．禁止使用小于 10 ml 的注射器冲管、给药。

2．抽回血不可抽至输液接头及注射器内。

3．要采用脉冲式正压封管，以防止血液反流进入导管。

4．可以加压输液或输液泵给药，但不能用高压注射泵推注造影剂。

5．去除敷料时要自下而上，切忌将导管带出体外，去除敷料时尽可能不要污染贴膜下皮肤及导管。

6．勿用酒精棉签直接消毒穿刺点。

7．将体外导管放置呈弯曲状，以降低导管张力，避免导管移动。

8．严格无菌操作，敷料要完全覆盖体外导管，以免引起感染。

9．如发现污染、患者出汗多及敷料卷边时，应及时更换透明敷料。

10．使用聚维酮碘消毒，一定待完全干后再覆盖敷料。

11．使用普通前端开口导管，建议使用封管夹输液接头。

【操作考核评分标准】

经外周静脉置入中心静脉导管维护技术操作考核评分标准见表1-5。

表 1-5　经外周静脉置入中心静脉导管维护技术操作考核评分标准

年/班级：　　　　　　学号：　　　　　　姓名：　　　　　　得分：

| 项目 | 内容 | 分值 | 评分等级 | | | | 得分 |
			A ×1.0	B ×0.8	C ×0.6	D ×0.4	
操作前 （20分）	环境评估	5					
	患者评估	5					
	护士准备	5					
	物品准备	5					
操作中 （60分）	核对床号、姓名，解释	2					
	协助患者取合适体位	2					
	打开换药包	2					
	在穿刺肢体下铺治疗巾	2					
	测双侧臂围	2					
	揭开固定输液接头的胶布，去除胶痕，清洁皮肤	2					
	手消毒	3					
	取出预冲注射器，释放压力，安装输液接头，排气备用	3					
	卸下旧接头后手消毒并戴手套	2					
	酒精棉片包裹消毒输液接头，用力多方位擦拭 15 s	2					

续表

项目	内容	分值	评分等级 A ×1.0	B ×0.8	C ×0.6	D ×0.4	得分
操作中（60分）	评估导管	2					
	冲洗导管	3					
	正压封管	3					
	去除原有透明敷料	3					
	观察穿刺点有无异常	3					
	手消毒	3					
	戴手套	3					
	酒精脱脂消毒	3					
	聚维酮碘消毒	3					
	调整导管位置	3					
	无张力粘贴透明敷料	6					
	标注导管类型、日期，贴于透明敷料下缘	3					
操作后（20分）	整理用物	5					
	向患者及家属进行健康教育	5					
	洗手，填写导管维护记录	5					
	操作熟练，动作轻柔	5					

【操作录像】

操作录像 1-5：经外周静脉置入中心静脉导管维护技术

【综合考核案例】

综合考核案例 1-3：白血病化疗护理综合考核案例

操作录像 1-5 与综合考核案例 1-3　请扫描二维码

（朱　颖　郭全荣）

六、血液透析护理技术

血液透析技术是采用弥散和对流原理清除血液中代谢废物、有害物质和过多水分，是最常用的终末期肾脏病患者的肾脏替代治疗方法之一，也可用于治疗药物或毒物中毒、急性肾损伤，以及严重水、电解质、酸碱平衡紊乱等。

实训目标

通过本项技术操作规程的学习，学生应能够：

1. 描述血液透析的基本原理，透析过程中的护理注意事项。
2. 解释血液透析建立体外循环的目的，熟练掌握透析过程中的各项参数变化及报警的意义及处理。
3. 运用血液透析技术为患者执行血液透析治疗，评估、观察血液透析治疗过程中的病情变化，指导患者掌握自我护理知识。
4. 遵循医德规范，对透析患者这一特殊群体给予充分的关爱、同情和帮助。

【临床情境】

王先生，70岁，进行规律血液透析10年，每周3次，血管通路为左前臂动静脉内瘘，既往有糖尿病、高血压病史15年。体格检查：BP 120/85 mmHg，透析前体重63 kg，干体重60.5 kg，伴有活动无力。辅助检查：血红蛋白Hb 10.5 g/L，血肌酐830 mmol/L，空腹血糖12 mmol/L。**请思考：** 血液透析的并发症有哪些？如何为该患者进行血液透析治疗？

【目的】

清除体内代谢废物、毒素及过多的液体，纠正水、电解质及酸碱平衡失调，部分替代肾功能。

【操作程序】

1. 操作前准备

(1) 环境评估：舒适、安全，温湿度符合要求。

(2) 患者评估：评估一般情况、生命体征、血管通路。

(3) 护士准备：着装整洁，洗手，戴口罩。

(4) 物品准备：透析机、体外循环管路、穿刺针、护理包、生理盐水、透析液。

2. 操作步骤

(1) 解释操作目的及配合要点，以取得配合。

(2) 开机自检：打开电源开关，连接透析液，按照机器要求完成自检程序。

(3) 血液透析机和管路的安装：检查包装有无破损，查看有效期，按照无菌原则进行操作，安装顺序按照体外循环的血流方向依次安装，于动脉管路顶端连接生理盐水。

（4）密闭式预冲：启动透析机血泵80～100 ml/min，用生理盐水排尽透析管路与透析机血室内气体，将泵速调至200～300 ml/min，连接透析液旁路，排尽透析机透析液室气体，预充量按照透析机说明书的要求。

（5）根据医嘱设定透析参数。

（6）建立体外循环（上机）：检查患者动静脉内瘘是否通畅，有无红肿、渗血、硬结等。选择穿刺点，进行消毒，先穿刺静脉，再穿刺动脉。动脉穿刺点距离内瘘口大于3 cm，动静脉穿刺点之间的距离大于5 cm，固定穿刺针。遵医嘱推注首剂量抗凝剂，连接体外循环引血上机，引血泵速80～100 ml/min。

（7）血液透析中观察与监测：上机后测量血压、脉搏，进行记录。护士按照体外循环的顺序检查各侧支夹子和小帽处于正常开闭状态，同时根据医嘱查对透析机各项治疗参数。

（8）二次查对：自我查对后，由另一名护士再次进行上述查对，并在治疗单上签字。

（9）回血下机。密闭式回血：停止透析，进入回血界面，调整泵速80～100 ml/min，先用生理盐水将给液口动脉侧管内的血液回输20～30 s，然后停泵，靠重力将动脉端近心侧的血液回输入患者体内，夹闭夹子。打开血泵，双手揉搓滤器和管路，当回血完毕，夹闭静脉管路及穿刺针夹子，停泵。

（10）拔针：先拔出动脉穿刺针，再拔出静脉穿刺针，注意避免针刺伤和滴洒血液，压迫穿刺部位并用弹力绷带加压包扎，力度适宜，保证动静脉内瘘的通畅。

（11）处理用物，医疗垃圾按要求分类。擦拭透析机表面，执行透析机水路消毒程序，更换床单位，脱手套、洗手。

（12）宣教注意事项，送患者安全离开透析室。

3．操作后评价

（1）操作过程规范，按要求安装、预冲、上机、回血，落实无菌技术。

（2）患者了解透析注意事项，包括血管通路的护理、饮食、用药等相关知识。

（3）透析过程中及时观察、巡视、处理各种报警和意外情况，确保患者透析安全。

（4）为患者预约下次透析时间。

【注意事项】

1．严格执行无菌操作原则及查对制度、消毒隔离手卫生制度等。

2．充分预冲体外循环，膜内排气泵速80～100 ml/min，预冲泵速200～300 ml/min。

3．透析期间每半小时巡视一次患者病情、体外循环和透析机运转情况。

4．采用密闭式回血，回血时泵速80～100 ml/min。

5．首次透析需签署透析患者指南，首次使用动静脉内瘘和深静脉置管需签署知情同意书和告知程序。

【知识链接】

患者血管通路除动静脉内瘘外，也包括深静脉置管、移植内瘘等完成透析治疗。对于糖尿病患者透析时可使用含糖透析液，以减少透析中低血糖的发生，同时向患者宣教，平时要随身准备糖果、巧克力等，以便发生低血糖时食用。

动静脉内瘘是透析患者的生命线，动静脉内瘘的功能直接影响患者的透析效果。透析结束后弹力绷带加压包扎 15～20 min，逐步缓慢放松，创可贴 12 小时后摘下，24 小时内避免浸水、淋浴等。如果发生血肿，24 小时内进行冷敷以减少出血，24 小时后进行热敷或者涂促进吸收的软膏等。平日穿宽松衣物，内瘘侧肢体不可戴手表、首饰，不可提重物、受压，不可在内瘘侧肢体进行输液、抽血、测血压等操作。指导每日晨起、早、中、晚、睡前评估内瘘震颤的强弱，当发现异常时及时到医院就诊。

【操作考核评分标准】

血液透析护理技术操作考核评分标准见表 1-6。

表 1-6 血液透析护理技术操作考核评分标准

年 / 班级：　　　　　　学号：　　　　　　姓名：　　　　　　得分：

项目	内容	分值	评分等级				得分
			A ×1.0	B ×0.8	C ×0.6	D ×0.4	
透析准备（20分）	护士准备 物品准备	2					
	开机自检，连接透析液正确	3					
	安装体外循环正确	10					
	预冲符合要求	5					
上机（60分）	评估全面：患者病情、生命体征 血管通路：是否通畅，有无异常	5					
	选择穿刺部位，消毒规范、穿刺、妥善固定	10					
	各参数设置正确	5					
	引血泵速 80～100 ml/min，体外循环连接紧密	5					
	落实无菌技术和查对制度	10					
	及时处理各种报警	10					
	及时测量血压、脉搏等，填写记录	5					
	向患者宣教相关知识	10					
回血（20分）	采用密闭式回血，泵速 80～100 ml/min	5					
	先拔出动脉针，再拔出静脉针，弹力绷带加压包扎 15～20 min	5					
	评估动静脉内瘘通畅情况	2					
	书写透析记录	2					
	落实透析机水路消毒	2					
	透析机表面消毒，更换床单位	2					
	整理用物，垃圾分类正确	2					

【操作录像】

操作录像1-6：血液透析护理技术

【综合考核案例】

综合考核案例1-4：尿毒症护理综合考核案例

操作录像1-6与综合考核案例1-4　请扫描二维码

（朱　颖）

七、血糖监测护理技术

血糖监测是糖尿病综合管理的重要组成部分，其结果有助于评估糖尿病患者糖代谢紊乱的程度，为制订合理的降糖方案提供依据。同时，血糖水平还可以反映降糖治疗的效果并指导治疗方案的调整。指尖血糖监测可以获得某一时间点的血糖水平，因其操作简单，不受时间、空间的限制，糖尿病患者易于接受，在家庭、社区和医院内广泛应用。

实训目标
通过本项技术操作规程的学习，学生应能够：
1．描述血糖的正常范围，解释监测血糖对饮食、运动以及用药的指导意义。
2．对糖尿病患者实施血糖监测，并针对监测结果进行饮食和运动指导。
3．根据血糖监测结果正确分析病情，为治疗提供帮助。
4．关心、体贴患者，有同理心，在操作过程中与患者有良好的沟通。

【临床情境】

刘先生，62 岁，12 年前确诊为"2 型糖尿病"，间断口服阿卡波糖药物治疗，每次 50 mg，3 次 / 日，一直未严格控制饮食，也未定期监测血糖和尿糖变化。近一年逐渐出现视物不清，手足麻木，周身乏力，体重共减轻约 15 kg。1 周前患肺炎，上述症状加重，来院就诊。**请思考**：患者存在哪些护理问题？应采取什么方法尽快了解患者的血糖水平？如要明确患者近 3 个月内的血糖控制情况，还需要进行哪些检查？

【目的】

了解机体血糖水平和糖代谢有无异常，为降糖方案的制订与调整提供依据。

【操作程序】

1．操作前准备
（1）环境评估：舒适、安全、温暖。
（2）患者评估：评估患者生命体征、意识状态、配合能力，穿刺部位皮肤有无损伤、感染，角质层厚度，有无晕针晕血史，心理状态，确认患者是否符合空腹或者餐后 2 小时血糖测定的要求。
（3）护士准备：着装整洁，洗手，戴口罩。
（4）物品准备：血糖仪、采血针、试纸、弯盘、75% 乙醇、棉签等。
2．操作步骤
（1）携用物至患者床旁，核对、解释，取得患者合作。
（2）选择采血部位（手指腹或脚趾腹），75% 乙醇消毒，待干。

（3）打开血糖仪，核对并调整血糖仪号码使之与试纸代码一致。采血器安装穿刺针头（或一次性采血器）。

（4）再次核对后穿刺，第一滴血弃去，选择第二滴血，待血糖仪屏幕显示滴血符号时，将血液吸入（滴入）血糖试纸。

（5）干棉签按压穿刺点 1～2 min（或指导患者）。

（6）血糖仪屏幕显示血糖值后读数，关闭血糖仪。

（7）核对，针对血糖结果进行健康教育。

（8）安置患者，分类处理用物，洗手，记录。

（9）血糖值异常时通知医师进行处理（口述）。

3．操作后评价

（1）采血部位正确，患者无不适感。

（2）患者理解并掌握健康教育内容。

（3）患者学会自我监测血糖的方法。

【注意事项】

1．测末梢血糖前，确认血糖仪上的号码与试纸代码一致。

2．勿使用聚维酮碘等含"碘"的消毒剂消毒皮肤，要确认乙醇干透后再实施采血。

3．采集的末梢血量应足够使试纸测试区完全变成红色。

4．避免试纸发生污染。

5．使用过的采血针头或采血器应立即放入锐器盒，避免针刺伤；使用过的血糖试纸应放入医疗垃圾袋内。

6．采血量不足时，切勿在穿刺点周围挤压，以免混入组织液影响检测结果，可采用手部低垂的方式增加血量。

7．对需要长期监测血糖的患者，应教会其血糖自我监测的方法。

【知识链接】

1．血糖监测新进展：血糖升高是目前诊断糖尿病的主要依据，血糖值又是判断糖尿病病情和控制情况的主要指标。目前，血糖监测逐渐进入智能化管理阶段，分为有创血糖监测和无创血糖监测技术。有创血糖监测的方法主要有静脉血浆葡萄糖测定、毛细血管血葡萄糖测定和 24 小时动态血糖测定 3 种。第一种用于诊断糖尿病，后两种仅用于糖尿病监测。24 小时动态血糖测定是指通过将葡萄糖传感器植入皮下组织，监测组织间液的葡萄糖浓度，从而反映血糖水平的监测技术，可以提供全面、连续、可靠的全天血糖信息，了解血糖波动的趋势。无创血糖监测技术也逐渐应用于临床和家庭，如指夹式血糖仪、耳夹式血糖仪、手表式血糖仪等。无创血糖监测技术的应用，既实现了连续的血糖监测，有助于加强血糖管理；又避免了患者反复采血的痛苦，提高糖尿病患者的生活质量；同时不再依赖于一次性试纸，降低检测费用，避免交叉感染和环境污染。

2．血糖值正常范围为 3.9～6.0 mmol/L（70～108 mg/dl），糖尿病酮症酸中毒（DKA）时血糖为 16.7～33.3 mmol/L，糖尿病高渗性昏迷血糖一般为 33.3～66.6 mmol/L。

3．糖尿病的诊断标准：糖尿病症状＋任意时间血浆葡萄糖≥11.1 mmol/L；空腹血浆葡萄糖（FPG）≥7.0 mmol/L；OGTT 中 2 小时血浆葡萄糖（2 h PG）≥11.1 mmol/L。

4．低血糖的诊断标准：非糖尿病患者血糖＜2.8 mmol/L，糖尿病患者血糖≤3.9 mmol/L。

【操作考核评分标准】

血糖监测护理技术操作考核评分标准见表 1-7。

表 1-7   血糖监测护理技术操作考核评分标准

年 / 班级：   学号：   姓名：   得分：

项目	内容	分值	评分等级				得分
			A ×1.0	**B** ×0.8	**C** ×0.6	**D** ×0.4	
操作前 （10分）	环境评估	2					
	患者评估	2					
	护士准备	2					
	物品准备	4					
操作中 （70分）	核对及解释	8					
	确认血糖测定要求	8					
	选择、消毒采血部位	10					
	打开血糖仪、核对	10					
	穿刺，采集血标本	10					
	按压及指导	8					
	读数、处理，再次核对	10					
	安置患者，处理用物，洗手	6					
操作后 （20分）	操作熟练，动作轻柔	5					
	主动与患者进行有效沟通	5					
	根据血糖结果正确指导	5					
	按要求校对血糖仪	5					

【操作录像】

操作录像 1-7：血糖监测护理技术

操作录像 1-7   请扫描二维码

（郭全荣   齐新荣）

八、胰岛素笔注射护理技术

胰岛素笔注射技术是使用配套的胰岛素笔将胰岛素制剂注入患者皮下组织的操作技术，宜选择皮肤疏松部位，如上臂三角肌、臀大肌、大腿前侧、腹部等，是糖尿病患者常用的药物治疗方法，其操作简单，痛苦小，可以有效控制血糖水平，应用广泛。

实训目标

通过本项技术操作规程的学习，学生应能够：

1. 描述胰岛素注射的位置选择及注意事项。
2. 识别胰岛素注射的不良反应并正确处理。
3. 运用胰岛素笔对患者进行胰岛素注射。
4. 关心、体贴患者，有同理心，在操作过程中与患者有良好的沟通。

【临床情境】

刘先生，62 岁，12 年前确诊为"2 型糖尿病"，间断口服阿卡波糖药物治疗，每次 50 mg，3 次 / 日，一直未严格控制饮食，也未定期监测血糖和尿糖变化。近一年逐渐出现视物不清，手足麻木，周身乏力，体重减轻，共减轻约 15 kg。1 周前患肺炎，上述症状加重，来院就诊。测指尖空腹血糖 18.6 mmol/L，餐后 2 小时血糖 24.4 mmol/L。医生开具医嘱：诺和灵 30 R 20 U 早、晚餐前 30 min 皮下注射。**请思考**：患者出现了糖尿病的哪些并发症？执行此条医嘱前应进行哪些护理评估？患者若发生低血糖反应该如何处理？

【目的】

使用胰岛素笔将胰岛素制剂注入皮下组织，降低血糖。

【操作程序】

1. 操作前准备

（1）环境评估：舒适、安全、温暖。

（2）患者评估：评估患者病情、意识状态、近期血糖水平，注射部位有无出血、硬结、感染、脂肪增生或萎缩，是否准备好食物。

（3）护士准备：着装整洁，洗手，戴口罩。

（4）物品准备：治疗盘内放 75% 乙醇、无菌棉签、胰岛素笔、胰岛素笔针头、弯盘、胰岛素药物（不用新装药物，只准备胰岛素笔、胰岛素笔针头）。

2. 操作步骤

（1）携用物至患者床旁，核对、解释，取得患者合作。

（2）旋开胰岛素笔的笔帽。

（3）推回活塞杆，如果活塞杆不能推回，按压活塞杆顶部直至活塞杆不能移动。

（4）将笔芯装入笔芯架内（颜色代码帽一端先放入）。

（5）拧紧胰岛素笔直至听到"咔答"声，再旋上一个新的胰岛素笔针头，取下针帽和内针帽。

（6）拿起胰岛素笔，使针头向上，轻弹笔芯架数下，使笔芯内的气泡上升到笔芯上端，排气。

（7）用 75% 乙醇消毒注射部位皮肤，待干。

（8）再次核对，遵医嘱调整注射剂量。一次注射的最大剂量为 60 U。

（9）与皮肤呈 90°角刺入，按下注射推键，直至听到"咔答"声，剂量显示为"0"。注射后，不要立即拔针，应使针头在皮下至少保留 10 s 再拔出针头，用干棉签轻轻按压至不出血为止。

（10）拔出胰岛素笔，将针头拧下，放入锐器盒。将胰岛素笔保存在阴凉避光处，温度低于 28℃。

（11）只注射胰岛素不用安装药物时，需用 75% 乙醇消毒笔芯头部，安装胰岛素笔针头，重复（6）～（10）步骤进行注射。

（12）再次核对，安置患者，分类处理用物，洗手，记录。

3．操作后评价

（1）胰岛素制剂必须与胰岛素笔匹配，且笔芯内有足够胰岛素剂量。

（2）患者无不适感。

（3）患者注射后按照时间要求进餐。

（4）患者掌握低血糖的临床表现和处理方法。

（5）患者掌握自行注射胰岛素的方法。

【注意事项】

1．诺和笔需要爱护使用，谨防坠落，避免撞击坚硬物体。

2．安装笔芯前，应确认活塞杆已经复位，保持机械部分与笔芯架之间结合紧密，不出现松脱。

3．每次注射前，都应针尖朝上进行排气，新笔芯每次调 2 U、使用中的笔芯调 1 U，直到针尖出现胰岛素液滴，尽量避免浪费药液。

4．笔芯上的色带表示胰岛素的不同剂型。每次注射前应仔细核对，确认所注射胰岛素剂型与医嘱无误。

5．每次注射前，都应查看胰岛素余量是否够本次注射。同时检查剂量显示窗，确认读数已回零。

6．注射悬浮胰岛素（预混胰岛素）前，应摇匀药液，以免胰岛素浓度不均匀。方法为胰岛素笔水平滚动 10 次或上下翻动 10 次，不可暴力摇晃。

7．不可使用注射器将余量抽出进行注射，不可根据余量刻度来判断仍需注射的胰岛素剂量。

8．注射针头应一次性使用，处理针头时避免针刺伤。

【知识链接】

1. 胰岛素的保存：未开封的胰岛素放于冰箱 4～8℃冷藏保存，正在使用的胰岛素在常温下（不超过 28℃）可使用 28 天，无需放入冰箱，应避免过冷、过热、太阳直晒、剧烈晃动等，否则可因蛋白质凝固变性而失效。

2. 胰岛素不良反应的观察及处理

（1）低血糖反应：表现为心悸、出汗、手足颤抖、强烈饥饿感等，严重者可出现意识障碍、昏迷甚至死亡。一旦出现低血糖症状，清醒患者立即进食 15～20 g 含糖饮料或食物；昏迷者静脉注射 50% 葡萄糖溶液 20 ml，15 min 后再次监测血糖，如血糖仍低，再次重复上述步骤。

（2）过敏反应：表现为注射部位瘙痒，继而出现荨麻疹样皮疹，全身性荨麻疹少见。自人胰岛素广泛在临床应用后，过敏反应发生减少。

（3）注射部位皮下脂肪萎缩或增生：采用多点、多部位皮下注射和及时更换针头可预防其发生。若发生，则停止该部位注射后可缓慢自然恢复。

（4）水肿：胰岛素治疗初期可因水钠潴留而发生轻度水肿，可自行缓解。

（5）视物模糊：部分患者晶状体屈光改变，常于数周内自然恢复。

3. 胰岛素笔针头应一次性使用，针头复用的危害包括：

（1）增加注射疼痛感：会造成肉眼不易发现的针尖弯曲变形，导致注射部位出血、擦伤，增加了注射的疼痛感。

（2）增加断针的概率：多次重复使用，针尖部分可能折断在人体内而引起严重后果。

（3）针头阻塞：使用过的针管内残留的胰岛素形成结晶造成针头阻塞。

（4）皮下组织增生：胰岛素吸收不稳定，无法有效控制血糖，影响个人外观形象。

（5）增加感染机会：细菌从针头进入笔芯，污染药液，增加局部感染的机会。

（6）导致胰岛素浓度发生变化：温度升高时，胰岛素体积膨胀易从笔芯泄漏，浪费药液，改变混合胰岛素的浓度；温度降低时，胰岛素体积收缩易使空气进入笔芯，产生气泡，影响注射剂量的准确性。

【操作考核评分标准】

胰岛素笔注射护理技术操作考核评分标准见表 1-8。

表 1-8　胰岛素笔注射护理技术操作考核评分标准

年/班级：　　　　　　学号：　　　　　　姓名：　　　　　　得分：

| 项目 | 内容 | 分值 | 评分等级 | | | | 得分 |
			A ×1.0	B ×0.8	C ×0.6	D ×0.4	
操作前 （15分）	环境评估	2					
	患者评估	5					
	护士准备	3					
	物品准备	5					

续表

项目	内容	分值	评分等级				得分
			A ×1.0	B ×0.8	C ×0.6	D ×0.4	
操作中 (65 分)	核对，解释	5					
	安装笔芯	10					
	安装针头	5					
	排气至针尖上出现液滴	10					
	乙醇消毒、待干	5					
	核对，调节胰岛素剂量	5					
	注射、按压	15					
	核对，分类处理用物	5					
	安置患者，洗手，记录	5					
操作后 (20 分)	操作熟练，动作轻柔	5					
	主动与患者进行有效沟通	5					
	注意保护患者隐私	5					
	健康指导全面、正确	5					

【操作录像】

操作录像 1-8：胰岛素笔注射护理技术

【综合考核案例】

综合考核案例 1-5：糖尿病护理综合考核案例

操作录像 1-8 与综合考核案例 1-5　请扫描二维码

（郭全荣）

第二章　外科护理技术

一、外科手消毒技术

外科手消毒是外科手术前医护人员用流动水和洗手液揉搓冲洗双手、前臂至上臂下 1/3，再用手消毒剂清除或者杀灭暂居菌和减少常居菌的过程，是预防手术切口感染的重要环节。

实训目标

通过本项技术操作规程的学习，学生应能够：
1. 描述外科手消毒的概念。
2. 解释外科手消毒的目的和注意事项。
3. 运用外科手消毒技术完成手术人员的术前准备。
4. 秉承严谨、求实的工作态度，具有慎独精神。

【临床情境】

李先生，38 岁，初步诊断："急性化脓性阑尾炎"。拟在全麻下行"腹腔镜阑尾切除术"。患者进入手术室后，生命体征平稳，麻醉师、手术医生、巡回护士三方核查，摆放仰卧位，麻醉师实施全身麻醉，手术医生进行手术区皮肤消毒，洗手护士铺置无菌器械台，完成外科手消毒后，穿无菌手术衣，戴无菌手套，上台配合医生手术。**请思考：外科手消毒剂开启后的有效期限是多长？外科免冲洗手消毒的操作步骤是什么？**

【目的】

清除或者杀灭手表面暂居菌，减少常居菌，抑制手术过程中手部表面微生物的生长，减少手部皮肤细菌的释放，防止病原微生物在医务人员和患者之间的传播，有效预防手术部位感染发生。

【操作程序】

1. 操作前准备

（1）环境评估：手术间整洁、安静，空气净化系统符合手术要求。

（2）患者评估：评估患者的科室、姓名、床号、住院号、手术名称、手术部位、血型、过敏史、麻醉方式、术前准备、心理状况及患者的合作程度。

（3）护士准备：更衣（洗手衣、裤）、更鞋（隔离鞋）；戴圆帽（遮盖全部头发）；戴一次性外科口罩（遮盖口鼻）；修剪指甲，摘除首饰。

（4）物品准备：洗手池、水龙头、洗手用水、手清洁剂（洗手液）、干手用品、消毒剂、计时装置、洗手流程及说明图示、镜子等。

2．操作步骤

外科洗手方法

（1）用流动水淋湿双手、前臂和上臂下 1/3。

（2）取适量洗手液揉搓双手、前臂和上臂下 1/3。

1）掌心相对，手指并拢，相互揉搓。

2）手心对手背沿指缝相互揉搓，交换进行。

3）掌心相对，双手交叉指缝相互揉搓。

4）弯曲手指使关节在另一手掌心旋转揉搓，交换进行。

5）右手握住左手拇指旋转揉搓，交换进行。

6）将五个手指尖并拢放在另一手掌心旋转揉搓，交换进行。

7）揉搓手腕，交换进行。

8）环形揉搓整个前臂、肘部，两侧在同一平面交替上升，不得回搓。

9）环形揉搓上臂下 1/3，两侧在同一平面交替上升，不得回搓。

（3）流动水冲洗双手、前臂和上臂下 1/3。冲洗时水由指尖向肘部流下，切勿倒流。

（4）使用干手用品擦干双手、前臂和上臂下 1/3。

外科免冲洗手消毒方法

（1）取适量的手消毒剂放置在左手掌上，将右手指尖浸泡在左手掌消毒剂中（≥5 s）。

（2）将手消毒剂涂抹在右手、前臂直至上臂下 1/3，确保通过环形涂抹将手消毒剂完全覆盖皮肤区域，持续揉搓 10～15 s，直至消毒剂干燥。

（3）取适量的手消毒剂放置在右手掌上。

（4）将左手指尖浸泡在右手掌消毒剂中（≥5 s）。

（5）将手消毒剂涂抹在左手、前臂直至上臂下 1/3，确保通过环形涂抹将手消毒剂完全覆盖皮肤区域，持续揉搓 10～15 s，直至消毒剂干燥。

（6）取适量的手消毒剂放置在手掌上。

（7）揉搓双手直至手腕。揉搓方法按照外科洗手方法进行，揉搓至手部干燥。

3．操作后评价

（1）个人准备符合手术室要求。

（2）程序分明，动作熟练，无菌观念强。

（3）手消毒过程中双手未被污染。

（4）监测的细菌菌落总数 ≤5 CFU/cm^2。

【注意事项】

1．着装符合手术室要求，上衣下摆塞进洗手裤内，袖口卷至肩上。

2．手部皮肤无破损，不应佩戴人工指甲或涂抹指甲油。

3．操作过程中双手位于胸前并高于肘部，保持指尖朝上。

4．冲洗双手时，水由指尖流向肘部，避免倒流，避免淋湿衣裤。

5．外科手消毒后双手置于胸前，手臂不得下垂。

6．戴无菌手套前，避免污染双手，如果触及他物视为污染，应重新手消毒。

7．摘除外科手套后应清洁洗手。

8．干手用品一人一用一消毒或者一次性使用，使用后放到指定容器中。

9．手消毒剂的取液量、揉搓时间及使用方法遵照产品的使用说明。

【知识链接】

1．无菌技术是指在医疗、护理操作过程中，防止一切微生物侵入人体和防止无菌物品、无菌区域被污染的技术。

2．无菌区域（sterile area）是指经过灭菌处理且未被污染的区域。

3．常居菌（resident skin flora）是能从大部分人体皮肤上分离出来的微生物，是皮肤上持久的固有寄居菌，不易被机械摩擦清除。如凝固酶阴性葡萄球菌、棒状杆菌属、丙酸菌属、不动杆菌属。一般情况下常居菌不致病，在一定条件下能引起导管相关感染和手术部位感染等。

4．暂居菌（transient skin flora）是寄居在皮肤表层，常规洗手容易被清除的微生物。直接接触患者或被污染的物体表面时可获得，可通过手传播，与医院感染密切相关。

5．皂液（liquid soap）是指不含消毒剂的清洁剂，或仅含有很低浓度的、仅起防腐作用的抗菌剂。

6．手消毒剂（hand antiseptic agent）是用于手部皮肤消毒，以减少手部皮肤细菌的消毒剂，如乙醇、异丙醇、氯己定、聚维酮碘等。

7．速干手消毒剂（alcohol-based handrub）是含有醇类和护肤成分的手消毒剂，包括水剂、凝胶和泡沫型。

8．免冲洗手消毒剂（waterless antiseptic agent）是主要用于外科手消毒，消毒后不需要用水冲洗的手消毒剂，包括水剂、凝胶和泡沫型。

9．外科手消毒设施（surgical hand disinfection facilities）是用于洗手与手消毒的设施，包括洗手池、水龙头、流动水、清洁剂、干手用品、手消毒剂、手刷、计时装置、清洁指甲用品等。

【操作考核评分标准】

外科手消毒技术操作考核评分标准见表2-1。

表 2-1　外科手消毒技术操作考核评分标准

年 / 班级：　　　　　学号：　　　　　姓名：　　　　　得分：

项目	内容	分值	评分等级				得分
			A ×1.0	B ×0.8	C ×0.6	D ×0.4	
操作前（20分）	环境评估	5					
	患者评估	5					
	护士准备	5					
	物品准备	5					

续表

项目	内容	分值	评分等级				得分
			A ×1.0	B ×0.8	C ×0.6	D ×0.4	
	外科洗手方法						
	用流动水淋湿双手→腕部→前臂→肘部→上臂下1/3	6					
	取适量洗手液（皂液），认真揉搓双手、前臂和上臂下1/3，具体步骤为：掌心相对，手指并拢，相互揉搓	3					
	手心对手背沿指缝相互揉搓，交换进行	3					
	掌心相对，双手交叉指缝相互揉搓	3					
	弯曲手指使关节在另一手掌心旋转揉搓，交换进行	3					
	右手握住左手拇指旋转揉搓，交换进行	3					
	将五个手指尖并拢放在另一手掌心旋转揉搓，交换进行	3					
	揉搓手腕，交换进行	3					
	环形揉搓整个前臂，两侧在同一平面交替上升，不得回搓	3					
操作中 （70分）	环形揉搓上臂下1/3，两侧在同一平面交替上升，不得回搓	3					
	流动水冲洗双手、前臂和上臂下1/3	3					
	使用干手用品擦干双手、前臂和上臂下1/3	3					
	外科免冲洗手消毒方法						
	取适量的手消毒剂放置在左手掌上	3					
	将右手指尖浸泡在左手掌消毒剂中（≥5 s）	3					
	将手消毒剂涂抹在右手、前臂至上臂下1/3	3					
	取适量的手消毒剂放置在右手掌上	3					
	将左手指尖浸泡在右手掌消毒剂中（≥5 s）	3					
	将手消毒剂涂抹在左手、前臂至上臂下1/3	3					
	取适量的手消毒剂放置在手掌上	3					
	揉搓双手直至手腕，揉搓方法按照外科洗手步骤进行，揉搓至手部干燥	10					
操作后 （10分）	程序分明，动作熟练，无菌观念强	5					
	手消毒过程中双手未被污染	5					

【操作录像】

操作录像 2-1：外科手消毒技术

操作录像 2-1　请扫描二维码

（杨　芳　姚　美）

二、穿无菌手术衣技术

无菌手术衣（sterile surgical gown）是指用于手术室规范环境下的无菌服装。外科手消毒后穿无菌手术衣，是医护人员术前准备的重要组成部分，也是预防感染的关键环节之一。

> **实训目标**
> 通过本项技术操作规程的学习，学生应能够：
> 1. 描述穿无菌手术衣的方法。
> 2. 解释穿无菌手术衣的目的和注意事项。
> 3. 运用此项无菌技术完成手术人员术前准备。
> 4. 秉承严谨、求实的工作态度，具有慎独精神。

【临床情境】

孙先生，48岁，初步诊断："结肠癌"。拟在全麻下行"结肠癌根治术"。患者入手术室后，生命体征平稳，麻醉师、手术医生、巡回护士三方核查，摆放仰卧位，麻醉师实施全身麻醉，手术医生进行手术区皮肤消毒，洗手护士铺置无菌器械台，完成外科手消毒后，穿无菌手术衣，戴无菌手套，上台配合医生手术。**请思考：** 无菌手术衣有破损或潮湿时应如何处理？穿无菌手术衣的操作步骤是什么？

【目的】

1. 避免和预防手术过程中医护人员衣物上的细菌污染手术切口。
2. 保障手术人员安全，预防职业暴露。

【操作程序】

1. 操作前准备

（1）环境评估：手术间整洁、安静，空气净化系统符合手术要求。

（2）患者评估：评估患者的科室、姓名、床号、住院号、手术名称、手术部位、血型、过敏史、麻醉方式、术前准备、心理状况及患者的合作程度。

（3）护士准备：规范更衣，戴帽子、口罩，外科手消毒。

（4）物品准备：器械台、无菌包（辅料包、器械包、无菌手术衣包）、无菌手套、无菌持物钳。

2. 操作步骤

（1）自器械台上拿取无菌手术衣，选择较宽敞的空间，面向无菌台站立。

（2）手提衣领，举至与肩同齐水平，上下展开，使无菌手术衣的另一端下垂，勿使手术衣触碰到其他物品或地面。

（3）两手沿衣领找到衣领两角，轻轻抖开，双手及前臂顺势伸入衣袖内，并向前平行伸展，不可高举过肩或向左右撒开，以免触碰污染。

（4）巡回护士在穿衣者背后抓住衣领内面，协助将袖口后拉，并系好领口系带及左叶背部与右侧腋下系带。

（5）洗手护士无接触式戴无菌手套（第二章第三项技术）。

（6）洗手护士解开腰间活结，将右叶腰带递给台上其他手术人员或交由巡回护士用无菌持物钳夹取，巡回护士旋转至洗手护士左侧，将腰带交予洗手护士，洗手护士将腰带系于腰前，使手术衣右叶遮盖左叶。

3．操作后评价

（1）程序分明，动作熟练，无菌观念强。

（2）穿无菌手术衣全程无污染。

【注意事项】

1．穿无菌手术衣人员必须在相应手术间穿无菌手术衣。

2．无菌手术衣应一次整体拿起，不可触及非无菌区域，如疑似污染，应立即更换。

3．无菌手术衣有破损或潮湿时，应立即更换。

4．穿无菌手术衣人员必须戴好无菌手套，方可解开腰间活结或接取腰带，未戴手套的手不可触及衣袖或其他部位。

5．巡回护士向后拉衣领时，不可触及洗手护士手臂及手术衣外面。

6．无菌手术衣的无菌区范围为肩以下、腰以上及两侧腋前线之间。

【知识链接】

无菌手术衣有三对系带：领口一对系带；左叶背部与右叶内侧腋下各有一对系带；右叶宽大，能包裹术者背部，其上一系带与腰部前方的腰带组成一对。

【操作考核评分标准】

穿无菌手术衣技术操作考核评分标准见表 2-2。

表 2-2　穿无菌手术衣技术操作考核评分标准

年 / 班级：　　　　　　学号：　　　　　　姓名：　　　　　　得分：

项目	内容	分值	评分等级				得分
			A ×1.0	B ×0.8	C ×0.6	D ×0.4	
操作前 (20分)	环境评估	5					
	患者评估	5					
	护士准备	5					
	物品准备	5					

续表

项目	内容	分值	评分等级				得分
			A ×1.0	B ×0.8	C ×0.6	D ×0.4	
操作中 (70分)	拿取无菌手术衣	10					
	手提衣领，上下展开	10					
	轻抖手术衣，双手和前臂伸入衣袖内	10					
	巡回护士协助系带	10					
	洗手护士无接触式戴无菌手套	20					
	巡回护士协助，洗手护士将腰带系于腰前	10					
操作后 (10分)	程序分明，动作熟练，无菌观念强	5					
	穿无菌手术衣全程无污染	5					

【操作录像】

操作录像 2-2：穿无菌手术衣技术

操作录像 2-2　请扫描二维码

（杨　芳　姚　美）

三、无接触式戴无菌手套技术

无接触式戴无菌手套（closed gloving/non-contact gloving）是指手术人员在穿无菌手术衣时手不露出袖口独自完成或由他人协助完成戴手套的方法。

> **实训目标**
> 通过本项技术操作规程的学习，学生应能够：
> 1. 描述无接触式戴无菌手套的方法。
> 2. 解释无接触式戴无菌手套的目的和注意事项。
> 3. 运用此项无菌技术完成手术人员术前准备。
> 4. 秉承严谨、求实的工作态度，具有慎独精神。

【临床情境】

王先生，59岁，初步诊断："前列腺增生"。拟在腰麻下行"经尿道前列腺电切术"。患者入手术室后，生命体征平稳，麻醉师、手术医生、巡回护士三方核查，摆放截石位，麻醉师实施蛛网膜下腔阻滞麻醉，手术医生进行手术区皮肤消毒，洗手护士铺置无菌器械台，完成外科手消毒后，穿无菌手术衣，戴无菌手套，上台配合医生手术。**请思考：无接触式戴无菌手套的操作步骤是什么？**

【目的】

1. 避免和预防手术过程中医护人员手部细菌污染手术切口。
2. 保障手术人员安全，预防职业暴露。

【操作程序】

1. 操作前准备

（1）环境评估：手术间整洁、安静，空气净化系统符合手术要求。

（2）患者评估：评估患者的科室、姓名、床号、住院号、手术名称、手术部位、血型、过敏史、麻醉方式、术前准备、心理状况及患者的合作程度。

（3）护士准备：规范更衣，戴帽子、口罩，外科手消毒，穿无菌手术衣。

（4）物品准备：器械台、无菌包（辅料包、器械包、无菌手术衣包）、无菌手套、无菌持物钳。

2. 操作步骤

（1）穿无菌手术衣，双手不可露出袖口（第二章第二项技术）。

（2）双手隔衣袖将手套内层包装打开，反转，使手套指尖与身体相对。

（3）左手隔衣袖取右侧手套，使左手拇指与右侧手套拇指相对。

（4）翻转手腕，手心朝上，使手套指端朝向前臂，拇指相对，反折边与袖口平齐。

（5）右手隔衣袖抓住手套边缘并将之翻转包裹左手及袖口。

（6）左手顺势前伸，五指张开，迅速伸入手套内。

（7）同法戴右手手套。

（8）双手调整衣袖及手套至舒适。

3.操作后评价

（1）程序分明，动作熟练，无菌观念强。

（2）戴无菌手套全程无污染。

【注意事项】

1.戴手套时，将手套翻折边翻转过来包裹住袖口，不可裸露腕部。

2.向近心端拉衣袖时用力不可过猛，袖口拉到拇指关节处即可。

3.感染、骨科等手术时手术人员应戴双层手套。

4.穿无菌手术衣、戴无菌手套后，手臂保持在胸前，不得离开手术间及触碰非无菌物品，如疑似污染或破损，应立即更换。

5.摘除外科手套后应使用洗手液清洁洗手。

【知识链接】

1.协助戴无菌手套方法：已经戴好无菌手套的协助者将手套翻折边撑开，使手套掌心朝内，其余四指朝下。被戴者五指朝下，对准手套后直接插入手套中。

2.摘除手套方法：用戴手套的手抓取另一手的手套外面翻转摘除；用已摘除手套的手伸入另一手套的内侧面翻转摘除。注意清洁手不被手套外侧面污染。

【操作考核评分标准】

无接触式戴无菌手套技术操作考核评分标准见表2-3。

表 2-3　无接触式戴无菌手套技术操作考核评分标准

年/班级：　　　　　　学号：　　　　　　姓名：　　　　　　得分：

| 项目 | 内容 | 分值 | 评分等级 | | | | 得分 |
			A ×1.0	B ×0.8	C ×0.6	D ×0.4	
操作前 （20分）	环境评估	5					
	患者评估	5					
	护士准备	5					
	物品准备	5					
操作中 （70分）	穿无菌手术衣	20					
	打开手套内层包装并反转	5					

续表

项目	内容	分值	评分等级				得分
			A ×1.0	B ×0.8	C ×0.6	D ×0.4	
操作中 （70分）	左手隔衣袖取右侧手套	5					
	翻转左手手腕，手心朝上	5					
	右手隔衣袖翻转手套边缘，包裹左手及袖口	5					
	左手顺势前伸，五指张开，迅速伸入手套内	5					
	同法戴右手手套	20					
	双手调整衣袖及手套至舒适	5					
操作后 （10分）	程序分明，动作熟练，无菌观念强	5					
	戴无菌手套全程无污染	5					

【操作录像】

操作录像 2-3：无接触式戴无菌手套技术

操作录像 2-3　请扫描二维码

（杨　芳　姚　美）

四、铺置无菌器械台技术

铺置无菌器械台是使用无菌单建立无菌区域，形成无菌屏障，防止无菌手术器械及敷料再污染，最大限度地减少微生物由非无菌区域转移至无菌区域，同时加强手术器械管理。

实训目标

通过本项技术操作规程的学习，学生应能够：

1. 描述铺置无菌器械台的概念。
2. 解释铺置无菌器械台的目的和注意事项。
3. 运用此项无菌技术完成手术人员术前准备。
4. 秉承严谨、求实的工作态度，具有慎独精神。

【临床情境】

刘先生，58 岁，初步诊断："胆囊结石"。拟在全麻下行"腹腔镜胆囊切除术"。患者入手术室后，生命体征平稳，麻醉师、手术医生、巡回护士三方核查，摆放仰卧位，麻醉师实施全身麻醉，手术医生进行手术区皮肤消毒，洗手护士铺置无菌器械台，完成外科手消毒后，穿无菌手术衣，戴无菌手套，上台配合医生手术。**请思考：**打开无菌包及无菌物品的方法是什么？

【目的】

1. 使用无菌单建立无菌区，形成无菌屏障，防止无菌手术器械及敷料被污染，最大限度地减少微生物由非无菌区域转移至无菌区域。
2. 加强手术器械管理。

【操作程序】

1. 操作前准备

（1）环境评估：手术间整洁、安静，空气净化系统符合手术要求。

（2）患者评估：评估患者的科室、姓名、床号、住院号、手术名称、手术部位、血型、过敏史、麻醉方式、术前准备、心理状况及患者的合作程度。

（3）护士准备：规范更衣，戴帽子、口罩。

（4）物品准备：器械台、无菌包（辅料包、器械包、无菌手术衣包）、无菌手套、无菌持物钳。

2. 操作步骤

（1）放置用物：巡回护士擦拭器械台后将无菌包放置于器械台上。

（2）检查无菌物品：检查无菌包及无菌持物钳（名称、有效期、化学指示胶带颜色及包装是否干燥、有无破损）。

（3）打开无菌包及无菌物品。

方法一

1）巡回护士用手打开外层包布。顺序为：先展开左右两侧，然后走到器械车一侧（左侧／右侧），两手同时展开外层包布，再走到器械车另一侧（右侧／左侧），两手同时展开外层包布。

2）巡回护士用无菌持物钳打开内层无菌单。顺序为：先打开近侧无菌单，检查包内灭菌化学指示胶带颜色合格，再走到对侧打开无菌单。

3）巡回护士协助洗手护士穿无菌手术衣，洗手护士无接触式戴无菌手套。

4）巡回护士与洗手护士一对一打开无菌敷料、无菌物品。

方法二

1）洗手护士用手打开外层包布，顺序为：先展开左右两侧，然后走到器械车一侧（左侧／右侧），两手同时展开外层包布，再走到器械车另一侧（右侧／左侧），两手同时展开外层包布。

2）洗手护士用无菌持物钳打开内层无菌单，顺序为：先打开近侧无菌单，检查包内灭菌化学指示胶带颜色合格，再走到对侧打开无菌单。

3）洗手护士使用无菌持物钳将无菌物品放至无菌器械台内。

4）洗手护士将无菌器械台置于无人走动的位置后进行外科手消毒（第二章第一项技术）。

5）巡回护士协助洗手护士穿无菌手术衣，无接触式戴无菌手套。

（4）整理用物：洗手护士将器械按使用先后分类，并有序地摆放在器械台上，方便拿取。

3．操作后评价

（1）动作轻巧、准确。

（2）无菌区域无污染。

【注意事项】

1．无菌器械台的铺巾保证 4~6 层，四周无菌单垂于台缘下 30 cm 以上，无菌单下缘在回风口以上，手术器械、物品不可超出台缘。

2．洗手护士穿无菌手术衣、戴无菌手套后，方可进行器械台整理。未穿无菌手术衣及未戴无菌手套者，手不得跨越无菌区及接触无菌台内的物品。

3．保持无菌器械台及手术区整洁、干燥。无菌巾如果浸湿，应及时更换或重新加盖 4 层以上无菌单。铺置好的无菌器械台原则上不应进行覆盖。

4．移动无菌器械台时，洗手护士不能接触台缘平面以下区域。巡回护士不可触及下垂的手术布单。

【知识链接】

1．无菌包（sterile package）是指经过灭菌处理后，未被污染的手术包。

2．无菌器械台（sterile instrument table）是指手术过程中存放无菌物品、手术器械等物品的操作区域。

3. 无菌持物钳（sterile holding forceps）是指经过灭菌处理后，用于夹取或传递无菌物品的钳子。

4. 一次性无菌物品（disposable sterile item）指经密封包装灭菌后检验合格、在有效期内使用一次后即废弃的医疗器械。

5. 化学指示物（chemical indicator）是指根据暴露于某种灭菌工艺所产生的化学或物理变化，在一个或多个预定过程变量上显现变化的检验装置。

【操作考核评分标准】

铺置无菌器械台技术操作考核评分标准见表2-4。

表 2-4　铺置无菌器械台技术操作考核评分标准

年/班级：　　　　　学号：　　　　　姓名：　　　　　得分：

项目	内容	分值	评分等级				得分
			A ×1.0	B ×0.8	C ×0.6	D ×0.4	
操作前 （20分）	环境评估	5					
	患者评估	5					
	护士准备	5					
	物品准备	5					
操作中 （70分）	检查无菌包	10					
	检查无菌持物钳	10					
	打开无菌包及无菌持物钳	10					
	铺置无菌器械台：打开无菌包外层包布	10					
	打开内层无菌单	10					
	无菌物品放至无菌器械台内	10					
	无菌器械台的移动	10					
操作后 （10分）	程序分明，动作熟练，无菌观念强	5					
	无菌区域无污染	5					

【操作录像】

操作录像 2-4：铺置无菌器械台技术

操作录像 2-4　请扫描二维码

（杨　芳　姚　美）

五、常用手术器械传递技术

手术器械是外科手术操作的必备工具，是保证手术顺利进行的关键。正确的手术器械传递方法，可以准确、迅速地配合手术医生，缩短手术时间，降低手术部位感染，预防职业暴露。

实训目标

通过本项技术操作规程的学习，学生应能够：

1. 描述常用手术器械的传递方法。
2. 解释手术器械传递的目的和注意事项。
3. 运用此项技术完成医护手术配合。
4. 秉承严谨、求实的工作态度，具有团队合作精神。

【临床情境】

许女士，68岁，初步诊断："右股骨颈骨折"。拟在全麻下行"右髋关节置换术"。患者入手术室后，生命体征平稳，麻醉师、手术医生、巡回护士三方核查，摆放仰卧位，麻醉师实施全身麻醉，手术医生进行手术区皮肤消毒，洗手护士铺置无菌器械台，完成外科手消毒后，穿无菌手术衣，戴无菌手套，上台配合医生手术。**请思考：**常用手术器械的传递方法是什么？手术器械在传递过程中有哪些注意事项？

【目的】

1. 准确、迅速、正确传递手术器械，有效配合手术医生完成手术。
2. 缩短手术时间，减少手术部位感染，预防职业暴露。

【操作程序】

1. 操作前准备

（1）环境评估：手术间整洁、安静，空气净化系统符合手术要求。

（2）患者评估：评估患者的科室、姓名、床号、住院号、手术名称、手术部位、血型、过敏史、麻醉方式、术前准备、心理状况及患者的合作程度。

（3）护士准备：规范更衣，戴帽子、口罩，外科手消毒，穿无菌手术衣，无接触式戴无菌手套。

（4）物品准备：器械台、常用手术器械（弯盘、持针器、刀片、缝线、手术刀、手术剪、止血钳、镊子、拉钩等）。

2. 操作步骤

（1）手术刀安装、拆卸及传递方法

1）安装刀片方法：手持持针器，夹持刀片前端背侧，轻轻用力，将刀片与刀柄槽相对合。

2）拆卸刀片方法：手持持针器，夹住刀片的尾端背侧，向上轻抬，推出刀柄槽。

3）传递手术刀的方法：使用弯盘进行无触式传递，水平传递给术者。

（2）穿针引线及传递方法

1）持针器夹针方法：右手拇指、环指拿持针器，用持针器开口处的前1/3夹住缝针的后1/3，缝线卡入持针器的前1/3。

2）穿针引线：右手拇指或中指持线，穿针，拇指指腹顶住针尾，示指将线头带出，拇指、示指、中指的合力，一并将回头线卡入持针器前端开口处，固定缝线。

（3）传递持针器的方法：洗手护士右手捏住持针器的中部，针尖端向手心，针弧朝手背，缝线搭在手背上或握在手心中，利用手腕部运动，适当力度将柄环部拍打在术者掌心上。

（4）剪刀传递方法：使用弯盘进行无触式传递，水平传递给术者。

（5）止血管钳传递方法：洗手护土右手握住血管钳前1/3处，弯侧向掌心，利用手腕部运动，适当力度将血管钳环柄部拍打在术者掌心上。

（6）镊子传递方法：洗手护士右手握住镊子夹端，并闭合开口，水平式或直立式传递，让术者握住镊子中上部。

（7）拉钩传递法：洗手护土右手握住拉钩前端，将拉钩柄端水平传递给术者。

3．操作后评价

（1）器械传递时用力适度。

（2）器械传递时方向准确。

（3）医护人员无锐器损伤。

【注意事项】

1．传递手术器械前、后应检查器械数目及完整性，以防遗留在手术部位。

2．传递手术器械应做到稳、准、轻、快，用力适度。

3．传递手术器械以术者接过后无需调整方向，可直接使用为宜。

4．安装、拆卸刀片时应注意避开人员，尖端向下，对向无菌器械台面。

5．传递拉钩前应用生理盐水浸湿。

6．传递锐利器械时，建议采用无触式传递，预防职业暴露。

7．如需向对侧或跨越式传递器械，禁止从医生肩后或背后传递。

【知识链接】

1．无触式传递（non-contact transfer）是指手术过程中借助中间物质，进行传递、接收手术锐器，防止职业暴露。

2．锐器伤通常由医疗锐器，如注射器针头、剪、刀等锐器造成的皮肤深部足以使医护人员出血的意外伤害。锐器伤的损伤原因包括患者因素、护士自我防护意识淡薄及意外损伤等。

3．锐器伤处理流程

（1）锐器伤发生时：①挤压：立即在伤口旁，由近心端向远心端轻轻挤压，尽可能地挤出损伤处的血液，禁止挤压或按压伤口。②冲洗：用皂液和大量流动水冲洗伤口，皮肤或暴露的黏膜，应反复用生理盐水冲洗。③消毒：用75%乙醇或0.5%聚维酮碘消毒，必要时包扎伤口。

（2）锐器伤发生后：①报告：向科室负责人或医院感染管理部门报告。②填表：受伤员工抽取血样标本送检，并填写医务人员锐器伤登记表，分析原因，纠正措施。③评估：核查患者并评估预后。如患者有血源性感染性疾病，分析疾病传染途径和潜伏期，接种相关疫苗，监测各类症状，追踪记录锐器伤症状。

【操作考核评分标准】

常用手术器械传递技术操作考核评分标准见表 2-5。

表 2-5　常用手术器械传递技术操作考核评分标准

年 / 班级：　　　　　　学号：　　　　　　姓名：　　　　　　得分：

项目	内容	分值	评分等级				得分
			A ×1.0	B ×0.8	C ×0.6	D ×0.4	
操作前（20分）	环境评估	5					
	患者评估	5					
	护士准备	5					
	物品准备	5					
操作中（70分）	安装刀片	8					
	拆卸刀片	8					
	传递手术刀	8					
	穿针引线	8					
	传递持针器	7					
	传递剪刀	8					
	传递止血钳	7					
	传递镊子	8					
	传递拉钩	8					
操作后（10分）	器械传递时用力适度	4					
	器械传递时方向准确	4					
	医护人员无锐器损伤	2					

【操作录像】

操作录像 2-5：常用手术器械传递技术

操作录像 2-5　请扫描二维码

（杨　芳　鹿　璨）

六、伤口换药技术

伤口换药技术又称更换敷料技术，包括检查伤口，清除伤口分泌物，去除伤口内异物和坏死组织，通畅引流，控制感染，促进伤口愈合。伤口换药必须严格遵守无菌操作原则和消毒隔离原则，熟悉伤口修复知识、各种敷料的功能及特点，以促进伤口愈合。伤口换药操作不当，可出现伤口疼痛、交叉感染、伤口延迟愈合等并发症。

实训目标
通过本项技术操作规程的学习，学生应能够：
1. 描述伤口的分类及伤口愈合的分级。
2. 解释各种伤口的换药间隔时间及处理方式。
3. 运用伤口换药技术为无菌伤口患者换药。
4. 在操作过程中表现出对患者的责任心、爱心及同理心。

【临床情境】

李女士，甲状腺功能亢进 5 年，在局麻加强化下行甲状腺大部分切除术，术后安全返回病房。术后第三日查体：T 36.9℃，P 90 次 / 分，R 82 次 / 分，BP 120/80 mmHg，检查伤口敷料完好无渗出，引流管内仅少许陈旧性血液，常规伤口换药。**请思考：**伤口的分类及伤口愈合的分级是什么？无菌伤口换药方法是什么？

【目的】

检查伤口情况，清洁伤口，清除伤口分泌物，促进伤口愈合。

【操作程序】

1. 操作前准备

（1）环境评估：换药室环境整洁、宽敞、舒适、安全。因病情所限需在床旁换药时，换药前半小时内病房不可铺床及打扫卫生。

（2）患者评估：评估患者的病情和伤口渗出情况；确认患者的心理状态及配合程度。将患者移至换药室，因病情所限需在病房换药时用屏风遮挡或拉好隔帘。

（3）护士准备：衣帽整洁，洗手，戴口罩。

（4）物品准备：治疗车、治疗盘、一次性换药包（内含消毒棉球、无菌纱布、一次性镊子、弯盘）、消毒棉球（0.5% 聚维酮碘棉球、75% 乙醇棉球、生理盐水棉球）、一次性治疗巾、胶布、剪刀、棉签、手套。

2. 操作步骤

（1）核对，解释：备齐用物，推治疗车至床旁，核对患者床号、姓名，向患者及家属解释操作的目的、方法、注意事项及配合要点，取得患者及家属的配合。必要时对患者进行镇静、止痛治疗。

（2）协助患者取适当体位，暴露换药部位，铺一次性治疗巾，注意保护患者隐私。

（3）去除伤口敷料：打开换药包，戴手套，揭去胶布和外层伤口敷料，反置于弯盘内。洗手，更换手套，用镊子揭除伤口内层敷料，如内层敷料与伤口粘连，应用生理盐水浸湿敷料后取下，不可粗暴去除。

（4）观察伤口情况，包括伤口的大小、有无分泌物、愈合情况及伤口周围皮肤情况。

（5）消毒伤口：以伤口为中心，按照由内向外的顺序，0.5%聚维酮碘棉球充分消毒伤口及周围皮肤。一把镊子用于接触伤口，另一把镊子用于夹取、传递无菌物品，两把镊子不可混用，不可接触。

（6）包扎伤口：无菌纱布覆盖伤口，胶布妥善固定，亦可选择大小合适的伤口敷贴覆盖。注意包扎固定不可太紧，胶布固定方向应与身体长轴垂直。

（7）协助患者取舒适体位，整理床单位。

（8）整理用物，分类处理，洗手，记录。

3. 操作后评价

（1）操作熟练，动作轻柔。

（2）沟通恰当，指导正确。

（3）患者满意，无疼痛感受。

【注意事项】

1. 严格执行无菌操作原则，换药所用的镊子，一把接触伤口，一把夹取、传递无菌物品，严格分开，不可混用，操作时不可相碰。

2. 包扎伤口时注意松紧适宜，从远端到近端，促进静脉回流，保持良好的血液循环。

3. 特殊感染伤口必须做好隔离，传染性伤口的换药器械、敷料应专用。

【知识链接】

1. 手术后无菌伤口，如无特殊反应，3～5日后第一次换药；如切口情况良好，张力不大，可酌情拆除部分或全部缝线；张力大的伤口，一般在术后7～9日拆线。

2. 感染伤口，分泌物较多，应每天换药1次；新鲜肉芽创面，隔1～2日换药1次；严重感染或置引流的伤口及粪瘘等，应根据其引流量的多少，决定换药的次数；烟卷引流伤口，每日换药1～2次，并在术后12～24小时转动烟卷，并适时拔除引流；橡皮膜引流，常在术后48小时内拔除；橡皮管引流伤口，术后2～3日换药，引流3～7日更换或拔除。

3. 外科手术后患者伤口的拆线时间要根据切开部位、局部血液供应情况、患者年龄来决定。一般头面部、颈部术后4～5日拆线，下腹部、会阴部术后6～7日拆线，胸部、上腹部、背部、臀部术后7～9日拆线，四肢手术10～12日拆线（关节处可适当延长），减张缝合14日拆线。青少年患者可适当缩短拆线的时间，年老、营养不良患者可延迟拆线时间，也可根据患者的实际情况采用间隔拆线。电刀切口，应推迟1～2日拆线。

4. 伤口换药时可因为环境污染、医源性感染、医疗器械消毒不彻底、自身感染等原因引起交叉感染，表现为局部出现红、肿、热、痛和功能障碍等。因此，换药操作时要严格遵守无菌操作原则；保持换药室环境的清洁，每天用消毒液擦拭地面；每天定时进行空气消毒；保持换药室空气清洁，光线充足，温度适宜，换药时禁止家属及探视人员进入；严格区分无菌区和非无菌区，无菌物品和非无菌物品分类放置，摆放合理，无菌物品要注明灭菌日期和有效期并定期检查；严格执行伤口处理原则，先换无菌伤口，后换感染伤口；先换清洁伤口，后换污染伤口；先换非特异性感染伤口，后换特异性感染伤口。每月定期进行空气、工作人员双手等细菌学监测，发现异常及时寻找原因并整改。

【操作考核评分标准】

伤口换药技术操作考核评分标准见表 2-6。

表 2-6　伤口换药技术操作考核评分标准

年 / 班级：　　　　　　学号：　　　　　　姓名：　　　　　　得分：

项目	内容	分值	评分等级				得分
			A ×1.0	B ×0.8	C ×0.6	D ×0.4	
操作前 （20分）	环境评估	5					
	患者评估	5					
	护士准备	5					
	物品准备	5					
操作中 （60分）	核对，解释	5					
	暴露换药部位	5					
	为患者遮挡、保暖	5					
	去除伤口敷料	5					
	观察伤口	10					
	消毒伤口	15					
	包扎伤口	10					
	协助患者取舒适体位	5					
操作后 （20分）	整理用物，洗手，记录	5					
	操作熟练，动作轻柔	5					
	沟通恰当，指导正确	5					
	患者满意，无疼痛感受	5					

【操作录像】

　　操作录像 2-6：伤口换药技术

【综合考核案例】

　　综合考核案例 2-1：乳腺癌手术护理综合考核案例

操作录像 2-6 与综合考核案例 2-1　请扫描二维码

（孙玉倩　齐丽艳）

七、胃肠减压护理技术

胃肠减压技术是利用负压吸引和虹吸作用的原理，将胃管通过口腔或者鼻腔置入胃内，通过胃管将积聚在胃肠道的气体或者液体吸出，以降低胃肠道内压力，改善胃肠壁血液循环，有利于炎症的局限，促进伤口愈合和胃肠功能恢复的一种治疗方法。胃肠减压技术在腹部外科中用途广泛，如肠梗阻，胃肠穿孔，食管、胃肠道手术后及胆囊、胆道手术后均为适应证。

> **实训目标**
> 通过本项技术操作规程的学习，学生应能够：
> 1. 描述胃肠减压技术的定义及目的。
> 2. 解释胃肠减压技术的临床意义，熟练掌握胃肠减压方法。
> 3. 运用胃肠减压技术对患者进行观察护理。
> 4. 具备扎实的业务素质和严谨的工作作风。

【临床情境】

李女士，33岁，主因腹痛、腹胀，停止排气、排便4日入院。体检：T 37.5℃，P 102次/分，R 24次/分，BP 118/68 mmHg，腹部胀痛明显。辅助检查：腹部X线示中上腹部分肠管扩张，可见数个气液平面，血常规示 WBC 13.3×10^9/L，中性粒细胞比值78.8%，临床诊断：肠梗阻。医嘱：留置胃管，持续胃肠减压。**请思考：** 胃肠减压过程中如需胃内注药应如何处理？

【目的】

1. 解除或缓解肠梗阻所致的症状。
2. 胃肠道手术的术前准备。
3. 减轻术后腹胀，降低缝线张力和减轻伤口疼痛，促进伤口愈合，改善胃肠壁血液循环，促进消化功能的恢复。
4. 通过对胃肠减压吸出物的判断，可提供病情变化和协助诊断的依据。

【操作程序】

1. 操作前准备

（1）环境评估：舒适、安全、温暖，保护患者隐私。

（2）患者评估：评估患者病情、意识状态、生命体征；评估患者既往有无插管经历；评估患者有无鼻部疾病史，观察鼻腔有无红肿、炎症、鼻中隔弯曲等；询问有无活动义齿；评估是否有人工气道，食管、胃肠梗阻或术后情况；确认患者的心理状态及配合程度。

（3）护士准备：着装整洁，洗手，戴口罩。

（4）物品准备：治疗车，治疗盘，无菌鼻饲包（内备：治疗碗、镊子、弯盘、压舌板、纱布、治疗巾），一次性胃管，一次性胃肠减压器，一次性手套，棉签，听诊器，50 ml、20 ml 注射器各一个，胶布，一次性石蜡油球，手电筒。

2．操作步骤

（1）核对，解释：核对患者床号、姓名，向患者及家属解释操作的目的、方法、注意事项及配合要点，取得患者及家属的配合。

（2）协助卧位：协助患者取适当体位，取下活动义齿。

（3）鼻腔准备：检查鼻腔是否通畅，清洁鼻腔。

（4）胃管准备：检查胃管是否通畅，测量胃管置入长度并标记，润滑胃管前端。

（5）开始插管，置入预设深度，确认胃管在胃内，妥善固定。

（6）调整减压装置，连接胃管与负压装置。

（7）妥善固定胃肠减压器。

（8）观察引流液的颜色、性状、量。

（9）协助卧位：协助患者取舒适体位，整理床单位。

（10）整理用物，洗手，记录。

3．操作后评价

（1）患者无不适感。

（2）患者了解胃肠减压的目的及注意事项。

（3）患者能够配合护理人员的操作。

【注意事项】

1．胃肠减压期间应禁饮水，暂停服药，如需胃内注药，则注药后应暂停减压 0.5~1 小时。同时注意适当补液，加强营养，维持水、电解质的平衡。

2．妥善固定：胃管固定要牢固，防止移位或脱出，尤其是外科手术后胃肠减压，胃管一般置于吻合口的远端，一旦胃管脱出，应及时报告医生，切勿再次置管。

3．注意观察，保持胃管通畅，维持有效负压。

4．观察并记录 24 小时引流液颜色和性状及引流量。一般胃肠术后 24 小时内，胃液多呈暗红色，2~3 天后量逐渐减少。若有鲜红色液体吸出，说明术后出血，应立即通知医生处理。

5．胃肠减压器应每日更换一次。

6．加强口腔护理，预防口腔感染和呼吸道感染。

7．术后 12 小时鼓励患者床上翻身，有利于胃肠功能的恢复。

【知识链接】

胃肠减压技术是外科常用护理技术，但长期应用、观察不当等也会引起很多的并发症。日常护理过程中，要注意观察，采取必要的措施，预防并发症的发生。

1．引流不畅：胃管前端贴壁、胃内容物消化不完全、胃液黏稠、血凝块等会阻塞胃管，造成引流不畅，临床表现为引流液突然减少或腹胀症状无缓解。预防及处理措施包括：每日定时转动胃管，减少胃管在胃内的粘连；禁止向胃管内注入多渣、黏稠药物；如确定为食物残渣或血凝块阻塞胃管，可用 α- 糜蛋白酶加碳酸氢钠注射液从胃管注入以稀释和溶解食物残渣或血凝块。

2．体液丢失、电解质紊乱：长期胃肠减压可导致患者消化液大量丢失，使 Cl^-、H^+、K^+ 减少，当胃管插至幽门以下的消化道，或有胆汁、胰液逆流时，Na^+ 可减少。预防及处理措施包括：根据医嘱按时采集血标本并送检，监测患者电解质及酸碱度水平。

3．鼻孔溃疡及坏死：如果胃管长期置于一侧鼻孔而不改变胃管的位置，可压迫鼻腔黏膜或软骨，从而引起溃疡及坏死。预防及处理措施包括：选用胃管固定专用鼻贴；定时更换胃管，如无禁忌证，经另一鼻孔置入。

4．呼吸道感染：胃管放置后，可干扰通气，影响咳嗽、咳痰，患者易发生肺部感染。预防及处理措施包括：每日评估患者留置胃管的必要性，及早拔除胃管；指导患者进行深呼吸，有效咳嗽、咳痰。

【操作考核评分标准】

胃肠减压护理技术操作考核评分标准见表 2-7。

表 2-7　胃肠减压护理技术操作考核评分标准

年 / 班级：　　　　　学号：　　　　　姓名：　　　　　得分：

项目	内容	分值	评分等级				得分
			A ×1.0	B ×0.8	C ×0.6	D ×0.4	
操作前 (20分)	环境评估	5					
	患者评估	5					
	护士准备	5					
	物品准备	5					
操作中 (60分)	核对，解释	5					
	协助卧位	5					
	鼻腔准备	5					
	胃管准备	5					
	开始插管	10					
	确认胃管在胃内	5					
	连接胃肠减压器	10					
	妥善固定	5					
	观察护理	10					
操作后 (20分)	整理用物，洗手，记录	5					
	操作熟练，动作轻柔	5					
	沟通恰当，指导正确	5					
	患者满意，无不适症状	5					

【操作录像】

操作录像 2-7：胃肠减压护理技术

操作录像 2-7 请扫描二维码

（董伟芹 鹿 璨）

八、T管引流护理技术

T管引流是在胆总管探查或切开取石术后，在胆总管切开处放置T管，一端通向肝管，一端通向十二指肠，从腹壁戳口将T形管引出体外，接引流袋引流胆汁或作胆道冲洗，以恢复胆道正常功能的技术。

实训目标

通过本项技术操作规程的学习，学生应能够：
1．描述T管引流管的留置位置。
2．解释T管引流术的目的、原理及意义。
3．运用引流管护理技术对留置T管引流的患者进行观察及护理。
4．遵守职业道德，具有高度的责任感和敬业精神。

【临床情境】

王女士，55岁，因反复右上腹疼痛2年，加重伴寒战、高热10小时由急诊科收入院。临床诊断：胆管结石。入院后完善相关检查，行胆总管切开取石、T管引流术，术中留置T形引流管。术后T 36.7℃，P 86次/分，R 20次/分，BP 128/71 mmHg，伤口敷料包扎好，无渗出，腹部软，无压痛，无肌紧张，常规T管引流护理。**请思考：** T形引流管的留置位置在哪里？观察患者术后胆汁的量、颜色及性质应实施哪项护理技术？

【目的】

1．观察患者术后胆汁的量、颜色及性质。
2．保持T管引流的有效性，防止发生胆道逆行感染。

【操作程序】

1．操作前准备

（1）环境评估：环境整洁、宽敞、舒适、安全，保护患者隐私，必要时用屏风遮挡。

（2）患者评估：评估患者的病情、意识状态、生命体征；评估引流管的有效性，引流液的颜色、性质及量；确认患者的心理状态及配合程度。

（3）护士准备：衣帽整洁，洗手，戴口罩。

（4）物品准备：治疗车、治疗盘、一次性换药包（内含消毒棉球、无菌纱布、一次性镊子、弯盘）、聚维酮碘棉签、一次性引流袋、一次性治疗巾、手套、止血钳。

2．操作步骤

（1）核对患者床号、姓名，向患者及家属解释操作的目的、方法、注意事项及配合要点，取得患者及家属的配合。

（2）协助患者取合适体位，检查引流管及周围皮肤情况。

（3）铺一次性治疗巾，戴手套。

（4）检查无菌引流袋，拧紧出口，置于治疗巾上。

（5）用止血钳夹闭引流管的近心端，聚维酮碘棉签消毒接口及周围，用无菌纱布块包裹并分离引流管接口。

（6）聚维酮碘棉签由内向外消毒引流管口。

（7）连接引流袋接头，妥善固定，检查无误后，打开止血钳，查看引流是否通畅。

（8）对患者进行健康指导，指导患者在变换体位及活动时勿牵拉引流管，以防脱出，同时避免 T 管受压、弯曲及打折等情况的发生。

（9）观察患者有无不适症状以及引流液的量、颜色、性状。

（10）协助患者取舒适卧位，整理床单位。

（11）整理用物，洗手，记录。

3．评价

（1）操作熟练，动作轻柔。

（2）沟通恰当，指导正确。

（3）患者满意，无不适症状。

【注意事项】

1．严格执行无菌操作原则，保持胆道引流通畅。

2．妥善固定，操作时防止牵拉 T 管。

3．注意观察患者生命体征及腹部情况，如有发热、腹痛等情况发生，及时报告医生处理。

4．T 管一般放置 7～14 日，拔管前应试夹闭 1～2 日。T 管拔除后，局部伤口以凡士林纱布堵塞，1～2 日会自行封闭。观察伤口渗出、体温变化、皮肤巩膜黄染、呕吐、腹痛、腹胀等情况。

5．保护患者引流口周围皮肤，局部涂氧化锌软膏，防止胆汁浸渍引起局部皮肤破溃和感染。

【知识链接】

1．正常成人每日分泌胆汁 800～1 200 ml，呈黄绿色、清亮、无沉渣、有一定黏性，术后 24 小时内引流量为 300～500 ml，恢复饮食后可增至每日 600～700 ml，以后逐渐减少至每日 200 ml 左右，如胆汁过多，提示胆道下端有梗阻的可能；如胆汁浑浊，应考虑结石残留或胆管炎症未被控制。

2．留置 T 管的患者，平卧位时，引流管的远端不可高于腋中线；坐位、站立或行走时，不可高于腹部手术切口，以防胆汁逆流引起感染。

3．T 管不慎脱出时，应立即让患者绝对卧床，尽量右侧卧位；妥善固定 T 管，避免继续脱出或脱出的部分进入腹腔引起感染；及时报告医生，注意观察患者生命体征及腹部体征的变化，如有寒战高热、腹痛、反射性腹肌紧张等胆汁渗漏的情况，按照医嘱进行相应的护理。

【操作考核评分标准】

T 管引流护理技术操作考核评分标准见表 2-8。

表 2-8　T 管引流护理技术操作考核评分标准

年 / 班级：　　　　　　学号：　　　　　　姓名：　　　　　　得分：

项目	内容	分值	评分等级				得分
			A ×1.0	B ×0.8	C ×0.6	D ×0.4	
操作前 (20 分)	环境评估	5					
	患者评估	5					
	护士准备	5					
	物品准备	5					
操作中 (60 分)	核对，解释	5					
	取合适体位	5					
	铺治疗巾	5					
	查看引流管及局部皮肤	10					
	更换引流袋	10					
	健康教育	10					
	观察引流液的量、颜色、性状	10					
	协助患者取舒适体位	5					
操作后 (20 分)	整理用物，洗手，记录	5					
	操作熟练，动作轻柔	5					
	沟通恰当，指导正确	5					
	患者满意，无不适症状	5					

【操作录像】

操作录像 2-8：T 管引流护理技术

操作录像 2-8　请扫描二维码

（董伟芹　李桂玲）

九、胸腔闭式引流护理技术

胸腔闭式引流又称水封瓶闭式引流，是通过胸膜腔插入导管将胸腔内积气与积液排出体外，从而恢复胸膜腔内负压的一项常用技术。

实训目标

通过本项技术操作规程的学习，学生应能够：

1．描述胸腔闭式引流术的适应证、置管部位。

2．解释胸腔闭式引流的目的、原理及意义。

3．运用此项技术对胸腔闭式引流术后患者进行观察及护理。

4．遵循一切以患者为中心的原则，具有精益求精、忙而有序的大局意识。

【临床情境】

李先生，36 岁，因车祸致胸部受伤后出现胸痛、呼吸困难入院。体格检查：P 84 次 / 分，R 30 次 / 分，BP 108/80 mmHg。患者神志清醒，胸部疼痛，呼吸受限，右侧胸部饱满，叩诊呈鼓音、呼吸音消失，胸部未见开放性损伤。辅助检查：X 线显示右侧气胸。临床诊断：右侧气胸，医生为患者行右侧胸腔闭式引流术。**请思考：**胸腔闭式引流术的适应证有哪些？置管部位在哪里？观察胸腔引流液的颜色、性状、量应实施哪项护理技术？

【目的】

1．保持引流通畅，维持胸腔内压力。

2．防止逆行感染。

3．便于观察胸腔引流液的颜色、性状、量。

【操作程序】

1．操作前准备

（1）环境评估：环境整洁、宽敞、舒适、安全（为保护患者隐私，必要时用屏风遮挡）。

（2）患者评估：评估患者的病情、意识状态、生命体征；评估局部伤口及引流管情况；确认患者的心理状态及配合程度。

（3）护士准备：衣帽整洁，洗手，戴口罩。

（4）物品准备：治疗车、治疗盘、一次性换药包（内含消毒棉球、无菌纱布、一次性镊子、弯盘）、一次性治疗巾、止血钳 2 把、手套、聚维酮碘棉签、无菌胸腔闭式引流装置、无菌生理盐水。

2．操作步骤

（1）准备引流瓶（治疗室内）：将无菌生理盐水倒入无菌引流瓶内，保持长管下端在水面以下 3~4 cm，在引流瓶的水位线上粘贴醒目的标识，标识要求注明日期、时间及水量。

（2）核对，解释：备齐用物，推治疗车至床旁，核对患者床号、姓名，向患者及家属解释操作的目的、方法、注意事项及配合要点，取得患者及家属的配合。

（3）夹闭、连接：暴露导管部位，戴手套，在导管连接口下方铺一次性治疗巾，用两把止血管钳将导管双重夹闭，断开连接处，消毒连接口，更换新的引流瓶。

（4）检查：确认连接无误后，松开止血管钳。

（5）观察：整体观察，确认引流管处于通畅状态，患者无不良反应。

（6）妥善安置：将引流瓶置于稳妥位，确保引流瓶低于管口 60~100 cm。

（7）协助患者取舒适体位，指导患者进行深呼吸，有效咳嗽、咳痰。

（8）整理用物，洗手，记录。

3．评价

（1）操作熟练，动作轻柔。

（2）沟通恰当，指导正确。

（3）患者满意，无不适症状。

【注意事项】

1．若患者术后血压平稳，应取半卧位以利引流。

2．鼓励患者深呼吸和有效咳嗽，有利于排出积液，恢复胸膜腔内负压，促进肺的扩张。

3．胸腔闭式引流系统应保持密闭，引流管通畅，接头固定牢固，水封瓶应位于胸部以下，不可倒转。

4．保持引流管长度适宜，翻身活动时防止受压、打折、扭曲、脱出。

5．注意观察引流液的量、颜色、性质，并作好记录。如每小时引流量＞200 ml 并持续2~3 小时，说明胸腔有活动性出血，应及早报告医生行开胸探查手术。

6．更换引流瓶时，严格无菌操作，使用双钳双向夹闭引流管，防止空气进入；注意保持引流管与引流瓶连接的牢固紧密，切勿漏气。

7．运送患者时应双钳夹管，患者下床活动时，引流瓶位置应低于膝关节，保持密封。

8．拔除引流管后 24 小时内要密切观察有无胸闷、憋气、呼吸困难、气胸、皮下气肿等情况发生；观察局部有无渗血、渗液，如有变化及时报告医生并协助处理。

9．定时挤压引流管，每 30~60 min 1 次，防止引流管阻塞、扭曲、受压。挤压方法为：用止血钳夹住引流管下端，两手同时挤压引流管，挤压完毕打开止血钳，使引流液流出。

10．注意观察水柱波动情况。一般情况下水柱上下波动 4~6 cm。若水柱波动过高，可能存在肺不张；若无波动，可能是引流管不通畅或肺已完全扩张；若患者出现胸闷气促、气管向健侧偏移等肺受压症状，则为引流管被血块阻塞，应立即通知医生并协助处理。

【知识链接】

1．胸腔闭式引流术适应证

（1）气胸、血胸、胸腔积液、脓胸需要持续排气、排血、排液、排脓者。

（2）开胸手术后。

2．胸腔闭式引流术插管部位：根据病情决定插管部位。

（1）气胸一般选择在锁骨中线第 2 肋间。

（2）血胸和开胸手术一般选择在腋中线和腋后线之间的第6～8肋间。

（3）包裹性脓胸、胸腔积液，应根据X线、CT检查和超声定位，选择相应的部位。

3．拔管指征：置管48～72小时后，引流量明显减少且颜色变淡，24小时引流液小于50 ml，脓液小于10 ml，X线检查示肺膨胀良好、无漏气，患者无呼吸困难即可拔管。方法：嘱患者先深吸一口气，在吸气末迅速拔管，并立即用凡士林纱布及敷料覆盖伤口，宽胶布密封，胸带包扎一天。拔管后应观察患者有无胸闷、憋气、呼吸困难、切口漏气、渗液、出血、皮下气肿等症状。

4．脱管处理：若引流管从胸腔滑脱，立即用手捏闭伤口处皮肤，消毒后用凡士林纱布封闭伤口，协助医生做进一步处理。如引流管连接处脱落或引流瓶损坏，立即双钳夹闭胸壁导管，按无菌操作原则更换整个装置。

5．气胸的典型X线表现为：外凸弧形的细线条形阴影，线内为压缩的肺组织，线外见不到肺纹理，透亮度明显增加。气胸延及下部则肋膈角显示锐利。

【操作考核评分标准】

胸腔闭式引流护理技术操作考核评分标准见表2-9。

表 2-9　胸腔闭式引流护理技术操作考核评分标准

年 / 班级：　　　　　　学号：　　　　　　姓名：　　　　　　　　得分：

项目	内容	分值	评分等级				得分
			A ×1.0	B ×0.8	C ×0.6	D ×0.4	
操作前 （20分）	环境评估	5					
	患者评估	5					
	护士准备	5					
	物品准备	5					
操作中 （60分）	准备引流瓶	10					
	核对，解释	5					
	夹闭、连接	10					
	检查连接是否紧密	10					
	观察水柱波动情况	10					
	妥善安置	10					
	协助患者取舒适体位	5					
操作后 （20分）	整理用物，洗手，记录	5					
	操作熟练，动作轻柔	5					
	沟通恰当，指导正确	5					
	患者满意，无不适症状	5					

【操作录像】

操作录像 2-9：胸腔闭式引流护理技术

【综合考核案例】

综合考核案例 2-2：胸腹联合伤护理综合考核案例

操作录像 2-9 与综合考核案例 2-2　请扫描二维码

（董伟芹　鹿　璨）

十、膀胱冲洗护理技术

膀胱冲洗技术是指利用三通的导尿管将溶液输注到膀胱内，再利用虹吸原理将输注的液体经导尿管引流出来的方法。

实训目标
通过本项技术操作规程的学习，学生应能够：
1. 描述膀胱冲洗的操作步骤及注意事项。
2. 解释膀胱冲洗的目的及意义。
3. 运用此项护理技术对需要膀胱冲洗的患者进行观察及护理。
4. 秉承全心全意为人民服务的思想，关爱且保护患者隐私。

【临床案例】

李先生，66岁，因脑出血行血肿清除术，术后第十天，患者处于中度昏迷状态，大小便失禁，留置导尿管。晨起查房发现尿液浑浊。体检：T 37.0℃，P 82次/分，R 25次/分，BP 138/74 mmHg。辅助检查：血常规示白细胞 WBC 9.3×10^9/L，尿常规示白细胞（++），诊断为尿路感染。医嘱：生理盐水液 500 ml，膀胱冲洗，即刻。**请思考：**膀胱冲洗时冲洗速度及量是多少？操作过程中发现引流液中有鲜血该如何处理？

【目的】

1. 使尿液引流通畅。
2. 治疗某些膀胱疾病。
3. 清除膀胱内的血凝块、黏液、细菌等异物，预防膀胱感染。
4. 前列腺及膀胱手术后预防血凝块形成。

【操作程序】

1. 操作前准备

（1）环境评估：环境整洁、宽敞、舒适、安全（为保护患者隐私，必要时屏风遮挡）。

（2）患者评估：评估患者的病情、意识状态、生命体征；评估导尿管是否通畅；确认患者的心理状态及配合程度。

（3）护士准备：衣帽整洁，洗手，戴口罩。

（4）物品准备：治疗车、治疗盘、一次性治疗巾、无菌生理盐水（剂量遵医嘱）、无菌纱布、输液器、无菌手套、聚维酮碘棉签、三通管、止血钳。

2. 操作步骤

（1）核对，解释：备齐用物，推治疗车至床旁，核对患者床号、姓名，向患者及家属解释操作的目的、方法、注意事项及配合要点，取得患者及家属的配合。

（2）挂液、排气：将膀胱冲洗液连接输液器，置于输液架上，排空输液器内的气体后夹闭输液器。

（3）体位：协助患者取平卧位，暴露导尿管部位，注意适当遮挡患者。

（4）铺巾：在导尿管与引流袋的接口下方铺一次性治疗巾，戴好手套，用无菌纱布包裹并分离导尿管与引流袋，聚维酮碘棉签分别消毒接口处。

（5）用三通管连接导尿管、引流袋及输液器，并保持输液器与导尿管相通。

（6）打开输液器调节开关，使冲洗液缓慢注入膀胱，当患者有尿意或冲洗量足够时，将尿管与引流袋相通，冲洗液引流出膀胱。冲洗速度根据患者病情及医嘱进行调节，一般每次冲洗量为 200~300 ml，冲洗速度为每分钟 60~80 滴。

（7）根据病情需要进行反复多次的冲洗。

（8）冲洗过程中密切观察冲洗液引流的速度、颜色及量。

（9）冲洗完毕，取下冲洗液及输液器，消毒各连接口后连接导尿管与引流袋，妥善固定。

（10）协助患者取舒适体位，整理床单位。

（11）整理用物，洗手，记录。

3．评价

（1）操作熟练，动作轻柔。

（2）沟通恰当，指导正确。

（3）患者满意，无不适症状。

【注意事项】

1．严格执行无菌操作，防止医源性感染。

2．冲洗前排空膀胱，冲洗时若患者感觉不适，应当减慢冲洗速度，减少冲洗量，必要时停止冲洗。若患者感到腹痛或者引流液中有鲜血时，应立即停止冲洗并通知医生处理。

3．如滴入药物，须在膀胱内保留 30 min 或根据需要延长保留时间。

4．天气寒冷，冲洗液可加温至 35~37℃，以防冷水刺激引起膀胱痉挛。

5．冲洗过程中注意观察引流管是否通畅，观察患者的反应及冲洗液的颜色、量，评估冲洗液入量和出量。

【知识链接】

1．导尿管相关尿路感染：主要是指患者留置导尿管后，或者拔除导尿管 48 小时内发生的尿路感染。临床诊断标准：患者出现尿频、尿急、尿痛等尿路刺激症状，或者有下腹触痛、肾区叩痛，伴有或不伴有发热，并且尿检白细胞男性≥5 个 / 高倍视野，女性≥10 个 / 高倍视野，插导尿管者应当结合尿培养。

2．导尿管相关尿路感染预防要点

（1）置管前：①严格掌握留置导尿管的适应证，避免不必要的留置导尿管。②仔细检查无菌导尿包，如导尿包过期、外包装破损、潮湿，则不应使用。③根据患者年龄、性别、尿道等情况选择大小、材质合适的导尿管，最大限度降低尿道损伤和尿路感染。④对留置导尿管的患者，应当采用密闭式引流装置。⑤告知患者留置导尿管的目的，配合要点和置管后的注意事项。

（2）置管时：①医务人员要严格按照《医务人员手卫生规范》认真洗手后，戴无菌手套实施导尿术。②严格遵循无菌操作原则，留置导尿管动作要轻柔，避免损伤尿道黏膜。③正确铺无菌巾，避免污染尿道口，保持最大的无菌屏障。④充分消毒尿道口，防止污染。要使用合适的消毒剂棉球消毒尿道口及其周围皮肤黏膜，棉球不能重复使用。⑤导尿管插入深度适宜，插入后向水囊注入 10～15 ml 无菌水，轻拉尿管以确认尿管固定稳妥，不会脱出。⑥置管过程中，指导患者放松，协调配合，避免污染，如尿管被污染应重新更换。

（3）置管后：①妥善固定尿管，避免打折、弯曲，保证集尿袋高度低于膀胱水平，避免接触地面，防止逆行感染。②保持尿液引流装置密闭、通畅和完整，活动或搬运时夹闭引流管，防止尿液逆流。③应使用个人专用的收集容器及时清空集尿袋中的尿液。清空集尿袋中尿液时，要遵循无菌操作原则，避免集尿袋的出口触碰收集容器。④留取小量尿标本进行微生物病原学检测时，应当消毒导尿管后，使用无菌注射器抽取标本送检。留取大量尿标本时（此法不能用于普通细菌和真菌学检查），可以从集尿袋中采集，避免打开导尿管和集尿袋的连接口。⑤不应常规使用含消毒剂或抗菌药物的溶液进行膀胱冲洗或灌注，以预防尿路感染。⑥应当保持尿道口清洁，大便失禁的患者清洁后还应进行消毒。留置导尿管期间，应当每日清洁或冲洗尿道口。⑦患者沐浴或擦身时应注意对尿管的保护，不应把尿管浸入水中。⑧长期留置导尿管的患者，不宜频繁更换导尿管。若导尿管阻塞或不慎脱出时，以及留置导尿装置的无菌性和密闭性被破坏时，应立即更换导尿管。⑨患者出现尿路感染时，应及时更换导尿管，并留取尿液进行微生物病原学检测。⑩每日评估留置导尿管的必要性，不需要时尽早拔除导尿管，尽可能缩短留置导尿管时间；对长期留置导尿管的患者，拔除导尿管时应训练膀胱功能；医护人员在维护导尿管时，要严格执行手卫生制度。

【操作考核评分标准】

膀胱冲洗护理技术操作考核评分标准见表 2-10。

表 2-10　膀胱冲洗护理技术操作考核评分标准

年/班级：　　　　　　学号：　　　　　　姓名：　　　　　　得分：

项目	内容	分值	评分等级				得分
			A ×1.0	B ×0.8	C ×0.6	D ×0.4	
操作前 （20分）	环境评估	5					
	患者评估	5					
	护士准备	5					
	物品准备	5					
操作中 （60分）	核对，解释	5					
	挂液，排气	10					
	协助患者取平卧位	5					

续表

项目	内容	分值	评分等级				得分
			A ×1.0	B ×0.8	C ×0.6	D ×0.4	
操作中（60分）	铺巾	5					
	消毒，连接冲洗管路	15					
	正确调节冲洗量、速度	15					
	协助患者取舒适体位	5					
操作后（20分）	整理用物，洗手，记录	5					
	操作熟练，动作轻柔	5					
	沟通恰当，指导正确	5					
	患者满意，无不适症状	5					

【操作录像】

操作录像 2-10：膀胱冲洗护理技术

操作录像 2-10　请扫描二维码

（董伟芹　孙玉倩）

十一、结肠造口护理技术

结肠造口的目的是使粪流改道，分永久性及暂时性两种。永久性多用于直肠癌根治性切除术，左半结肠以下的晚期癌肿不能切除者。暂时性多见于肛门、直肠或结肠严重损伤、急性结肠梗阻等。

实训目标

通过本项技术操作规程的学习，学生应能够：

1．描述正常造口形态及周围皮肤情况。
2．解释结肠造口的目的和分类。
3．运用结肠造口护理技术指导患者进行结肠造口的自我管理。
4．关爱患者，消除患者悲观情绪，使其以积极乐观的态度面对生活。

【临床情境】

任先生，37岁，因结肠癌广泛腹腔转移，肠梗阻入院，行永久性结肠造口术后第三天。护士查房发现患者对造口具有回避、排斥心理，担心日后的生活质量。**请思考：**该患者主要的护理问题是什么？如何指导该患者进行结肠造口的自我管理？

【目的】

1．评估造口活力、形态及周围皮肤情况，发现并发症并及时处理。
2．保持造口及周围皮肤清洁，避免排出物刺激皮肤。

【操作程序】

1．操作前准备

（1）环境评估：舒适、安全、温暖，保护患者隐私。
（2）患者评估：病情评估，以及是否排气、排便。
（3）护士准备：着装整洁，洗手，戴口罩，戴手套。
（4）物品准备：治疗盘内放：一次性治疗巾、纱布数块、卫生纸、湿巾、弯剪、弯盘、治疗碗（内盛温水）；造口袋（一件式或两件式）、造口测量尺；必要时备造口附件产品（皮肤保护膜、造口粉、防漏环、黏胶驱除剂等）。

2．操作步骤

（1）携用物至患者床旁，核对、解释，以取得合作。
（2）协助患者取平卧位或半卧位。
（3）去除旧造口袋：一次性治疗巾铺于身下，一手按压皮肤，一手轻揭造口袋，自上而下慢慢将底盘揭除，如揭除困难，可用黏胶驱除剂喷涂底盘后再揭除，同时观察内容物颜色、性质和量。

（4）观察：观察造口黏膜及周围皮肤有无红疹、皮损、溃烂；造口底盘渗漏溶解的部位与方向；检查造口周围皮肤是否平坦。

（5）清洗：用湿纱布或湿巾由外向内轻轻擦洗造口及造口周围皮肤，用纸巾或干纱布擦干皮肤。

（6）粘贴造口袋：①造口测量尺测量造口的大小和形状并标识。②裁剪造口底盘，一般比造口大1～2mm即可，剔除内侧边毛刺使其平整光滑。③造口粉喷洒外周，将多余的保护粉扫除，涂抹皮肤保护剂。塑好形的防漏环将凹陷的皮肤或瘢痕处填平，圈住造口，贴造口袋。④撕去粘胶保护纸，按照造口位置由下而上将造口袋底盘紧密贴在造口周围皮肤上。关闭造口袋底部排放口。⑤如为两件式造口袋，贴好底盘后，对准连接环，手指沿着连接环由下而上将袋子与底盘按紧，当听到轻轻的"咔嗒"声，说明袋子与底盘已安全连接好。如果有锁扣的造口袋，安装前使锁扣处于开启状态，装上袋子后，两指捏紧锁扣，然后轻拉袋子，检查是否扣牢。

（7）操作完毕，协助患者取舒适卧位，给予健康指导。

（8）分类整理用物，洗手，记录。

3．操作后评价

（1）患者无不适感。

（2）患者能复述造口的评估及观察内容。

（3）患者学会造口袋的更换方法。

【注意事项】

1．造口底盘开口直径应大于造口直径1～2mm。

2．造口底盘修剪时应整齐、无毛刺，防治损伤肠黏膜。

3．更换造口袋时防止内容物排出污染伤口。

4．撤离造口袋时注意保护皮肤，防止皮肤损伤。

5．护理过程中注意向患者详细讲解操作步骤。

【知识链接】

1．肠造口评估

（1）活力：正常肠造口颜色呈红色，表面光滑湿润，术后早期肠黏膜轻度水肿属于正常现象，1周左右水肿会消退。

（2）高度：肠造口一般高于皮肤表面1～2cm，利于排泄物进入造口袋内。

（3）形状与大小：肠造口一般呈圆形或椭圆形，结肠造口比回肠造口直径大。

2．饮食指导

（1）宜进食高热量、高蛋白质、富含维生素的少渣食物。

（2）食用过多膳食纤维食物，可能会引起粪便干结和排便困难，甚至出现肠梗阻。

（3）洋葱、大蒜、豆类、山芋等可产生刺激性气味或胀气，不宜过多食用。

（4）少吃辛辣刺激食物，多饮水。

【操作考核评分标准】

结肠造口护理技术操作考核评分标准见表 2-11。

表 2-11   结肠造口护理技术操作考核评分标准

年 / 班级：　　　　　　学号：　　　　　　姓名：　　　　　　得分：

项目	内容	分值	评分等级				得分
			A ×1.0	B ×0.8	C ×0.6	D ×0.4	
操作前 (20分)	环境评估	5					
	患者评估	5					
	护士准备	5					
	物品准备	5					
操作中 (60分)	指导配合	5					
	协助患者取舒适体位	5					
	正确取下造口袋和造口底盘	10					
	正确评估造口肠管情况和造口周围皮肤情况	10					
	更换底盘和造口袋	20					
	教会患者造口用品的使用方法	10					
操作后 (20分)	协助患者整理用物	5					
	告知患者造口袋更换的注意事项	5					
	整理用物，洗手，记录	5					
	操作熟练	5					

【操作录像】

操作录像 2-11：结肠造口护理技术

【综合考核案例】

综合考核案例 2-3：直肠癌造口术护理综合考核案例

操作录像 2-11 与综合考核案例 2-3   请扫描二维码

（焦桂梅）

十二、脑室引流护理技术

脑室引流是颅脑术后常用的降低颅内压、排出脑室积血、减少伤口脑脊液漏的治疗措施之一，可用于各种脑室内出血的治疗。脑室引流管是指在头顶额部经颅骨钻孔或椎孔穿刺侧脑室，将引流管放置于脑室额角，将脑脊液或血液经引流管流出，以缓解颅内压增高的应急性手术。

实训目标

通过本项技术操作规程的学习，学生应能够：

1. 描述脑室引流的操作目的及注意事项。
2. 解释脑室引流液不同性状、量、颜色的临床意义。
3. 运用脑室引流护理技术及时发现病情变化。
4. 在操作过程中态度和蔼、动作轻柔、耐心与患者沟通。

【临床情境】

屈先生，51岁，主因"上厕所时突发意识丧失，趴伏在地，呼之不应，四肢强直抖动，右侧口角流涎，症状呈持续性"于2020年12月11日8时6分急诊入院。查体：T 37.0℃，P 52次/分，R 21次/分，BP 190/104 mmHg，意识呈中度昏迷，右侧瞳孔直径约5 mm，左侧瞳孔直径约2 mm，直接、间接对光反射消失，双眼球向同侧的外侧凝视，四肢肌张力增高，伴强直抖动，四肢肌力检查欠配合。双侧巴氏征阳性，颈抵抗。既往高血压病史8年，无糖尿病及冠心病，未规律服用降压药物，无手术及外伤史，无药物过敏史。辅助检查：头颅CT示脑室出血。诊断：脑室出血；脑疝；高血压3级。急诊行"右侧侧脑室钻孔引流术"。术后给予重症监护、吸氧、脱水降颅压，留置脑室引流管等治疗。患者处于浅昏迷状态，双侧瞳孔正大等圆，直径2 mm，直接、间接对光反射迟钝，脑室引流管留置中，引出暗红色液体30 ml。**请思考：患者的脑脊液是否正常？留置脑室引流管如何护理？**

【目的】

1. 保持引流通畅，控制引流液的量和速度，以维持一定程度的颅内压。
2. 及时发现病情变化，减少相关并发症的发生。

【操作程序】

1. 操作前准备

（1）环境评估：操作环境宽敞明亮、整洁，保护隐私，拉隔帘。

（2）患者评估：评估患者的意识、瞳孔、症状体征、配合程度等情况。

（3）护士准备：着装整洁，洗手，戴口罩。

（4）物品准备：治疗车上层放置治疗盘，内备：4.5～5.5 g/L 聚维酮碘或2%葡萄糖氯己定、无菌棉签、弯盘、无菌纱布、无菌手套、一次性治疗巾；必要时备约束带、血管钳。治疗车下层放置治疗碗，内盛 5 000 mg/L 含氯消毒剂。

2．操作步骤

（1）核对患者的信息，解释操作目的及配合要点，以取得配合。

（2）协助患者取平卧位或抬高床头，对于昏迷或躁动不安的患者给予保护性约束。

（3）观察：①观察病情；②头部伤口及接口处敷料；③引流管情况（外露长度、高度及通畅情况）、引流液颜色、性状和量。

（4）夹闭引流管；打开引流袋前端包裹的纱布敷料。

（5）洗手，戴无菌手套。

（6）聚维酮碘或氯己定消毒引流袋末端放液口；旋转放液口三通，打开盖帽，将引流液倒入量杯中，关闭三通。

（7）再次消毒放液口，拧紧盖帽，并用无菌纱布包裹。

（8）妥善固定：①高度：引流管开口端高于侧脑室平面 10～15 cm。②改变体位或头部位置后，应重新调节高度。③长度以患者左或右侧卧位时不紧绷为宜。

（9）更换患者头部无菌垫巾，打开脑室引流管进行引流。

（10）告知患者或家属引流管不可受压、扭曲、折叠，保持引流通畅；变换体位时动作幅度要小，防止引流管牵拉、滑脱；伤口敷料保持清洁，不可抓挠，不得随意改变引流管的高度和位置。

（11）准确测量引流量，将量杯中的引流液倒入含氯消毒剂的治疗碗中浸泡 30 min 后倾倒。

（12）整理用物，洗手，记录。

3．操作后评价

（1）患者生命体征的变化情况。

（2）引流液的量、颜色及性状。

（3）引流管位置、是否通畅、有无非计划拔管的风险。

【注意事项】

1．严格执行无菌操作。

2．引流装置妥善固定，保持通畅，对意识不清、躁动不安、有精神症状者和小儿患者可适当约束。

3．术后 1～2 日血性脑室引流液逐渐转清，若引流液中有大量血液或颜色逐渐加深，提示脑室持续出血，应立即通知医生处理。

4．脑室引流量以每日不超过 500 ml 为宜，颅内感染者可适当增加引流量，注意补充电解质。

5．警惕低颅压症状，如头痛、头晕、恶心、呕吐、乏力、耳鸣和嗜睡等。如果患者出现低颅压症状，可采用平卧或头低位。

6．搬动患者时应夹闭引流管，待体位及引流管位置正常再进行开放，以免过度引流或逆行感染。

7．脑室引流持续时间通常不超过 1 周，拔管前试行夹闭引流管观察 24 小时，如果患者出现头痛、呕吐等颅内压增高症状，应立即开放引流管，并告知医师。

8．拔管后应注意观察患者的意识、瞳孔变化，有无脑脊液漏以及伤口敷料的渗血、渗液等情况。

9．鼓励清醒患者表达内心感受，及时为患者消除疑虑，取得理解与配合。

【知识链接】

脑室引流管滑脱应急预案

1．一旦发生引流管滑脱，立即用无菌敷料覆盖引流管口，协助患者保持平卧位，避免大幅度活动，严禁将滑脱的导管重新插入脑室。如连接管接头处脱开，应立即夹闭引流管上端，在无菌操作下迅速更换新的脑室引流装置。

2．协助医生根据病情采取相应措施，即终止引流或重新置入引流管。

3．引流管脱出应急处理后，遵医嘱采取相应的治疗护理措施，密切观察患者病情变化，发现异常及时报告医生对症治疗。

4．做好患者心理护理，给予心理安慰，听取并解答患者及家属的疑问，以减轻其恐惧、焦虑心情。

5．认真填写护理记录，严密交班。

6．填写《护理不良事件上报表》，24 小时内上报护理部。

7．患者意外脱管重在预防，护理人员应注意：

（1）妥善固定脑室引流管，引流管悬挂于床头，开口端高于侧脑室平面 10～15 cm，每班交接引流管的通畅情况，标识清楚，防止引流装置受压、打折、扭曲。

（2）严密观察脑室引流管内的液面有无波动，引流液的性状、颜色和引流量。

（3）脑室引流管留置期间，根据患者床头高度对应调整引流管高度。

（4）为患者翻身、拍背、更换床单时，避免引流管牵拉、滑脱、扭曲、受压；搬运患者时夹闭引流管。

（5）适当限制患者头部活动范围，患者躁动时，适当固定头部或给予镇静剂。

【操作考核评分标准】

脑室引流护理技术操作考核评分标准见表 2-12。

表 2-12　脑室引流护理技术操作考核评分标准

年 / 班级：　　　　　　　学号：　　　　　　　姓名：　　　　　　　　得分：

项目	内容	分值	评分等级				得分
			A ×1.0	B ×0.8	C ×0.6	D ×0.4	
操作前（20 分）	环境评估	5					
	患者评估	5					
	护士准备	5					
	物品准备	5					

续表

项目	内容	分值	评分等级 A ×1.0	B ×0.8	C ×0.6	D ×0.4	得分
操作中 (60分)	核对、解释	5					
	观察、夹闭引流管	10					
	消毒、倾倒引流液	10					
	妥善固定	10					
	更换垫巾、打开引流开关	10					
	健康教育	10					
	引流液处理	5					
操作后 (20分)	整理用物	5					
	洗手、记录	2					
	动作准确、熟练	8					
	宣教非计划拔管的风险	5					

【操作录像】

操作录像 2-12：脑室引流护理技术

【综合考核案例】

综合考核案例 2-4：脑出血术后护理综合考核案例

操作录像 2-12 与综合考核案例 2-4　请扫描二维码

（成　杰）

十三、颅内压监测技术

颅内压监测是了解颅内压的常用技术，是将导管或压力传感器探头安置于颅腔内，导管或传感器的另一端与颅内压监护仪连接，将颅内压力动态变化转变为电信号，显示于示波屏或数字记录仪上，并用记录器描述出压力曲线，分为脑室内、蛛网膜下、硬膜外监测。

实训目标

通过本项技术操作规程的学习，学生应能够：

1. 描述颅内压的正常范围、不同颅内压数值的临床意义。
2. 解释颅内压值与患者预后的关系以及颅内压监测的注意事项。
3. 运用颅内压监测技术为患者评估颅内压状况。
4. 在操作过程中动作轻柔、关心、爱护患者。

【临床情境】

张先生，62 岁，早饭后突发面朝地趴在地上，面部附近有大量呕吐物，为胃内容物，呼唤无应答，小便失禁，家属急送医院就诊。急查头颅 CT 示：左侧基底节区脑出血并破入脑室系统；脑白质疏松，收住神经外科。入院后查体：T 36.7C，P 80 次 / 分，R 18 次 / 分，BP 265/134 mmHg，血氧饱和度 98%，患者嗜睡，双瞳孔正大等圆，直径为 3 mm，双侧瞳孔对光反射灵敏。在全麻下行左侧基底节区血肿清除术 + 颅内压监测探头植入术，术后给予抗炎、补液、抗癫痫，间断引流脑脊液，降低颅内压等治疗。**请思考**：动态观察颅内压力的变化采用哪项护理技术？术后患者颅内压监测为 25 mmHg，该患者的颅内压是否正常？

【目的】

1. 间断引流脑脊液，降低颅内压。
2. 动态观察颅内压力的变化，并进行脑脊液检查。
3. 早期诊断，准确判断手术时机。
4. 指导临床用药。
5. 评估疾病预后。

【操作程序】

1. 操作前准备

（1）环境评估：操作环境宽敞、明亮、整洁。

（2）患者评估：评估患者的意识、瞳孔、症状、体征、配合程度等情况。

（3）护士准备：着装整洁，洗手，戴口罩。

（4）物品准备：颅内压（ICP）检测仪。

2．操作步骤

（1）向清醒患者解释操作目的、配合要点，以取得患者配合。

（2）患者取舒适卧位。

（3）确保颅内压监测仪所有的缆线连接正确，检查颅内压监测仪的性能良好。

（4）接通电源。

（5）打开探头包，将探头接到颅内压监测仪缆线上。

（6）打开开关，等待屏幕出现提示消息，屏幕显示缆线所记录的零参考值。

（7）按下确定键，即可显示颅内压，在正常显示状态下进行报警设置。

（8）整理用物，洗手及记录。

3．操作后评价

（1）患者生命体征正常。

（2）清醒患者了解颅内压的正常范围。

（3）颅内压监测仪所有的缆线连接正确。

【注意事项】

1．严格执行无菌技术操作，预防感染。

2．保持颅内压监测系统完整、密闭。

3．脑脊液（CSF）引流时应高于侧脑室平面 10～15 cm，禁止持续开放引流。

4．避免导管受压、扭曲、打折或与其他管路绞结在一起。

【知识链接】

1．颅内压（ICP）指颅内容物（脑组织、脑脊液、血液）对颅腔壁所产生的压力。颅内压持续超过 15 mmHg 即为颅内压增高（ICH）。

2．ICP 监测护理要点

（1）密切观察患者生命体征、意识、瞳孔及肢体活动的变化，对躁动患者适当加以约束或给予镇静药，防止脱管或非计划性拔管，保证安全。

（2）妥善固定好脑室引流管，适当限制患者头部活动，勿使引流管弯曲、折叠、受压或脱出，随时巡视，保证颅内压监护装置运行正常、安全可靠。

（3）保持脑室引流管通畅，严密观察并准确记录引流液量、颜色及性质，引流管开口端应高于侧脑室水平 10～15 cm，以维持正常颅内压。

（4）密切观察颅内压的数据变化，及时准确记录各项数据。

（5）保持监护系统引流装置的密闭性，避免漏液并且严格执行无菌技术操作，各管路接头要用无菌纱布包裹，患者头下铺垫无菌巾，保持清洁。

（6）做好患者及家属的心理护理，讲解颅内压监护的目的、意义，注意事项，使之配合监护。

【操作考核评分标准】

颅内压监测技术操作考核评分标准见表 2-13。

表 2-13　颅内压监测技术操作考核评分标准

年 / 班级：　　　　　　　学号：　　　　　　　姓名：　　　　　　　得分：

项目	内容	分值	评分等级				得分
			A ×1.0	B ×0.8	C ×0.6	D ×0.4	
操作前 (20分)	环境评估	5					
	患者评估	5					
	护士准备	5					
	物品准备	5					
操作中 (50分)	核对、指导配合	5					
	协助取舒适体位	5					
	连接缆线	10					
	接通电源，探头与监测仪连接	10					
	打开开关	10					
	显示颅内压数值，调节报警限	10					
操作后 (30分)	知晓检查结果，注意事项	15					
	整理用物，洗手，记录	10					
	操作熟练，检查结果准确	5					

【操作录像】

操作录像 2-13：颅内压监测技术

【综合考核案例】

综合考核案例 2-5：颅脑损伤护理综合考核案例

操作录像 2-13 与综合考核案例 2-5　请扫描二维码

（成　杰）

十四、轴线翻身技术

轴线翻身技术是指将头与脊柱成一直线，以这条线为轴线所进行的体位变换的技术。主要适用于颅骨牵引、脊柱损伤、脊柱术后、髋关节术后的患者翻身，起到预防压力性损伤、保持患者舒适、预防脊椎损伤及髋关节脱位的作用。轴线翻身可能发生的并发症有坠床、继发性脊髓神经损伤、植骨块脱落、椎体关节突骨折、管道脱落、压力性损伤等。

实训目标

通过本项技术操作规程的学习，学生应能够：

1. 描述轴线翻身技术的概念。
2. 解释轴线翻身技术的目的及临床意义。
3. 运用轴线翻身技术为患者进行体位变换。
4. 以患者为中心，表现出护理人员的慎独、自律以及对患者的平等关爱。

【临床情境】

王先生，45 岁，主因车祸致颈部损伤后半小时入院。体检：患者神志清醒，T 36.0℃，P 82 次 / 分，R 24 次 / 分，BP 128/74 mmHg，胸骨柄水平及以下运动、感觉丧失，疼痛刺激无反应。辅助检查：CT 示颈 6 棘突骨折，颈 5 椎体后下缘骨性密度影。临床诊断：颈髓损伤（C4 水平）、颈 6 棘突骨折。医嘱：颈托固定颈部，预防压力性损伤护理常规。**请思考：**为预防压力性损伤，应如何实施翻身护理技术？

【目的】

1. 协助颅骨牵引、脊椎损伤、脊椎手术、髋关节术后的患者床上翻身。
2. 预防脊椎再损伤及关节脱位。
3. 预防压力性损伤，增加患者舒适感。

【操作程序】

1. 操作前准备

（1）环境评估：舒适、安全、温暖，保护患者隐私。

（2）患者评估：评估患者的病情、意识状态、生命体征；评估患者损伤部位、伤口情况和管路情况；评估患者受压部位皮肤情况及有无压力性损伤；确认患者的心理状态及配合程度。

（3）护士准备：着装整洁，洗手，戴口罩；患者有颈椎损伤时操作者需有三人，无颈椎损伤时可两人操作。

（4）物品准备：软枕 2 个，必要时备屏风。

2．操作步骤

（1）核对，解释：核对患者床号、姓名，向患者及家属解释操作的目的、方法、注意事项及配合要点，取得患者及家属的配合。

（2）妥善安置：将各种导管及输液装置妥善安置，必要时将盖被折叠至床尾或一侧。

（3）协助卧位：患者取仰卧位。

（4）翻身

1）双人协助患者轴线翻身法

① 移动患者：两名护士站在床的同侧，将大单置于患者身下，分别抓紧靠近患者肩、腰背、髋部、大腿等处的大单，将患者拉至近侧。

② 安置体位：护士绕至对侧，将患者近侧手臂置在头侧，远侧手臂置于胸前，两膝间放一软枕。

③ 协助侧卧：护士双脚前后分开，两人双手分别抓住患者肩、腰背、髋部、大腿等处的远侧大单，一名护士发口令，两人动作一致地将患者整个身体以圆滚轴式翻转至侧卧。

2）三人协助患者轴线翻身法

① 移动患者：一名护士固定患者的头部，纵轴向上略加牵引，使头、颈部随躯体一起慢慢移动；第二名护士双手分别置于患者肩、背部；第三名护士双手分别置于患者腰、臀部，使患者头、颈、腰、髋保持在同一水平线上，移至近侧。②转向侧卧：翻转至侧卧位，翻转角度不超过 60°。

（5）放置软枕：将软枕放置于患者背部支撑身体。

（6）检查安置：检查患者肢体各关节，保持功能位，各种管道保持通畅。

（7）观察护理：观察背部皮肤并进行护理。

（8）洗手、记录交班：洗手，记录翻身时间及皮肤状况，做好交接班。

3．操作后评价

（1）患者无不适感。

（2）患者了解利用轴线翻身技术变换体位的必要性。

（3）患者能够配合护理人员的操作。

【注意事项】

1．翻转患者时，应注意保持脊椎平直，以维持脊柱的正确生理弯度，避免由于躯干扭曲，加重脊柱损伤。

2．骨折、脊髓损伤和关节脱位患者，翻身角度不可超过 60°，避免由于脊柱负重增大而引起关节突骨折。

3．患者有颈椎损伤时，勿扭曲或者旋转患者的头部，以免加重神经损伤引起呼吸肌麻痹而死亡。

4．翻身时为患者保暖并防止坠床。

5．准确记录翻身时间。

6．操作者注意节力原则。

【知识链接】

护理人员根据患者的病情及配合程度，选择合适的方式为患者变换体位，是提高患者舒适度、预防护理并发症、保证患者安全的有效措施。在此过程中，护理人员应遵循节力原则并进行必要的腰背部肌肉日常锻炼，以预防积累劳损及其他职业相关性疾病。

人体力学的应用包括：利用杠杆作用、扩大支撑面、降低重心、减少身体重力线的偏移、尽量使用大肌肉或多肌群、使用最小肌力做功。

护士在日常的生活或工作中，应为自己选择一个或几个合适的动作进行持之以恒的训练，以加强对腰背肌肉的锻炼，增加腰部肌肉的肌力，提高腹部肌肉的力量，增强腰部和腹部韧带的弹性，减少负重时对肌肉韧带的拉伤，有效预防腰背痛的发生。

【操作考核评分标准】

轴线翻身技术操作考核评分标准见表 2-14。

表 2-14 轴线翻身技术操作考核评分标准

年 / 班级：　　　　　　学号：　　　　　　姓名：　　　　　　得分：

项目	内容	分值	评分等级				得分
			A ×1.0	B ×0.8	C ×0.6	D ×0.4	
操作前 (20分)	环境评估	5					
	患者评估	5					
	护士准备	5					
	物品准备	5					
操作中 (60分)	指导配合	5					
	妥善安置	5					
	协助卧位	10					
	翻身：根据患者病情确定护士人数	5					
	移动患者	10					
	协助侧卧	10					
	放置软枕	5					
	检查安置	5					
	观察护理	5					
操作后 (20分)	整理用物，洗手，记录	5					
	操作熟练，动作轻柔	5					
	沟通恰当，指导正确	5					
	患者满意，无不适症状	5					

【操作录像】

操作录像 2-14：轴线翻身技术

操作录像 2-14　请扫描二维码

（董伟芹）

第三章　妇产科护理技术

一、尺测子宫长度和腹围技术

子宫长度是指孕妇平卧位时，从耻骨联合上缘中点至子宫底最高点的距离；腹围是指经脐绕腹部一周所测量的长度。测量子宫长度和腹围是产前检查重要的组成部分，可以判断子宫大小与妊娠周数是否相符。

实训目标

通过本项技术操作规程的学习，学生应能够：

1. 描述测量子宫长度和腹围目的及注意事项；宫底长（高度）与孕周的关系。
2. 运用尺测法为产前检查的孕妇测量子宫长度和腹围，估计胎儿大小与孕周是否相符。
3. 通过护理评估，选择实施适宜的护理技术，解决妊娠期妇女健康问题。
4. 关心、体贴孕妇，有同理心，在操作过程中与孕妇保持良好的沟通。

【临床情境】

孕妇，张女士，28岁，已婚，目前妊娠20周 G_1P_0，孕早期遵医行为好，辅助检查无异常情况，现携带围生保健手册依约来医院进行常规产前检查，自诉近日腹部增长过快。体检：BP 120/80 mmHg，体重60 kg，身高164 cm。心肺等全身查体未见异常。辅助检查：B超未见胎儿明显畸形，血、尿常规等辅助检查未见异常。腹部检查：胎心132次/分，宫高脐下1横指（17 cm），腹围83 cm。**请思考**：判断胎儿大小与孕周是否相符应实施哪项护理技术？预约下次产检时间。

【目的】

1. 了解胎儿宫内发育及增长情况。
2. 评估胎儿大小与孕周是否相符。

【操作程序】

1. 操作前准备

（1）环境评估：安全、舒适、温度适宜，保护孕妇隐私（必要时屏风遮挡）。

（2）孕妇评估：询问末次月经日期，预测预产期，评估孕周，了解以往产检结果，嘱其排空膀胱。

（3）护士准备：着装整洁，洗手，戴口罩。

（4）物品准备：检查床、一次性垫单、卷尺、笔、孕产妇系统保健手册、屏风（必要时）。

2．操作步骤

（1）向孕妇解释操作目的及配合要点，以取得配合。

（2）协助孕妇上检查床，头部稍垫高，平卧于检查床，充分暴露腹部；评估腹部皮肤及腹壁张力。

（3）测量子宫长度：检查者站于孕妇右侧，用软尺测量耻骨联合上缘至子宫底的距离，读数并记录。

（4）测量腹围：用卷尺经脐绕腹一周，读数并记录。

（5）协助孕妇整理衣裤，并扶下检查床。

（6）告知孕妇检查结果及注意事项，预约下次检查时间。

（7）整理用物，洗手，记录。

3．操作后评价

（1）孕妇无不适感。

（2）孕妇了解胎儿宫内发育及增长情况。

（3）孕妇预约下次检查时间。

【注意事项】

1．注意保暖并保护孕妇隐私。

2．测量时卷尺紧贴腹壁，松紧适宜，检查结果准确。

3．动作轻柔，注意子宫敏感度。

【知识链接】

1．不同妊娠周数的子宫底高度及子宫长度见表 3-1。

表 3-1　不同妊娠周数的子宫底高度及子宫长度

妊娠周数	手测子宫底高度	尺侧子宫底长度（cm）
12 周末	耻骨联合上 2～3 横指	
16 周末	脐耻之间	
20 周末	脐下 1 横指	18（15.3～21.4）
24 周末	脐上 1 横指	24（22.0～25.1）
28 周末	脐上 3 横指	26（22.4～29.0）
32 周末	脐与剑突之间	29（25.3～32.0）
36 周末	剑突下 2 横指	32（29.8～34.5）
40 周末	脐与剑突之间或略高	33（30.0～35.3）

2. 预测胎儿体重（g）：子宫长度（cm）×腹围（cm）+200（g）

【操作考核评分标准】

子宫长度与腹围测量技术操作考核评分标准见表 3-2。

表 3-2　子宫长度与腹围测量技术操作考核评分标准

年 / 班级：　　　　　学号：　　　　　姓名：　　　　　得分：

项目	内容	分值	评分等级				得分
			A ×1.0	B ×0.8	C ×0.6	D ×0.4	
操作前（20分）	环境评估	5					
	孕妇评估	5					
	护士准备	5					
	物品准备	5					
操作中（60分）	指导配合	10					
	协助孕妇取合适体位	10					
	评估腹部皮肤及腹壁张力	10					
	测量子宫长度	15					
	测量腹围	15					
操作后（20分）	协助孕妇整理衣裤，扶下检查床	5					
	告知孕妇检查结果；健康指导	5					
	整理用物，洗手，记录	5					
	操作熟练，检查结果准确	5					

【操作录像】

操作录像 3-1：尺测子宫长度与腹围技术

操作录像 3-1　请扫描二维码

（金子环　郎　倩）

二、腹部四步触诊技术

腹部四步触诊是产科常用的一种检查技术，常用于判断子宫的大小与孕周是否相符、胎产式、胎先露、胎方位及胎先露是否衔接，同时评估胎儿大小及羊水量等。

实训目标

通过本项技术操作规程的学习，学生应能够：

1. 描述腹部四步触诊目的及注意事项。
2. 解释胎姿势、胎产式、胎先露、胎方位的概念。
3. 运用腹部四步触诊技术为产前检查孕妇判断胎产式、胎先露、胎方位及胎先露是否衔接，同时评估胎儿大小及羊水量。
4. 关心、体贴孕妇，有同理心，在操作过程中与孕妇有良好的沟通。

【临床情境】

孕妇，张女士，28 岁，已婚，孕 38 周 G_1P_0，孕早、中期遵医行为好，现携带围生保健手册依约来医院进行常规产前检查。自诉近日感觉上腹部较前舒适，进食量也增加，呼吸轻快，夜间出现尿频症状。体检：BP 120/80 mmHg，体重 68 kg，身高 164 cm。**请思考：**判断该孕妇的胎产式、胎先露、胎方位及胎先露是否衔接应实施哪项护理技术？预约下次产检时间。

【目的】

1. 判断胎产式、胎先露、胎方位及胎先露是否衔接。
2. 了解子宫的大小与孕周是否相符。
3. 估计胎儿大小及羊水量。

【操作程序】

1. 操作前准备

（1）环境评估：安全、舒适、温度适宜，保护孕妇隐私（必要时屏风遮挡）。

（2）孕妇评估：评估孕周，了解以往产检结果，嘱其排空膀胱。

（3）护士准备：着装整洁，洗手，戴口罩。

（4）物品准备：检查床、一次性垫单、笔、孕产妇系统保健手册、屏风（必要时）。

2. 操作步骤

（1）解释操作目的及配合要点，以取得配合。

（2）协助孕妇上检查床，头部稍垫高，双腿略屈曲分开，腹肌放松，充分暴露腹部，评估腹部皮肤及腹壁张力。检查者站于检查床右侧，前 3 步手法，检查者面向孕妇，第 4

步手法，检查者面向孕妇足端。

1）第1步：确定宫底胎儿部分。检查者双手置于子宫底部，了解子宫的高度，估计胎儿大小与孕周是否相符，然后以双手指腹相对交替轻推，判断宫底部的胎儿部分，若为胎头，则硬而圆且有浮球感；若为胎臀，则软而宽且形状略不规则。

2）第2步：确定子宫两侧胎背及肢体。检查者两手分别置于腹部左右侧，一手固定，另一手轻深按检查，两手交替，触到平坦饱满者为胎背，确定胎背是向前、侧方还是向后；可变形的高低不平部分是胎儿的肢体，有时可感到胎儿肢体活动。

3）第3步：确定胎儿先露部及衔接情况。检查者右手置于耻骨联合上方，拇指与其余4指分开，握住胎儿先露部，进一步查清是胎头或胎臀，并左右推动以确定是否衔接。如先露仍高浮，表示尚未入盆；如已衔接，则先露部不能被推动。

4）第四步：确定胎先露衔接程度。检查者面向孕妇足端，将两手分别置于先露部的两侧，沿骨盆入口方向向下深压，再次判断先露部及其衔接情况，略有活动为"半固定"，不能活动为固定。

（3）协助孕妇整理衣物，并扶下检查床。

（4）告知孕妇检查结果及注意事项，预约下次检查时间。

（5）整理用物，洗手，记录。

3．操作后评价

（1）孕妇无不适感。

（2）孕妇了解胎儿宫内发育及增长情况。

（3）孕妇了解胎先露、胎方位及胎先露入盆程度。

（4）孕妇预约下次检查时间。

【注意事项】

1．注意保暖（温暖双手）并保护孕妇隐私；检查者如为男医生（护士），应有女医务人员陪同。

2．检查者站于孕妇右侧，前3步手法，检查者面向孕妇，第4步手法，检查者面向孕妇足端。

3．动作轻柔，注意观察子宫的敏感度，有无腹直肌分离及羊水量的多少。

【知识链接】

1．胎姿势　胎儿在子宫内的姿势称为胎姿势。正常胎姿势为胎头俯屈，颏部贴近胸壁，脊柱略前弯，四肢屈曲交叉于胸腹部前方。其胎儿体积和体表面积均明显缩小，整个胎体成为头端小，臀端大的椭圆形，适应妊娠晚期椭圆形子宫的形状。

2．胎产式　胎体纵轴与母体纵轴之间的关系称胎产式。两轴平行者称纵产式；两轴交叉者称斜产式，在分娩过程中多转为纵产式，偶尔转为横产式；两轴垂直者称横产式。

3．胎先露　最先进入母体骨盆入口的胎儿部分称为胎先露。纵产式有头先露和臀先露，横产式有肩先露。

4．胎方位　胎儿先露部指示点与母体骨盆的关系称为胎方位，简称胎位。枕先露以枕骨、面先露以颏骨、臀先露以骶骨、肩先露以肩胛骨为指示点。

5．衔接　胎头双顶径进入骨盆入口平面，颅骨最低点接近或达到坐骨棘水平。部分初产妇可在预产期前 1～2 周内胎头衔接。若初产妇已临产而胎头尚未衔接，应警惕有无头盆不称。

【操作考核评分标准】

腹部四步触诊技术操作考核评分标准见表 3-3。

表 3-3　腹部四步触诊技术操作考核评分标准

年/班级：　　　　　　学号：　　　　　　姓名：　　　　　　得分：

项目	内容	分值	评分等级				得分
			A ×1.0	B ×0.8	C ×0.6	D ×0.4	
操作前 （20分）	环境评估	5					
	孕妇评估	5					
	护士准备	5					
	物品准备	5					
操作中 （60分）	指导配合	5					
	协助孕妇取合适体位	5					
	评估腹部皮肤及腹壁张力	5					
	第 1 步手法	10					
	第 2 步手法	10					
	第 3 步手法	10					
	第 4 步手法	15					
操作后 （20分）	协助孕妇整理衣裤，扶下检查床	5					
	告知孕妇检查结果；注意事项；预约下次产检	5					
	整理用物，洗手，记录	5					
	操作熟练，检查结果准确	5					

【操作录像】

操作录像 3-2：腹部四步触诊技术

操作录像 3-2　请扫描二维码

（金子环　郎　倩）

三、胎心音听诊技术

胎心音听诊是指用多普勒胎心听诊仪在孕妇腹壁上听诊胎心音，是了解胎儿宫内状况常用手段之一。胎心在靠近胎背上方听诊最清楚，枕先露时胎心在脐右（左）下方，臀先露时胎心在脐右（左）上方，肩先露时胎心在靠近脐部下方听诊最清楚。

实训目标

通过本项技术操作规程的学习，学生应能够：

1. 描述正常胎心音范围，不同胎先露听诊部位。
2. 解释胎儿背部位置与胎心音传导的关系，熟练掌握听诊胎心音方法。
3. 运用胎心音听诊技术为产前检查孕妇评估胎儿宫内状况，并能指导孕妇自我监测胎动。
4. 关心、体贴孕妇，有同理心，在操作过程中与孕妇有良好的沟通。

【临床情境】

孕妇，张女士，28岁，已婚，目前妊娠32周 G_1P_0，自觉有胎动，轻微腰骶部酸胀感不适。现携带围生保健手册依约来医院进行常规产前检查。体检：BP 120/80 mmHg，体重 63 kg，身高 162 cm。**请思考：** 评估胎儿宫内状况应实施哪项护理技术？预约下次产检时间。

【目的】

了解胎心率是否正常及胎儿在子宫内的状况。

【操作程序】

1．操作前准备

（1）环境评估：舒适、安全、温暖，保护孕妇隐私（必要时屏风遮挡）。

（2）孕妇评估：评估孕周、胎动等情况，了解以往产检结果，嘱其排空膀胱。

（3）护士准备：着装整洁，洗手，戴口罩。

（4）物品准备：检查床、表、多普勒胎心听诊仪、医用超声耦合剂、笔、卫生纸、孕产妇系统保健手册、屏风（必要时）。

2．操作步骤

（1）解释操作目的及配合要点，以取得配合。

（2）协助孕妇上检查床，头部稍垫高，双腿略屈曲分开，腹肌放松，充分暴露腹部，评估腹部皮肤及腹壁张力。

（3）确定听诊区域：用四步触诊法判断胎背的位置。胎心在靠近胎背上方听诊最清楚。

（4）胎心音听诊：听诊区涂上耦合剂，多普勒探头置于胎背对应母体腹壁处，寻找胎心音最强处，听诊并读数，正常胎心率为 110～160 次 / 分。

（5）用卫生纸分别擦净孕妇腹部和探头的耦合剂，协助孕妇整理衣物，并扶下检查床。

（6）告知孕妇正常胎心音的范围及此次听诊的结果。

（7）教会孕妇自我监测胎动的方法。

（8）整理用物，洗手及记录胎心率。

3．操作后评价

（1）孕妇无不适感。

（2）孕妇了解胎心率的正常范围及此次检查结果。

（3）孕妇能复述自数胎动方法及孕末期应避免平卧位。

（4）孕妇预约下次检查时间。

【注意事项】

1．注意胎心音需与子宫杂音（柔和吹风样低音响）、腹主动脉音（单调的咚咚样强音响）、胎动音及脐带杂音（与胎心率一致的吹风样低音，改变体位可消失，若此音持续存在，应注意有无脐带缠绕）相鉴别。

2．听诊胎心音每次持续 1 min 以上，胎心音听诊时不仅要听胎心频率，还要听诊节律，如孕妇有宫缩，应选择在宫缩后听诊；若胎心音＜110 次 / 分或＞160 次 / 分，需立即触诊孕妇脉搏作对比鉴别，如胎心音有明显的加快或减慢，指导孕妇取左侧卧位、间断吸氧，进行胎心监护，通知医师进一步诊断及处理。

3．若听不到胎心，应立即做 B 超检查胎心波动是否存在。

【知识链接】

胎儿在子宫内的活动称胎动。妊娠 18～20 周时孕妇开始自觉胎动，通过胎动感触胎儿在宫内的安危，是孕妇自我监护胎儿宫内情况的重要手段。教会孕妇自我计数胎动的方法，以便及时发现胎儿宫内异常。计数方法为：28 周后每周进行胎动计数 1 次；妊娠 28～36 周，每周 2 次；妊娠 36 周后，每天进行胎动计数。每日早、中、晚各数 1 小时胎动，每小时胎动应不小于 3 次，将 3 次测得的次数相加后乘以 4，即得出 12 小时胎动数。12 小时内胎动累计数＜10 次或逐日下降大于 50% 而不能恢复者，均提示胎儿有宫内窘迫，应及时就诊，可行电子胎心监护无应激试验，每次连续监护 20 min，结合胎动及其他检查结果，判断胎儿宫内安危情况。进一步诊断并处理。

【操作考核评分标准】

胎心音听诊技术操作考核评分标准见表 3-4。

表 3-4 胎心音听诊技术操作考核评分标准

年 / 班级： 学号： 姓名： 得分：

项目	内容	分值	评分等级				得分
			A ×1.0	B ×0.8	C ×0.6	D ×0.4	
操作前 (20 分)	环境评估	5					
	孕妇评估	5					
	护士准备	5					
	物品准备	5					
操作中 (60 分)	指导配合	5					
	协助孕妇取合适体位	5					
	评估腹部判断胎方位	10					
	听诊部位准确	10					
	计数 1 min	10					
	擦净孕妇腹部和探头的耦合剂	10					
	教会孕妇自我监测胎动方法	10					
操作后 (20 分)	协助孕妇整理衣裤，扶下检查床	5					
	告知孕妇检查结果，注意事项，预约下次检查时间	5					
	整理用物，洗手，记录	5					
	操作熟练，检查结果准确	5					

【操作录像】

操作录像 3-3：胎心音听诊技术

操作录像 3-3 请扫描二维码

（金子环 郎 倩）

四、胎心监护技术

产前胎儿电子监护用于妊娠34周后常规产前监测，高危妊娠酌情提前。通过监护仪可以连续记录胎心率（fetal heart rate，FHR）的变化，并观察胎心率与胎动、宫缩的关系，可估计胎儿的安危。

实训目标

通过本项技术操作规程的学习，学生应能够：

1. 描述胎心监护的目的及注意事项。
2. 解释胎心基线水平、早期减速、变异减速及晚期减速的特点与意义。
3. 实践胎心监护技术，评估胎儿安危。
4. 关心、体贴孕妇，有同理心，在操作过程中与孕妇有良好的沟通。

【临床情境】

孕妇，赵女士，35岁，孕33周 G_1P_0，因"自觉胎动减少1日"到产科门诊就诊。查体：BP 130/90 mmHg，体重88 kg，身高160 cm，宫高33 cm，腹围88 cm，胎先露为头，胎方位 ROA，无宫缩，胎心132次/分。**请思考**：预测胎儿宫内储备能力应实施哪项护理技术？请分析其临床意义。

【目的】

观察并记录胎心率的动态变化并分析与胎动、宫缩的关系，估计胎儿宫内安危情况。

【操作程序】

1．操作前准备

（1）环境评估：安全、舒适、温度适宜，保护孕妇隐私（必要时屏风遮挡）。

（2）孕妇评估：评估孕周大小、宫底高度、胎方位、胎动及产兆，了解以往产检结果，嘱其排空膀胱。

（3）护士准备：着装整洁，洗手，戴口罩。

（4）物品准备：检查床、一次性垫单、胎心监护仪、耦合剂、卫生纸、笔、孕产妇系统保健手册、屏风（必要时）。

2．操作步骤

（1）解释操作目的及配合要点；协助孕妇上检查床，嘱孕妇侧卧或半卧于检查床，暴露腹部。

（2）确认胎儿电子监护仪工作正常，打印纸充足。

（3）检查者站于孕妇右侧，运用四步触诊法了解胎方位、宫底高度。判断胎背的位置。

（4）确定胎心位置，将胎心探头涂耦合剂放于胎心最响亮的位置，用绑带固定；将宫腔压力探头放置在宫底下 3 横指处，用绑带固定。

（5）指导孕妇手握胎动标记器，每胎动 1 次按键 1 次，连续胎动视为 1 次。

（6）按下压力复位键及打印机走纸开关。

（7）常规监护 20 min，根据胎心监护情况决定是否延长监护时间，注意观察孕妇有无不适主诉。

（8）关闭胎心监护仪开关，松解绑带，取下探头。

（9）用卫生纸擦净孕妇腹部及胎心探头的耦合剂，协助孕妇整理衣裤，并扶下检查床。

（10）告知孕妇监护结果及自我监测胎动的方法。

（11）整理用物，洗手，请医师做出报告后贴在孕产妇系统保健手册或病历上。

3．操作后评价

（1）孕妇无不适感。

（2）孕妇了解胎儿在宫内安危情况。

（3）孕妇预约下次检查时间。

【注意事项】

1．检查监护仪性能是否良好。

2．绑带松紧适宜，位置正确。

3．监护仪探头要轻拿轻放，避免磕碰。

4．定期用 75% 乙醇擦拭探头及导线，定期维护。

5．监护过程中密切观察孕妇，如有胸闷、气短，胎心异常及其他不适，调整体位，通知医生。

【知识链接】

胎心监护中常见的胎心变化情况

1．胎心率基线　指在无胎动、无宫缩或宫缩间歇期记录的 FHR，持续观察 10 min 以上的胎心率平均值，即每分钟的心搏数（bpm）。正常足月胎儿的 FHR 呈小而快的有节律的周期变化，一般认为 110～160 次 / 分为正常范围；如果 FHR>160 次 / 分或<110 次 / 分，历时 10 min 称为心动过速或心动过缓。

2．胎心率基线变异　又称基线摆动，即在胎心率基线上的上下周期性波动，包括胎心率的摆动振幅和摆动频率。摆动振幅为胎心率上下摆动波的高度，正常为 10～25 bpm；摆动频率为 1 min 内胎心率波动的次数，正常为≥6 次。

3．胎心率加速　即在胎动或宫缩后 FHR 增加≥15 bpm，持续时间≥15 s，提示胎儿状态良好，也可能是宫缩时胎儿躯干或脐带暂时受压所致。

4．胎心率减速　分 3 种情况。①早期减速：与宫缩同时开始，宫缩停止后即恢复正常，下降幅度<50 bpm，持续时间短，恢复快。一般认为是宫缩时胎头受压，脑血流量一时性减少的表现。不因孕妇体位或吸氧而改变。②变异减速：减速与宫缩的关系不固定，但减速出现后下降迅速，下降幅度>70 bpm，持续时间长短不一，恢复迅速。为脐带受压，兴奋迷走神经所致。③晚期减速：宫缩高峰后出现，下降幅度<50 bpm，持续时间长，恢复缓慢。提示子宫胎盘功能不良，是胎儿宫内缺氧的表现。

预测胎儿储备能力的方法

1. 无应激试验（non-stress test，NST）观察胎动时胎心率的变化，了解胎儿的储备能力。一般情况下，20 min 内至少有 3 次以上胎动伴胎心率加速＞15 bpm，持续时间＞15 s，称有反应型，表示胎儿储备能力良好，一周后复查；异常为无反应型，可延长试验至 40 min，若仍为无反应型，提示胎儿胎盘储备能力差，应做宫缩应激试验。

2. 宫缩应激试验（contraction stress test，CST）通过缩宫素诱导宫缩并观察子宫收缩时胎心率的变化，在 20 min 内连续观察至少 3 次宫缩以判断结果。阴性：胎动后胎心率加快，胎心率无晚期减速，提示胎盘功能良好，一周内胎儿无危险。阳性：若 50% 以上的宫缩伴有胎心率晚期减速，胎动后无胎心率改变，提示胎盘功能减退，胎儿在宫内有生命危险。

【操作考核评分标准】

胎心监护技术操作考核评分标准见表 3-5。

表 3-5　胎心监护技术操作考核评分标准

年 / 班级：　　　　　学号：　　　　　姓名：　　　　　得分：

项目	内容	分值	评分等级				得分
			A ×1.0	B ×0.8	C ×0.6	D ×0.4	
操作前（20分）	环境评估	5					
	孕妇评估	5					
	护士准备	5					
	物品准备	5					
操作中（60分）	解释操作目的协助摆好体位	5					
	四步触诊判断胎背的位置	5					
	放置宫缩探头并固定	10					
	放置胎心探头并固定	10					
	教会孕妇使用胎动标记器	5					
	保持监护仪正常运行	10					
	关闭胎心监护仪，取下探头，松解绑带	5					
	擦去腹部及探头耦合剂	5					
	协助孕妇整理衣裤	5					
操作后（20分）	告知孕妇监护结果	5					
	相关健康教育	5					
	整理好监护仪探头及导线	5					
	能识别监护图的异常	5					

【操作录像】

操作录像 3-4：胎心监护技术

【综合考核案例】

综合考核案例 3-1：产前检查综合考核案例

操作录像 3-4 与综合考核案例 3-1　请扫描二维码

（金子环　周金萍）

五、骨盆外测量技术

骨盆外测量是指用骨盆外测量器测量骨盆各平面径线，间接了解骨盆大小和形态，骨盆大小及其形状对分娩有直接影响，是决定胎儿能否阴道分娩的重要因素。

实训目标
通过本项技术操作规程的学习，学生应能够：
1. 描述骨盆各平面及径线。
2. 阐释骨盆各平面与分娩机制的关系。
3. 运用骨盆外测量技术，能够给出分娩方式的建议。
4. 关心、体贴孕妇，有同理心，在操作过程中与孕妇保持良好的沟通。

【临床情境】

李女士，28 岁，孕 24 周 G_1P_0，孕早期遵医行为好，辅助检查无异常情况，现携带围生保健手册依约来医院进行常规产前检查。体检：BP 120/70 mmHg，体重 61 kg，产科检查：宫高脐上一横指（24 cm），腹围 89 cm，胎心 140 次 / 分，骨盆外测量显示孕妇髂棘间径为 23 cm，髂嵴间径为 25 cm，骶耻外径为 18.5 cm。**请思考：** 骨盆外测量还需测量哪些径线？分析检查结果，请给出分娩方式的建议。

【目的】

评估孕妇骨盆大小，了解骨产道情况，判断产妇分娩方式。

【操作程序】

1. 操作前准备

（1）环境评估：舒适、安全、温暖，保护孕妇隐私（必要时屏风遮挡）。

（2）孕妇评估：评估孕周，是否愿意配合检查，嘱其排空膀胱。

（3）护士准备：着装整洁，洗手，戴口罩。

（4）物品准备：骨盆外测量器、骨盆出口测量器（TO 尺）、笔、一次性手套、孕产妇保健手册、屏风（必要时）。

2. 操作步骤

（1）核对孕妇，了解孕周，解释操作目的，取得合作；扶孕妇上检查床；取平卧位暴露腹部和会阴。

（2）测量径线

1）髂棘间径：孕妇取伸腿仰卧位，检查者触清两侧髂前上棘，用骨盆外测量器测量两侧髂前上棘外缘间的距离，查看数据并记录，正常值为 23～26 cm。

2）髂嵴间径：孕妇取伸腿仰卧位，检查者触清两侧髂嵴，用骨盆外测量器测量髂嵴外缘最宽的距离，查看数据并记录，正常值为 25～28 cm。

以上两条径线可间接推测骨盆入口横径长度。

3）骶耻外径：孕妇取左侧卧位，右腿伸直，左腿屈曲，用骨盆外测量器测量第 5 腰椎棘突下凹陷处（相当于腰骶部米氏菱形窝的上角）至耻骨联合上缘中点距离，查看数据并记录，正常值为 18～20 cm。此径线间接推测骨盆入口前后径长度。

4）坐骨结节间径：又称出口横径。孕妇取仰卧位，两腿屈曲，双手抱膝。检查者面向孕妇外阴部，触到坐骨结节，用骨盆出口测量器测量两侧坐骨结节内侧缘之间的距离，查看数据并记录，正常值为 8.5～9.5 cm。

5）耻骨弓角度：孕妇取仰卧位，两腿屈曲，双手抱膝。检查者戴手套用两拇指尖斜着对拢，放置在耻骨联合下缘，左右两拇指平放在耻骨降支的上面，测量两拇指间的角度即为耻骨弓的角度。正常为 90°，小于 80°为异常，此角度反映骨盆出口横径的宽度。

（3）协助孕妇整理衣裤，告知孕妇检查结果。

（4）记录测量数据。

（5）整理用物，洗手，记录。

3．操作后评价

（1）孕妇无不适感。

（2）孕妇了解其骨盆大小，计划分娩。

（3）孕妇预约下次检查时间。

【注意事项】

1．操作时站于孕妇右侧，测量每条径线时孕妇体位正确。

2．动作轻柔，注意保暖和遮挡孕妇。

3．测量数据要准确，如骨盆外测量有异常，需要行骨盆内测量。

【知识链接】

骨盆内测量适用于骨盆外测量有狭窄或怀疑有狭窄者，测量时期以妊娠 24～36 周为宜。①对角径：为耻骨联合下缘至骶岬上缘中点的距离，正常值为 12.5～13 cm。此值减去 1.5～2 cm，即为骨盆入口前后径长度，又称真结合径，正常值为 11 cm。如触不到骶岬，说明此径线大于 12.5 cm。②坐骨棘间径：两坐骨棘间的距离，正常值约为 10 cm。坐骨棘间径为最短的骨盆横径，对分娩过程中胎头的下降有直接影响。③坐骨切迹宽度：为坐骨棘与骶骨下部间的距离，即骶棘韧带的宽度，代表中骨盆后矢状径。检查者将伸入阴道内的示、中指并排置于韧带上，如能容纳 3 横指（5～5.5 cm）为正常，否则属中骨盆狭窄。

【操作考核评分标准】

骨盆外测量技术操作考核评分标准见表 3-6。

表 3-6　骨盆外测量技术操作考核评分标准

年 / 班级：　　　　　　　学号：　　　　　　　姓名：　　　　　　　得分：

项目	内容	分值	评分等级				得分
			A ×1.0	B ×0.8	C ×0.6	D ×0.4	
操作前（20分）	环境评估	5					
	孕妇评估	5					
	护士准备	5					
	物品准备	5					
操作中（60分）	指导配合	10					
	（体位）测量髂棘间径	10					
	（体位）测量髂嵴间径	10					
	（体位）测量骶耻外径	10					
	（体位）测量坐骨结节间径	10					
	（体位）测量耻骨弓角度	10					
操作后（20分）	协助孕妇整理衣裤，扶下检查床	5					
	告知检查结果；建议分娩方式	5					
	整理用物，洗手，记录	5					
	操作熟练，检查结果准确	5					

【操作录像】

操作录像 3-5：骨盆外测量技术

操作录像 3-5　请扫描二维码

（金子环　周金萍）

六、宫缩评估技术

宫缩即子宫收缩力，是临产后的主要产力，能使宫颈管缩短直至消失，胎先露下降和胎儿、胎盘娩出。正常宫缩是子宫体肌不随意有节律地阵发性收缩。每次宫缩由弱渐强（进行期），并维持一定时间（极期），随后由强渐弱（退行期），直至消失进入间歇期。宫缩评估技术是指助产人员将手放在孕妇腹部宫底处，评估待产妇宫缩情况，以判断产程的进展。

> **实训目标**
> 通过本项技术操作规程的学习，学生应能够：
> 1. 描述正常宫缩的特点。
> 2. 识别子宫收缩乏力、子宫收缩过强的临床表现。
> 3. 运用宫缩评估技术了解待产妇产力，判断产程的进展。
> 4. 关心、体贴产妇，有同理心。
> 5. 遵循医学伦理原则，工作责任心强，有慎独精神。

【临床情境】

靳女士，孕 37^{+4} 周 G_1P_0，无妊娠合并症。主诉腹部"阵痛"3 小时来院，无阴道出血、流液。骨盆外测量各径线正常。B 超检查胎儿估重约为 3 200 g，阴道检查：宫颈管消失，宫口未开，先露头，S^{-1}，LOA，胎膜未破。**请思考**：该待产妇是否可以进行阴道试产？如何评估其宫缩情况？

【目的】

评估宫缩的频率和强度，判断产程进展。

【操作程序】

1. 操作前

(1) 环境评估：舒适、安全、温暖，保护孕妇隐私（必要时屏风遮挡）。

(2) 待产妇评估：详细了解孕产史及本次妊娠的经过。骨盆各径线测量值，胎先露、胎心音等情况及血、尿常规等数据，了解宫缩开始的时间、强度及频率。

(3) 护士准备：着装整洁，洗手，剪指甲，并温暖双手。

(4) 物品准备：带秒针的表、纸、笔、屏风（必要时）。

2. 操作步骤

(1) 讲解检查宫缩的目的、意义及配合方法。

(2) 嘱待产妇排空膀胱，协助上检查床，侧卧或半卧于床上，露出腹部。

（3）护士将手放在待产妇腹壁宫底处感觉宫缩情况，宫缩时宫体部隆起变硬，间歇期松弛变软，至少连续观察 3 次。

（4）记录宫缩强度、持续时间及间隔时间。

（5）如宫缩间隔时间、持续时间及强度有异常，应报告医师及时处理。

3．操作后评价

（1）待产妇无不适，积极配合。

（2）护士准确评估待产妇的宫缩情况。

【注意事项】

1．触诊法评估宫缩情况不能凭待产妇的主诉，检查者应亲自触诊，且每次至少连续观察 3 次宫缩再评价记录。

2．潜伏期应每隔 1~2 小时观察 1 次，活跃期应每 15~30 min 观察 1 次。

3．如宫缩时待产妇精神紧张，喊叫不安，应指导孕妇在宫缩时深呼吸，或双手轻揉下腹部，以减轻不适感。

【知识链接】

1．正常宫缩具有节律性、对称性、极性和缩复作用的特征。

2．子宫收缩乏力分为低张性和高张性。①低张性宫缩乏力临床特点：宫缩具有正常的节律性、对称性和极性，但收缩力弱，宫腔内压力低（<15 mmHg），持续时间短，间歇时间长且无规律，宫缩<2 次 /10 分。②高张性宫缩乏力临床特点：子宫收缩失去正常的节律性、对称性和极性。宫缩兴奋点不是起自两侧子宫角部，而是来自子宫的一处或多处，节律不规则，频率较高，收缩波由下而上扩散；宫腔内压力高，宫缩间歇期子宫壁不能完全松弛；子宫收缩极性倒置，宫缩时子宫底部收缩力弱而下段强，表现为子宫收缩不协调，不协调性宫缩属于无效宫缩，不能促使子宫颈口扩张和胎先露下降。

3．子宫收缩过强分为协调性和不协调性。①协调性子宫收缩过强临床特点：表现为宫缩的节律性、对称性和极性均正常，仅子宫收缩过强、过频，宫腔压力过高。②不协调性子宫收缩过强临床特点：强直性子宫收缩是由于外界因素造成宫颈内口以上部分的子宫肌层出现强直性、痉挛性收缩，宫缩间歇期短或无间歇；子宫痉挛性狭窄环是指子宫壁局部肌肉呈痉挛性不协调性收缩形成的环状狭窄，持续不放松，多发生在子宫上、下段交界处，亦可在胎体某一狭窄部，如胎颈、胎腰处常见。

【操作考核评分标准】

宫缩评估技术操作考核评分标准见表 3-7。

表 3-7　宫缩评估技术操作考核评分标准

年 / 班级：　　　　　　学号：　　　　　　姓名：　　　　　　得分：

项目	内容	分值	评分等级				得分
			A ×1.0	B ×0.8	C ×0.6	D ×0.4	
操作前 (20分)	环境评估	5					
	待产妇评估	5					
	护士准备	5					
	用物准备	5					
操作中 (60分)	交流充分，指导配合方法	10					
	协助孕妇取合适体位	10					
	评估子宫收缩情况	15					
	连续观察 3 次	15					
	记录	10					
操作后 (20分)	询问孕妇感受	5					
	整理用物，洗手	5					
	操作熟练，手法正确	5					
	人文关怀，爱伤观念	5					

【操作录像】

操作录像 3-6：宫缩评估技术

操作录像 3-6　请扫描二维码

（金子环　郎　倩）

七、阴道检查评估技术

在分娩过程中通过阴道检查了解胎儿情况和产程进展。适用于确定宫口扩张程度、胎位及胎头下降不明；产程进展缓慢，试产4～6小时无进展；可疑有脐带先露或脐带脱垂者。

实训目标

通过本项技术操作规程的学习，学生应能够：
1. 描述胎头颅骨解剖特点。
2. 阐释正常分娩软产道的变化。
3. 运用阴道检查评估技术判断产程进展。
4. 关心、体贴产妇，有同理心。
5. 遵循医学伦理原则，工作责任心强，有慎独精神。

【临床情境】

唐女士，孕38周G_1P_0，无妊娠合并症。骨盆外测量各径线正常，胎心音140次/分，宫缩间隔3～4 min，持续30～40 s。B超检查：胎儿及附属物正常，胎儿体重约为3 400 g，胎方位为ROA。**请思考**：待产妇是否可以进行阴道试产？需要从哪些方面进行评估？

【目的】

1. 确定胎先露、触清矢状缝及囟门确定胎方位、宫口扩张程度、软产道及骨盆情况。
2. 初步判断待产妇是否可以进行阴道试产。

【操作程序】

1. 操作前准备

（1）环境评估：舒适、安全、温暖，保护孕妇隐私（必要时屏风遮挡）。

（2）待产妇评估：详细了解孕产史及本次妊娠的经过及对阴道检查的认知程度和心理反应。

（3）护士准备：着装整洁，洗手，剪指甲。

（4）物品准备：消毒用物同外阴消毒技术。另备：一次性妇科检查包（内置弯盘、小圆杯2个、无菌镊子、无菌手套、无菌孔巾）、无菌液状石蜡。

2. 操作步骤

（1）向待产妇解释检查目的及配合方法。

（2）协助待产妇取截石位，暴露会阴，注意保暖。

（3）按外阴消毒的程序消毒外阴。

（4）打开一次性妇科检查包，往两个小圆杯里分别加入聚维酮碘和无菌液状石蜡，戴无菌手套，铺无菌孔巾。

（5）检查者左手拇指和示指分开阴唇，右手示指和中指涂润滑剂后伸入阴道，检查外阴、阴道情况、宫颈情况、盆底软组织弹性和厚度、胎先露情况及骨盆情况。

（6）协助待产妇整理衣物，取舒适的体位，整理床单位。

（7）洗手，记录阴道检查结果。

3. 操作后评价

（1）准确评估待产妇的软产道、骨产道、胎方位及胎先露下降情况。

（2）待产妇无明显不适。

【注意事项】

1. 在检查的过程中，嘱待产妇放松，配合检查。

2. 检查前手指应涂液状石蜡，以减少待产妇的不适。

3. 进行阴道检查时必须严格消毒，注意避免接触肛周，减少手指进出次数。

【知识链接】

阴道检查可以了解宫颈成熟度、扩张程度、有无水肿、先露部及下降程度。①触诊宫口扩张程度：示指先触到胎儿先露部，然后由中心向外触清宫颈边缘，再沿边缘画圈并估计宫颈开大的程度（以 cm 为单位），如已摸不到或仅有部分宫颈边缘表明宫口已开全或近全。②确定胎方位：触诊时能直接触清胎头的矢状缝及卤门的位置确定胎方位。③判断胎头下降程度：以坐骨棘水平为"0"，棘上为负，棘下为正（以 cm 为单位）。④了解骨产道情况：包括骨盆的对角径（12.5～13 cm）、坐骨棘间径（10 cm）及坐骨切迹（3 横指）的情况。

【操作考核评分标准】

阴道检查评估技术操作考核评分标准见表 3-8。

表 3-8   阴道检查评估技术操作考核评分标准

年 / 班级：　　　　　　学号：　　　　　　姓名：　　　　　　得分：

| 项目 | 内容 | 分值 | 评分等级 | | | | 得分 |
			A ×1.0	B ×0.8	C ×0.6	D ×0.4	
操作前（20分）	环境评估	5					
	待产妇评估	5					
	护士准备	5					
	用物准备	5					
操作中（60分）	解释及指导配合	5					
	体位	5					
	消毒外阴	10					
	铺无菌孔巾	10					

续表

项目	内容	分值	评分等级				得分
			A ×1.0	B ×0.8	C ×0.6	D ×0.4	
操作中 （60分）	触诊宫口扩张程度	10					
	确定胎方位	10					
	判断胎头下降程度	10					
操作后 （20分）	未给待产妇造成不适	5					
	整理用物，洗手	5					
	操作熟练，手法正确	5					
	人文关怀，爱伤观念	5					

【操作录像】

操作录像3-7：阴道检查评估技术

【综合考核案例】

综合考核案例3-2：产程观察综合考核案例

操作录像3-7与综合考核案例3-2　请扫描二维码

（金子环　周金萍）

八、外阴消毒技术

外阴消毒技术是产科最常用的技术之一，产时外阴消毒是分娩前必要的准备步骤，用于接产和人工破膜等操作前。评估宫缩强弱，在预计分娩前 10～30 min 内做好外阴清洁及消毒工作，过早或过晚对分娩接产不利，一般初产妇在胎头拨露时开始消毒，经产妇因产程进展快，上产床后开始消毒。

实训目标

通过本项技术操作规程的学习，学生应能够：

1. 列举肥皂液、温水及消毒液的温度和浓度。
2. 描述外阴消毒顺序。
3. 运用外阴消毒技术为待产妇做好分娩前的准备。
4. 关心、体贴产妇，有同理心。
5. 遵循医学伦理原则，工作责任心强，有慎独精神。

【临床情境】

张女士，26 岁，孕 40 周 G_1P_0，无妊娠合并症及并发症，胎儿体重预测为 3 400 g，骨盆外测量正常，胎膜已破，胎心 140 次 / 分，宫口开大 10 cm，头先露，LOA，S^{+3}，宫缩良好。目前已上产床，胎头拨露准备分娩。**请思考：** 如何为该待产妇做分娩前的准备？应实施哪项护理技术？

【目的】

消毒外阴，预防感染，为阴道操作和分娩做准备。

【操作程序】

1. 操作前准备

（1）环境评估：舒适、安全、温暖，保护待产妇隐私。

（2）待产妇评估：评估会阴部皮肤情况及孕周、宫缩、胎心、产程进展及阴道流血、流液等情况。

（3）护士准备：着装整洁，洗手，戴口罩。

（4）物品准备：产床、治疗车、方盘 [放有 1 000 ml 的量杯、盛温水的水壶（38～40℃）、水温计、一次性会阴垫巾、无菌手套]、无菌包（包括无菌弯盘 3 个、无菌大镊子 3 把、无菌纱布）、无菌敷料罐 3 个（10%～20% 肥皂水棉球、无菌干棉球、聚维酮碘棉球）、便盆、污物桶。

2．操作步骤

（1）向待产妇和陪伴者解释操作目的，取得其配合。

（2）操作者站在待产妇右侧，协助取膀胱截石位，臀下垫便盆。

（3）用无菌镊子夹取一个干棉球（纱布）置于待产妇阴道口。

（4）若外阴部有血迹、黏液或肛周有粪便等，先用温开水冲洗清洁，并用干棉球擦净。

（5）戴手套，用肥皂水棉球以旋转动作擦洗外阴各部，顺序为大阴唇→小阴唇→阴阜→大腿内上 1/3 →会阴及肛门周围。

（6）用温开水冲净肥皂水，冲洗顺序：阴阜→大阴唇→小阴唇→腹股沟、大腿内上 1/3 →会阴及肛门周围。

（7）用干棉球擦干外阴，顺序同肥皂水棉球擦洗。

（8）取下阴道口棉球，用无菌大镊子夹取聚维酮碘棉球消毒会阴，消毒顺序同肥皂水擦洗顺序，以旋转动作消毒外阴各部，消毒后自然干燥。

（9）撤去便盆，臀下铺无菌巾。

（10）整理用物，洗手，记录。

3．操作后评价

待产妇无不适感觉，与护士沟通配合良好。

【注意事项】

1．消毒原则为由内向外，由对侧至近侧、自上而下。

2．操作过程中注意遮挡待产妇，给予保暖，注意水温，避免受凉。

3．肥皂水擦洗外阴各部，原则上每擦洗一处换一个棉球。

【知识链接】

常规的会阴消毒步骤繁琐且给待产妇带来很大不适，目前改进的外阴消毒技术有：①采用 1：25 聚维酮碘温水清洁后聚维酮碘原液消毒的方法。②单用聚维酮碘原液棉球消毒会阴 3 遍的方法。③用 0.5% 聚维酮碘棉球擦洗会阴消毒 2 遍的方法。④先用温水冲洗会阴，再用聚维酮碘原液消毒外阴的方法。⑤单用醋酸氯己定溶液冲洗外阴的方法。上述技术冲洗、消毒操作顺序与常规的会阴消毒顺序一样，文献显示消毒效果差异无统计学意义，但改进的消毒技术步骤简便、节力、有效，在临床上具有较大的可行性。

【操作考核评分标准】

外阴消毒技术操作考核评分标准见表3-9。

表 3-9　外阴消毒技术操作考核评分标准

年 / 班级：　　　　　　学号：　　　　　　姓名：　　　　　　得分：

项目	内容	分值	评分等级				得分
			A ×1.0	B ×0.8	C ×0.6	D ×0.4	
操作前 （20分）	环境评估	5					
	待产妇评估	5					
	护士准备	5					
	物品准备	5					
操作中 （60分）	指导配合	5					
	体位（操作者、待产妇）	10					
	消毒前准备（臀下置便盆、干棉球置阴道口、清洁外阴）	10					
	肥皂水擦洗方法正确	10					
	清水冲洗方法正确	10					
	干棉球擦干外阴	5					
	聚维酮碘棉球擦洗方法正确	10					
操作后 （20分）	操作后整理用物	5					
	过程中待产妇无明显不适	5					
	操作正确，无菌观念	5					
	人文关怀，爱伤观念	5					

【操作录像】

操作录像 3-8：外阴消毒技术

操作录像 3-8　请扫描二维码

（金子环　周金萍）

九、阴道分娩铺产台技术

阴道分娩铺产台是指胎儿娩出前，为待产妇及接产台铺上无菌手术巾，使待产妇与接产台形成一片无菌区域，保证阴道分娩安全进行。

实训目标

通过本项技术操作规程的学习，学生应能够：

1. 描述铺产台的时机。
2. 阐释无菌技术原则。
3. 运用铺产台技术，建立一个无菌区域，为分娩做好准备。
4. 关心、体贴产妇，有同理心。
5. 遵循医学伦理原则，工作责任心强，有慎独精神。

【临床情境】

王女士，28 岁，孕 39 周 G_1P_0，头先露，LOA，胎心 140 次/分，目前宫口开全，S^{+3}，宫缩间隔 1~2 min，持续 50~60 s，已破膜、会阴膨隆、变薄，肛门括约肌松弛，胎头拨露，护士已经完成外阴消毒，正指导其用力。**请思考：**铺产台时机？如何实施铺产台护理技术？

【目的】

使新生儿分娩在无菌区内，减少待产妇及新生儿的感染机会。

【操作程序】

1. 操作前准备

（1）环境评估：符合感染控制要求，具有新生儿抢救设施。

（2）待产妇评估：评估孕周、产次、有无妊娠并发症、产程进展情况、先露部位及位置、宫缩、胎心等情况。

（3）护士准备：着装整洁，戴口罩帽子，外科刷手。

（4）物品准备：产包（内置外皮、内包皮、产单、裤套、会阴洞巾、会阴保护巾、手术衣、纱块、尾纱）或一次性产包；无菌手套；器械包（弯盘、计血器、止血钳、断脐剪、气门芯、脐带卷、钢尺、吸耳球或一次性吸痰器）。

2. 操作步骤

（1）操作者穿刷手衣、裤，戴圆帽、口罩。

（2）向待产妇解释操作目的，取得配合。

（3）检查产包消毒日期，打开产包外包皮。

（4）常规外科刷手。

（5）打开产包内包皮。

（6）穿手术衣，戴无菌手套。

（7）铺产单：双手拿住产单的上侧两角，用两端的折角将双手包住，嘱待产妇抬臀，将产单铺于待产妇臀下。

（8）套腿套：双手提起脚套外面，嘱待产妇抬腿，套上腿套（由近侧到远侧）。

（9）展腹单，覆盖腹部。

（10）整理产台，将器械、敷料按接产使用顺序摆好。

3．操作后评价

（1）产妇积极配合，对操作过程满意。

（2）符合无菌操作要求无污染。

（3）铺产台时机把握恰当。

【注意事项】

1．产包开启后有效期为 4 小时。

2．注意四边包布下垂部位至少为 10 cm。

3．操作过程应遵循无菌原则。

4．注意给待产妇保暖。

【知识链接】

铺产台时机：护士在铺产台前应充分评估待产妇阴道分娩的可能性及是否即将分娩，初产妇在胎头着冠并在外阴可见 3～4 cm 大小时，经产妇在宫口开全时即可铺产台，准备接产。

【操作考核评分标准】

阴道分娩铺产台技术操作考核评分标准见表 3-10。

表 3-10　阴道分娩铺产台技术操作考核评分标准

年 / 班级：　　　　　　学号：　　　　　　姓名：　　　　　　得分：

项目	内容	分值	评分等级				得分
			A ×1.0	B ×0.8	C ×0.6	D ×0.4	
操作前 (20 分)	环境评估	5					
	待产妇评估	5					
	护士准备	5					
	物品准备	5					

续表

项目	内容	分值	评分等级 A ×1.0	B ×0.8	C ×0.6	D ×0.4	得分
操作中（60分）	指导配合	5					
	无菌包检查及打开	5					
	外科刷手	10					
	穿手术衣，戴无菌手套	10					
	铺产单	10					
	套腿套	10					
	展腹单	10					
操作后（20分）	操作后分类整理用物	5					
	过程中待产妇无明显不适	5					
	操作正确，无菌观念	5					
	人文关怀，爱伤观念	5					

【操作录像】

操作录像3-9：阴道分娩铺产台技术

【综合考核案例】

综合考核案例3-3：接生准备综合考核案例

操作录像 3-9 与综合考核案例 3-3　请扫描二维码

（金子环　周金萍）

十、接产技术

自然分娩是指妊娠满 37 周后，产前检查符合阴道分娩条件，初产妇宫口开全，经产妇宫口开大 4 cm、且有规律宫缩，进入产房等待分娩。

实训目标

通过本项技术操作规程的学习，学生应能够：

1. 列举产程的临床表现及观察要点。

2. 描述枕先露（左枕前）分娩机制。

3. 在模型上模拟正常分娩（头先露）接产。

4. 关心、体贴产妇，有同理心。

5. 遵循医学伦理原则，工作责任心强，有慎独精神。

【临床情境】

张女士，26 岁，孕 41 周 G_2P_0，宫口已开全 2 小时，胎头 S^{+3}，LOA，胎膜自然破裂，羊水清，胎心率 120 次 / 分，宫缩间隔 2~4 min，持续 40~55 s。待产妇在宫缩时有排便感，肛门松弛，胎头拨露，护士已经完成分娩前的准备，上台接产。**请思考**：护士在陪伴分娩中注意运用哪些沟通技巧？如何协助胎儿娩出。

【目的】

保护会阴，协助胎儿娩出。

【操作程序】

1. 操作前准备

（1）环境评估：安全、安静、舒适；保护产妇隐私；产床高度适宜，具有新生儿抢救设施。

（2）产妇评估：评估孕周、产次、有无妊娠并发症、产程进展情况、先露部位及位置、宫缩、胎心音及饮食、大小便、会阴、阴道及精神状态等情况。

（3）助产士准备：着装整洁，戴口罩、帽子，外科刷手。

（4）物品准备：同铺产台用物（本章第九项技术）。常规检查新生儿复苏用品（复苏囊接面罩接氧源、喉镜、合适型号气管插管、吸痰机）和急救药物（如缩宫素、盐酸肾上腺素、纳洛酮等）。

2. 操作步骤

（1）上台前的准备：会阴消毒、铺产台，教会产妇配合接产的方法，取得配合。

（2）助产士穿手术衣、戴无菌手套，站在产妇右侧（前面），准备好接产物品、器械等。

（3）保护会阴方法：胎头拨露后开始保护会阴，将一块消毒巾置于会阴部，接生者右肘支在产床上，右手拇指与其余四指分开，用手掌大鱼际肌顶住会阴部，宫缩时向上内方托压，左手轻压胎头枕部，协助胎头俯屈及下降。宫缩间歇期，右手稍放松，以免压迫过久引起会阴水肿。

（4）协助胎头娩出：当胎头着冠，胎头枕部在耻骨弓下方露出时，左手应协助胎头仰伸。如果此时宫缩强，指导产妇宫缩时张口哈气消除腹压，间歇时稍向下屏气，使胎头缓慢娩出。胎头娩出后，右手仍应注意保护会阴。

（5）协助胎头复位：协助胎头复位（胎头枕部向左旋转45°，前肩向前向中线旋转45°）及外旋转（胎头枕部再向左旋转45°），使胎儿双肩径与骨盆出口前后径相一致。

（6）协助胎肩娩出：待胎肩完成内旋转下降，在宫缩的作用下，接产者左手向下轻压胎儿颈部，协助前肩自耻骨弓下先娩出，继之再向上托胎颈，使后肩从会阴前缘缓慢娩出。

（7）协助胎体娩出：双肩娩出后，方可放松保护会阴的右手，最后用双手协助胎体及下肢相继娩出。

（8）记录胎儿娩出时间及新生儿性别确认（口述）。

（9）分类整理用物，洗手，记录。

3．操作后评价

（1）产妇及家属对分娩过程满意。

（2）母婴安全。

【注意事项】

1．指导产妇正确用力。

2．保护会阴方法正确，控制好胎头娩出速度，慢慢扩张会阴，娩出胎头，减少会阴阴道裂伤。

3．接产过程严格遵守无菌操作规程。给患传染病的产妇接生时要做好消毒隔离工作，同时做好接生者自身防护准备。

4．禁止人为扩张宫颈、阴道和会阴部，可导致会阴水肿和阴道、宫颈损伤，增加胎儿缺氧窒息。

5．禁止人工腹部加压娩出胎儿　人工腹部加压可导致母婴并发症，如新生儿脑出血、窒息、产伤及死亡；母亲阴道和会阴严重损伤、子宫破裂、肝脾破裂、羊水栓塞，产后大出血及死亡等。

6．清理呼吸道　胎头娩出后，如有羊水污染，新生儿面色青紫或苍白，在胎肩娩出前，立即用吸耳球清理呼吸道及口腔内黏液，先清理口腔，再清理鼻腔；如新生儿面色红润，有活力，哭声响亮，羊水清，只用纱布清洁面部，不必清理呼吸道。

7．自然娩肩法　在所有的阴道产中，包括自然分娩和阴道助产中，耐心等待 1～2 min（至少 1 次自然宫缩），待胎肩完成内旋转下降，在宫缩的作用下自然娩出，是预防肩难产和新生儿产伤的重要助产方法。切忌在胎肩没有下降前牵拉用力，不可侧向加压牵拉胎儿颈部，预防新生儿损伤，如新生儿锁骨骨折。

【知识链接】

1．自由体位待产　根据产妇的意愿，以产妇感到舒适的体位，缓解产痛，采取非平卧位待产，如卧、走、立、坐、跪、趴、蹲等自由体位，休息时可选择侧卧位，避免长时间平卧位。提供相应的支持工具，保证待产妇安全舒适。宫缩时按摩腰背部减轻疼痛。

2．自由体位分娩　支持采取非平卧位的自由体位，包括各种直立体位和侧卧位。也可选择水中分娩。可在普通产床或产休一体化病床或其他分娩支持工具上接产。

3．按护理常规消毒会阴部，不必剃阴毛。研究结果显示，产时是否剃除阴毛对预防感染差异无统计学意义。

4．根据不同接产体位需要铺消毒产单，原则是保证有清洁的表面能够放置新生儿，保护会阴和新生儿清理呼吸道及断脐的准备用品。

5．无会阴保护接生法　接产者只用一只手（一般为左手），在宫缩时控制胎头娩出速度，慢慢扩张娩出，另一只手不压迫和托举会阴体。不同的体位接产时，会阴保护手法的原则相同，主要控制胎头娩出的速度，胎头着冠后，嘱产妇张口哈气解除腹压作用，使胎头在宫缩作用下缓缓娩出，也可让产妇在宫缩间歇期稍向下屏气，使胎头在宫缩间隔期缓慢娩出。接产者根据胎头的方向和力度控制胎头，不可强行按压与拔伸，也不可人为扩张和牵拉会阴体。

【操作考核评分标准】

接产技术操作考核评分标准见表 3-11。

表 3-11　接产技术操作考核评分标准

年 / 班级：　　　　　　学号：　　　　　　姓名：　　　　　　得分：

项目	内容	分值	评分等级				得分
			A ×1.0	B ×0.8	C ×0.6	D ×0.4	
操作前 （20 分）	环境评估	5					
	产妇评估	5					
	助产士准备	5					
	物品准备	5					
操作中 （60 分）	上台前的准备（口述）	5					
	穿手术衣、戴无菌手套	5					
	物品、器械摆放有序	10					
	保护会阴时机和方法	5					
	协助胎头娩出	5					
	协助胎头复位	10					
	协助胎肩娩出	10					
	协助胎体娩出	5					
	胎儿娩出时间及新生儿性别（口述）	5					
操作后 （20 分）	分娩过程产妇及家属满意	5					
	分类整理用物	5					
	操作正确，无菌观念	5					
	人文关怀，爱伤观念	5					

【操作录像】

操作录像 3-10：接产技术

操作录像 3-10　请扫描二维码

（金子环　周金萍）

十一、新生儿脐带处理技术

新生儿脐带处理技术是指胎儿娩出后，剪断脐带，终止胎盘血液循环，实施消毒结扎脐带血管，预防出血及感染。

实训目标

通过本项技术操作规程的学习，学生应能够：

1. 描述脐带长度及注意事项。
2. 解释晚断脐的意义。
3. 运用新生儿脐带处理技术为新生儿无菌断脐、结扎脐带及护理脐带。
4. 关心、体贴产妇，有同理心。
5. 遵循医学伦理原则，工作责任心强，有慎独精神。

【临床案例】

李女士，28岁，孕39周 G_1P_0，上午10：10顺娩一女婴，新生儿1分钟Apgar评分为10分，脐带搏动3 min后停止，将新生儿放置在母亲腹部进行皮肤早接触，等待胎盘娩出。10：20见少量阴道流血约100 ml，阴道口脐带下降延伸，子宫收缩硬，平脐，按常规娩出胎盘。**请思考：**如何断脐、结扎脐带？晚断脐的意义与作用有哪些？

【目的】

无菌断脐、结扎脐带，预防新生儿脐部出血及感染。

【操作程序】

1. 操作前准备

（1）环境评估：室内温度是否适宜，注意保暖。

（2）新生儿评估：核对新生儿及Apgar评分，评估脐带长度有无过长或过短、水肿、扭转及有无脐疝或脐膨出等。

（3）助产士准备：着装整洁，戴口罩、帽子，外科刷手，穿手术衣，戴无菌手套。

（4）物品准备：同铺产台用物（本章第九项技术）。常规检查产包（带气门芯或脐带夹），2%聚维酮碘。

2. 操作步骤

（1）新生儿出生后用纱布擦净全身皮肤血迹及羊水，用预热温暖毛巾或其他物品保暖。

（2）断脐时机：等待脐带搏动消失或胎盘娩出后，用两把止血钳在距离脐根15 cm和20 cm处将脐带夹紧，在两者间剪断。将连接胎盘一端的脐带连同止血钳一并放入胎盘盆。

（3）结扎脐带

1）用 75% 乙醇消毒脐带根部及周围。

2）在距脐根 0.5 cm 处用无菌棉线结扎第一道，再在结扎线外 0.5 cm 处结扎第二道（或气门芯、脐带夹结扎脐带的残端）。在第二道结扎线外 0.5 cm 处剪断脐带。

3）脐周放一块纱布，用纱布挤出脐带断端残余血液后，用 2% 聚维酮碘消毒脐带断面，注意避免药液接触新生儿皮肤。

4）脐带残端暴露于空气中，暴露脐带根部，用宽大清洁衣物覆盖，或用一次性护脐贴包扎。

（4）整理用物、分类处理，洗手，记录。

3．操作后评价

（1）处理脐带过程无菌操作。

（2）脐带无出血、无断裂，烧灼脐断端新生儿皮肤无损伤。

（3）产妇及家属对操作过程满意。

【注意事项】

1．男婴要注意保护外生殖器，不能误伤。

2．脐带一般在 5～10 日自然脱落，保持脐部的清洁干燥是预防脐部感染的重要措施。

【知识链接】

1．延迟断脐　研究显示阴道分娩和剖宫产的足月儿或早产儿，早于 1 min 的断脐是没有益处的。出生后脐带仍然搏动，胎盘与新生儿之间的血液循环短时间内仍然存在，称胎盘新生儿输血，有利于新生儿肺部功能建立，并预防新生儿贫血。

2．"自然干燥法"脐带护理方式　断脐时严格执行无菌技术操作原则；日常保持脐带及其周围清洁干燥直到脱落；用 75% 乙醇消毒脐窝；尿布要低于脐部，如果有尿、粪污染，用清水清洁，待其自然干燥；观察感染征象，如脐周红肿、有脓性分泌物、发热等及时处理。

【操作考核评分标准】

新生儿脐带处理技术操作考核评分标准见表 3-12。

表 3-12　新生儿脐带处理技术操作考核评分标准

年 / 班级：　　　　　　学号：　　　　　　姓名：　　　　　　得分：

项目	内容	分值	评分等级				得分
			A ×1.0	B ×0.8	C ×0.6	D ×0.4	
操作前（20分）	环境评估	5					
	新生儿评估	5					
	助产士准备	5					
	物品准备	5					

续表

项目	内容	分值	评分等级 A ×1.0	B ×0.8	C ×0.6	D ×0.4	得分
操作中 (60分)	新生儿出生后保暖	15					
	断脐时机	15					
	断脐方法	15					
	无菌操作	15					
操作后 (20分)	产妇及家属满意	5					
	脐带无出血	5					
	脐带无断裂	5					
	新生儿皮肤无损伤	5					

【操作录像】

操作录像 3-11：新生儿脐带处理技术

操作录像 3-11　请扫描二维码

（金子环　周金萍）

十二、胎盘助娩技术

胎盘助娩是指胎盘剥离后,协助娩出胎盘并检查其是否完整,避免胎盘、胎膜残留,预防产后出血。

> **实训目标**
> 通过本项技术操作规程的学习,学生应能够:
> 1. 解释胎盘结构及功能。
> 2. 描述胎盘剥离征象。
> 3. 正确评估胎盘是否剥离,协助产妇完整娩出胎盘。
> 4. 知晓及执行胎盘处理和管理的相关规定。
> 5. 关心、体贴产妇,有同理心。
> 6. 遵循医学伦理原则,工作责任心强,有慎独精神。

【临床情境】

赵女士,26 岁,孕 40 周 G_1P_1,顺娩一女婴,断脐后,将新生儿放置在母亲腹部进行皮肤接触,等待胎盘娩出。产后 5 min 见少量阴道流血约 100 ml,阴道口脐带下降延伸,子宫收缩硬,平脐。**请思考:**如何判断胎盘是否已经剥离?如何协助胎盘娩出?如何检查胎盘胎膜完整性?

【目的】

1. 协助胎盘、胎膜完整娩出。
2. 检查胎盘、胎膜是否完整,有无异常,测量胎盘大小、脐带长度及胎膜破裂口的部位。

【操作程序】

1. 操作前准备

(1) 环境评估:同接产技术(本章第十项技术)。

(2) 产妇评估:评估精神状态,产妇的体位、体力能否维持。

(3) 助产士准备:同接产技术(本章第十项技术)。

(4) 物品准备:同铺产台技术(本章第九项技术),常规检查产包、消毒用品等。

2. 操作步骤

(1) 常规会阴消毒、铺产台及接产(口述)。

(2) 确定胎盘已剥离。

(3) 协助胎盘娩出:确定胎盘已完全剥离时,子宫收缩时嘱产妇稍向下屏气用力,助产者左手(拇指置于子宫前壁,其余四指放于子宫后壁)握住宫底并按压,右手向下向前向上牵拉脐带，协助胎盘娩出；当胎盘娩出至阴道口时，接产者双手捧住胎盘，向一个方向旋转并缓慢向外牵拉，协助胎盘、胎膜完整娩出。

（4）检查胎盘、胎膜和脐带：①胎盘：将胎盘铺平，用无菌纱布擦净胎盘母面上的血凝块，检查母面的形状、色泽及质地，有无胎盘小叶缺损及钙化、梗死等；测量胎盘大小（最大直径、最小直径、中央厚度）。②胎膜：将胎膜提起，检查是否完整，有无异常，测量胎膜破裂口距胎盘边缘的最长距离和最短距离。③脐带：检查胎盘胎儿面边缘有无血管断端，及时发现副胎盘；查看脐带附着部位；有无脐带真、假结，是否为单脐动脉，有无水肿等；测量脐带长度。

（5）整理用物，分类处理，洗手。

（6）记录：胎盘娩出时间，检查胎盘、胎膜及脐带等情况。

3．操作后评价

（1）胎盘、胎膜完整。

（2）产妇及家属对操作过程满意。

【注意事项】

1．遵循无菌操作原则。

2．确定胎盘剥离后开始胎盘助娩。

3．若有胎盘、胎膜残留，及时处理。

【知识链接】

胎盘剥离征象包括子宫收缩变硬、宫体变窄变长，因剥离的胎盘被挤入产道下段致宫底上升，露于阴道外的脐带向外脱出，少量血液从阴道流出；按压宫底见脐带向外伸延，耻骨联合上方轻压子宫下段，宫体上升而外露脐带不再回缩。

胎盘助娩前判断胎盘是否剥离非常重要，正确处理胎盘娩出能够减少产后出血的发生率。避免在胎盘未完全剥离前，用手按揉子宫、下压子宫底或牵拉脐带，以免引起胎盘部分剥离而发生出血或拉断脐带，甚至引起子宫外翻。

【操作考核评分标准】

胎盘助娩技术操作考核评分标准见表3-13。

表3-13　胎盘助娩技术操作考核评分标准

年/班级：　　　　　　学号：　　　　　　姓名：　　　　　　得分：

项目	内容	分值	评分等级				得分
			A ×1.0	B ×0.8	C ×0.6	D ×0.4	
操作前（20分）	环境评估	5					
	产妇评估	5					
	助产士准备	5					
	物品准备	5					

续表

项目	内容	分值	评分等级				得分
			A ×1.0	B ×0.8	C ×0.6	D ×0.4	
操作中 （60分）	口述会阴消毒、铺产台及接产	15					
	确定胎盘剥离	15					
	协助胎盘娩出	15					
	检查胎盘胎膜和脐带	15					
操作后 （20分）	产妇及家属满意	5					
	胎盘胎膜完整	5					
	胎盘胎膜脐带检查全面	5					
	整理用物、分类处理，记录	5					

【操作录像】

操作录像3-12：胎盘助娩技术

操作录像3-12　请扫描二维码

（金子环　周金萍）

十三、新生儿即时护理技术

新生儿出生后保暖、清理呼吸道、结扎脐带、母婴皮肤接触、查体及记录等是新生儿出生后常规的一般处理。

实训目标

通过本项技术操作规程的学习，学生应能够：

1. 描述新生儿娩出后快速评估的内容。
2. 解释新生儿母婴皮肤接触的好处。
3. 运用新生儿即时护理技术，为新生儿进行规范处置，保障新生儿安全。
4. 遵循医德规范及医学伦理原则，表现出对新生儿的责任心及爱心。

【临床情境】

孕妇，陈女士，28岁，已婚，妊娠39周 G_1P_0，因胎膜早破，规律下腹痛2小时收入院。体检：BP 125/80 mmHg，胎心128次/分，宫缩30~40 s/4~5 min，阴道检查宫口开大1 cm，头先露，S^{-1}，LOA。辅助检查：血、尿常规，B超等辅助检查未见异常。产妇第一产程顺利，7小时后宫口开全，助产士上台接产。**请思考：新生儿出生后应如何处理？**

【目的】

新生儿娩出后规范操作流程，保障新生儿安全。

【操作程序】

1. 操作前准备

（1）环境评估：是否舒适、安全、温暖（室温调为26~28℃）。

（2）产妇评估：评估产妇孕周、产次、有无妊娠并发症、产程进展情况、先露部位及位置、宫缩、胎心音、饮食、大小便、会阴、阴道及精神状态等情况。

（3）助产士准备：着装整洁，戴口罩、帽子，外科刷手，穿手术衣，戴无菌手套。

（4）物品准备：新生儿复苏用物、脐带夹或气门芯、2%聚维酮碘、75%乙醇、新生儿腕带、大毛巾2条、体重秤、新生儿病历、新生儿辐射台（需提前预热）。

2. 操作步骤

（1）快速评估：新生儿娩出后，查看出生时间，快速评估4项指标：①足月吗？②羊水清吗？③有哭声或呼吸吗？④肌张力好吗？如4项中有1项为"否"，则需复苏（第四章第三项技术）。

（2）初步处理：如快速评估4项均为"是"进行如下操作，快速擦干新生儿面部、头部、躯干、四肢，移去湿毛巾，盖另一块预热大毛巾保暖，头部戴小帽子保暖。

（3）脐带处理：观察脐带停止搏动后（生后1～3 min）结扎脐带（本章第十一项技术）。

（4）托举新生儿，让产妇确认性别后，将新生儿交台下巡回护士。

（5）巡回护士将新生儿放在远红外线辐射保暖台上，擦净其足底胎脂，留新生儿足印及母亲手印于新生儿病历上。

（6）测量新生儿体重、身长，做详细的体格检查后将标有新生儿性别、体重、出生时间及母亲姓名和住院号的腕带系于新生儿的手腕上，包裹新生儿，包被卡的标识内容同腕带。

（7）填写新生儿出生记录。

（8）在新生儿出生30 min内进行母婴皮肤接触并进行首次吸吮乳头，时间大于30 min，注意安全和保暖。

（9）指导产妇母乳喂养及新生儿护理。

（10）整理用物，分类处理，洗手。

3. 操作后评价

（1）新生儿娩出后正确进行快速评估和初步处理。

（2）新生儿出生后30 min内进行母婴皮肤接触30 min，并开奶。

（3）新生儿病历、腕带、包被卡，标识清晰、记录准确。

（4）产妇积极配合，对操作过程满意。

【注意事项】

1. 不要急于结扎脐带，建议在正常情况下，应于新生儿娩出1～3 min后结扎脐带。如果新生儿窒息需要复苏，则应于生后立即结扎脐带。

2. 若新生儿需要急救用药，则应在距脐轮至少5 cm处剪断脐带，保留脐血管通道。

【知识链接】

1. 呼吸道处理：新生儿娩出后快速评估，如哭声或肌张力差，应立即断脐置新生儿仰卧鼻吸气位于辐射台上，用洗耳球或吸痰管清除新生儿口、鼻腔的黏液和羊水，之后迅速擦干新生儿身上的羊水和血迹，撤掉湿巾，重新摆正体位。当呼吸道黏液和羊水确已吸净而仍无哭声时，可用手快速摩擦新生儿背部或躯体两侧或轻弹足底以诱发呼吸。新生儿大声啼哭，表示呼吸道已通畅。

2. 新生儿出生后立即进行母婴皮肤接触的好处：①新生儿会更加平静和快乐；②新生儿可以听到母亲的心跳，有安全感；③有助于新生儿的体温、心率和呼吸的稳定；④新生儿的血糖浓度较高；⑤可促进母亲的乳汁分泌，锻炼新生儿的觅食、吸吮和吞咽反射；⑥早吸吮、早开奶有助于预防新生儿过敏性疾病；⑦其他家庭成员也可以通过这样的肌肤接触，增进和新生儿的情感联系。

【操作考核评分标准】

新生儿即时护理技术操作考核评分标准见表3-14。

表 3-14 新生儿即时护理技术操作考核评分标准

年 / 班级： 学号： 姓名： 得分：

项目	内容	分值	评分等级				得分
			A ×1.0	B ×0.8	C ×0.6	D ×0.4	
操作前（20分）	环境评估	5					
	产妇评估	5					
	助产士准备	5					
	物品准备	5					
操作中（60分）	快速评估	10					
	初步处理	10					
	脐带处理	10					
	产妇确认新生儿性别	5					
	留新生儿足印及母亲手印	5					
	检查新生儿，系腕带及包被卡	10					
	填写新生儿出生记录	5					
	母婴皮肤接触，协助早开奶	5					
操作后（20分）	健康教育，指导母亲母乳喂养和新生儿护理知识	5					
	整理用物，分类处理，洗手	5					
	操作熟练，表现出对新生儿的责任心和爱心	5					
	产妇满意	5					

【操作录像】

操作录像 3-13：新生儿即时护理技术

操作录像 3-13 请扫描二维码

（唐惠艳 金子环）

十四、新生儿辐射台使用技术

新生儿辐射台是指专用于新生儿、早产儿及病危儿的保暖设备。它配备有红外辐射装置用于向新生儿提供持续温暖，并有数字式肤温传感器，以时刻监控护理过程中婴儿体表温度及床面温度，从而维持新生儿体温恒定。

实训目标

通过本项技术操作规程的学习，学生应能够：

1. 描述新生儿辐射台温度控制模式及温度调节方法。
2. 解释新生儿辐射台复温作用原理。
3. 运用新生儿辐射台，为娩出后新生儿、早产儿、病危儿进行保暖，维持新生儿体温恒定。
4. 遵循医德规范及医学伦理原则，表现出对新生儿的责任心，保证新生儿安全。

【临床情境】

孕妇，张女士，27岁，已婚，妊娠40周G_2P_0，孕期经过顺利，规律下腹痛3小时入院。体检：BP 115/70 mmHg，胎心132次/分，宫缩30～40 s/4～5 min，阴道检查宫口开大2 cm，头先露，S^{-2}，LOA。入院后6小时宫口开全，胎膜自然破裂，约100 ml，S^{+3}，助产士护送产妇上产床做接产准备，进行会阴消毒、准备接产物品及药物，检查抢救设备及仪器的性能，预热新生儿辐射台。**请思考：** 如何对新生儿辐射台进行温度控制模式选择及温度调节？

【目的】

对新生儿、早产儿及病危儿进行抢救、治疗和护理操作时，用于维持其体温恒定。

【操作程序】

1. 操作前准备

（1）环境评估：舒适、安全、温暖。

（2）新生儿评估：评估新生儿孕周、体重及Apgar评分。

（3）助产士准备：着装整洁，洗手，戴口罩。

（4）物品准备：新生儿辐射台、新生儿一次性中单。

2. 操作步骤

（1）检查设备性能：锁紧整机脚轮、接通电源。

（2）连接肤温传感器并固定：肤温传感器末端的金属面向下，置于婴儿床的中央或婴儿皮肤之上，并用胶布固定。

（3）打开电源开关，选择温度控制模式为肤温模式并调节温度：在设置状态下（设置温度窗的数值闪烁），按加键或减键对温度值进行调整，一般调至 32～34℃。

（4）手控模式转换：按一下设置键，再按模式键，选定手控模式后再按一次设置键，即转换为手控模式。

（5）新生儿置辐射台进行治疗和护理过程中，严密观察新生儿的体温变化及病情变化、肤温传感器有无脱落。新生儿辐射台发出报警提示时，应及时查找原因并给予处理。

（6）如在操作时需要灯光照明，打开位于辐射台正前方的照明灯电源开关即可。如需要打开床四围的挡板，可用手抓住挡板上缘向上提并向外翻下。

（7）每次使用结束后，先切断电源，再用含氯消毒液擦拭、清洁挡板及机器表面，更换床单备用。

3．操作后评价

（1）新生儿辐射台温度调节适宜。

（2）新生儿安全、无损伤。

（3）仪器使用后，及时正确进行清洁保养。

【注意事项】

1．仪器必须接地，放置在环境良好的场合使用。

2．测温探头放在控制的区域内，不得遮盖。

3．温度控制模式包括肤温模式和手控模式，为了确保患儿安全，一般情况下推荐使用肤温模式。患儿处于休克或发热状态时，不能使用此模式。

4．在手控模式时，皮肤温度显示窗将显示温度传感器所测得的实时温度，加热输出比例是固定的，不受温度传感器所测得的皮肤温度控制，因此要密切注意患儿体温的波动，而且操作人员不得离开，以保证患儿的安全。

5．挡板翻下时，使用者不得离开，以免对患儿造成危害。

【知识链接】

新生儿出生后体温不升的原因：体温调节中枢及体温调节功能不全，体表面积相对较大，皮肤薄，血管丰富易于散热，棕色脂肪少以及摄入热量不足；受寒、早产、感染、窒息均易导致体温不升。

用远红外辐射复温，热能吸收迅速，转换效率高，可深达皮下，故复温快，避免了一般复温只有体表热能吸收及血液重新分布之弊，从而提高了疾病抢救成功率。

【操作考核评分标准】

新生儿辐射台使用技术操作考核评分标准见表 3-15。

表 3-15　新生儿辐射台使用技术操作考核评分标准

年 / 班级：　　　　　　学号：　　　　　　姓名：　　　　　　得分：

项目	内容	分值	评分等级				得分
			A ×1.0	B ×0.8	C ×0.6	D ×0.4	
操作前 （20分）	环境评估	5					
	新生儿评估	5					
	助产士准备	5					
	物品准备	5					
操作中 （60分）	检查设备性能	10					
	连接肤温传感器并固定	10					
	打开电源开关，选择肤温模式并调节温度	10					
	手控模式转换	10					
	仪器使用过程中严密观察新生儿	10					
	正确使用照明设备及打开挡板	10					
操作后 （20分）	仪器清洁及消毒，更换床单	5					
	整理用物，洗手，记录	5					
	操作熟练	5					
	新生儿安全、无损伤	5					

【操作录像】

操作录像 3-14：新生儿辐射台使用技术

操作录像 3-14　请扫描二维码

（唐惠艳　金子环）

十五、子宫复旧评估技术

子宫复旧是指妊娠子宫自胎盘娩出后，逐渐恢复至未孕状态的过程，约产后6周，可恢复至孕前的形状及大小。

> **实训目标**
>
> 通过本项技术操作规程的学习，学生应能够：
> 1. 列举产后出血原因。
> 2. 描述产褥期母体的变化。
> 3. 运用子宫复旧评估技术判断产妇子宫收缩情况及宫底高度，及时发现产后大出血。
> 4. 关心、体贴产妇，有同理心。
> 5. 遵循医学伦理原则，工作责任心强，有慎独精神。

【临床情境】

罗女士，26岁，孕38周 G_1P_1，2小时前顺利分娩一女婴，出生1分钟 Apgar 评分为10分，体重3 300 g。产后2小时阴道流血250 ml，子宫收缩好，生命体征正常，安返母婴休息区，助产士与病区护士交接班。**请思考：** 病区护士应从哪些方面进行评估？预防产后出血的措施有哪些？

【目的】

及时发现并预防产后出血。

【操作程序】

1. 操作前准备

（1）环境评估：舒适、安全、温暖，保护产妇隐私（必要时屏风遮挡）。

（2）产妇评估：评估分娩经过、用药史、产后是否自行排尿及分娩过程中的异常情况及其处理经过等。

（3）护士准备：着装整洁，洗手，剪指甲，戴口罩、帽子。

（4）物品准备：皮尺、会阴护垫、计量器、屏风（必要时）。

2. 操作步骤

（1）解释操作目的，嘱其排空膀胱，告知配合方法，取得合作。

（2）检查者站在产妇右侧，协助取仰卧位，双下肢稍屈曲，腹部放松，解开会阴护垫，注意保暖。

（3）先按摩子宫使之收缩，触清子宫轮廓，了解子宫软硬度，均匀有力揉压，同时注意询问产妇感受；一手掌侧垂直在子宫底部，确定宫底位置。观察阴道流血颜色，是否有血块，评估出血量。

（4）测宫底高度：用皮尺测量耻骨联合上缘至子宫底的距离或手测宫底高度。

（5）协助放好会阴护垫，穿好衣裤，整理床单位。

（6）整理用物，洗手，记录。

3．操作后评价

（1）准确评估子宫底高度及恶露情况，及时发现异常。

（2）产妇及家属对操作过程满意。

【注意事项】

1．产后 1 小时内每 15 min，产后 2 小时内每 30 min 检查一次宫缩、宫底高度、阴道流血情况，及时发现异常。

2．揉按子宫力度要适宜、均匀、柔和，切忌用力过猛，以免产妇疼痛。

3．协助产妇在产后 4 小时内自行排尿，以免尿潴留影响子宫收缩。

4．产后 24 小时内，禁用热水袋热敷子宫止痛，避免子宫肌肉松弛出血过多。

5．若发现恶露时间过长、量增多或有异味、子宫复旧不良，配合医师及时处理，必要时留标本送检。

【知识链接】

1．子宫 ①正常情况：正常子宫圆而硬，位于腹部中央；胎盘娩出后，宫底位于脐平或脐下一横指，产后第一天因子宫颈外口升至坐骨棘水平，使宫底稍上升至平脐，以后每天下降 1～2 cm（一横指），至产后 10 日子宫降入骨盆腔内，腹部检查时，在耻骨联合上方扪不到宫底；产后 7～10 日宫颈内口关闭，宫颈管复原，初产妇宫颈外口由产前圆形变为产后"一"字形；产后 6～8 周子宫恢复至妊娠前状态。②异常情况：子宫质软应考虑是否有产后宫缩乏力，子宫偏向一侧应考虑膀胱是否充盈，子宫不能如期复旧提示有异常。

2．恶露 ①正常情况：正常恶露有血腥味无臭味，少于月经量，持续 4～6 周，总量为 250～500 ml，个体差异较大，血性恶露持续 3～4 天，逐渐转为浆液恶露，约 2 周后变为白色恶露，约持续 3 周干净。②异常情况：如血块大于 1 cm 或会阴垫湿透过快，要排除宫缩乏力或胎盘残留引起的产后出血；如阴道流血量不多，但子宫收缩不良，宫底上升，提示宫腔内有积血；宫缩良好，但有鲜红色血液持续流出，提示有软产道损伤；恶露有臭味，提示有宫腔感染的可能。

子宫复旧异常处理：产妇及时排空膀胱、按摩腹部（子宫部位）或遵医嘱给予宫缩剂。

【操作考核评分标准】

子宫复旧评估技术操作考核评分标准见表 3-16。

表 3-16 子宫复旧评估技术操作考核评分标准

年 / 班级： 学号： 姓名： 得分：

项目	内容	分值	评分等级				得分
			A ×1.0	B ×0.8	C ×0.6	D ×0.4	
操作前 (20分)	环境评估	5					
	产妇评估	5					
	护士准备	5					
	用物准备	5					
操作中 (60分)	核对，解释	5					
	体位	5					
	评估膀胱	10					
	按摩子宫	10					
	评估出血量	15					
	测量宫高	15					
操作后 (20分)	整理用物，洗手，记录	5					
	操作熟练，手法正确	5					
	产妇无明显不适	5					
	人文关怀，爱伤观念	5					

【操作录像】

操作录像 3-15：子宫复旧评估技术

【综合考核案例】

综合考核案例 3-4：接生综合考核案例

操作录像 3-15 与综合考核案例 3-4 请扫描二维码

（金子环 周金萍）

十六、母乳喂养技术

母乳喂养是指产后 6 个月以内，母亲用乳汁喂养新生儿的方式。母乳中含有最适合婴儿消化吸收的各种营养物质，且比例合适，利于新生儿健康成长。

实训目标

通过本项技术操作规程的学习，学生应能够：

1．列举母乳喂养的益处及注意事项。

2．描述母乳喂养的方法。

3．指导母亲母乳喂养及乳房护理。

4．关心、体贴产妇，有同理心，与产妇沟通时语言文明，态度和蔼。

【临床情境】

韩女士，28 岁，宫内孕 40 周 G_1P_1，4 h 前顺产一男性活婴，体重 3 500 g，出生 1 分钟 Apgar 评分为 10 分，外观及查体无异常，母亲无妊娠并发症，产后一般情况良好，护士巡视病房发现新生儿哭闹。**请思考**：该母亲能否进行母乳喂养？从哪些方面进行评估？如何指导母亲进行母乳喂养？

【目的】

1．掌握乳房护理的方法，指导母亲母乳喂养有效。

2．掌握母乳喂养的方法，指导母亲母乳喂养成功。

【操作程序】

1．操作前准备

（1）环境评估：环境安全、安静，温度、湿度适宜。

（2）母亲及新生儿的评估：乳房的类型，乳汁的质和量，乳房有无红肿、硬块、肿胀，乳头有无皲裂及对母乳喂养知识和技能的认知等；新生儿分娩方式、出生情况和身体状况等。

（3）护士准备：着装整洁，剪指甲，洗手，戴口罩。

（4）物品准备：洗手液、清洁毛巾、温开水。

2．操作步骤

（1）检查新生儿，如有大小便，协助更换干净的尿布。

（2）哺乳前护士和母亲常规清洁双手，用温毛巾清洁乳房和乳头，观察乳汁分泌情况。

（3）协助选择母亲和新生儿舒适的体位，常见的喂哺姿势有斜抱式、卧式及抱球式。

（4）指导母亲手托乳房的方法。拇指与其他四指分开，示指至小指四指并拢并紧贴在乳房的胸壁下，用示指支撑乳房基底部，用拇指轻压乳房的上部，可以改善乳房形态，易于新生儿含接。

（5）指导母亲正确的哺乳姿势。新生儿的头和身体呈一直线，新生儿身体面对并贴近母亲，脸朝向乳房，鼻子对着乳头（胸贴胸，腹贴腹，下颏触乳房，鼻尖对乳头）；母亲抱紧新生儿，使新生儿的头和颈得到支撑。

（6）指导新生儿正确含接乳头的方法。母亲用乳头触碰新生儿的嘴唇，使新生儿张嘴，待新生儿嘴张大时，把乳头及大部分乳晕放入新生儿口中；母亲一手扶住乳房，防止乳房堵塞新生儿鼻孔，影响呼吸，防止新生儿的头因过度后仰而影响吞咽。

（7）哺乳结束时，用示指轻轻向下按压新生儿下颏使其张口，避免在口腔负压的情况下拉出乳头而引起局部疼痛或皮肤损伤；挤出少量乳汁，均匀地涂在乳头和乳晕上，可预防乳头皲裂和感染；将新生儿抱起，轻拍背部 1～2 min，排出胃内空气，以防吐奶。

（8）协助母亲采取舒适的姿势，教会母亲乳房护理方法。

（7）询问母亲感受，整理物品，洗手，记录。

3．操作后评价

（1）母亲母乳喂养方法正确。

（2）新生儿生理需要得到满足，无哭闹。

【注意事项】

1．按需哺乳，哺乳的时间及频率取决于新生儿的需要和母亲奶胀的情况，但不宜超过 15～20 min。

2．每次哺乳时都应该吸空一侧乳房后再吸吮另一侧。

3．每次哺乳后，应将婴儿轻拍背部 1～2 min，排出胃内空气，以防吐奶。

4．哺乳期母亲应佩戴合适的棉质胸罩，发挥支托乳房和改善乳房血液循环的作用。

5．忌用肥皂、乙醇等刺激性物品清洗乳房，以免引起局部皮肤干燥、皲裂。

【知识链接】

母亲的营养对促进乳汁的分泌及满足新生儿生长发育的需要非常重要，但营养过剩也可造成产后肥胖。母亲营养供给的原则：①食物应富有营养和足够的水分，食物多样，不过量。②哺乳期较正常妇女每日热量摄入应增加 3 346 J（800 cal）。③蛋白质的需要较正常妇女至少每日增加 25 g。④每日脂肪摄入量占摄入总热量的 25%，胆固醇不超过 300 g，补充足够的钙、铁、硒、碘等必需的无机盐类。

充分的休息可补充消耗的体力，母亲养成与婴儿同步休息的习惯，同时配合适当的活动，保持心情愉快，身心放松，可促进乳汁分泌。

【操作考核评分标准】

母乳喂养技术操作考核评分标准见表 3-17。

表 3-17　母乳喂养技术操作考核评分标准

年 / 班级：　　　　　　学号：　　　　　　姓名：　　　　　　得分：

项目	内容	分值	评分等级				得分
			A ×1.0	B ×0.8	C ×0.6	D ×0.4	
操作前（20分）	环境评估	5					
	母亲及新生儿评估	5					
	护士准备	5					
	物品准备	5					
操作中（60分）	检查新生儿	5					
	清洁双手及乳房	5					
	指导母婴采取舒适的体位	5					
	指导母亲手托乳房的方法	10					
	指导母亲哺乳姿势	10					
	指导新生儿含接姿势	10					
	哺乳后处理	10					
	健康教育	5					
操作后（20分）	整理物品，洗手，记录	5					
	母亲及家属满意	5					
	新生儿无哭闹	5					
	母亲掌握乳房护理方法	5					

【操作录像】

操作录像 3-16：母乳喂养技术

操作录像 3-16　请扫描二维码

（金子环　周金萍）

十七、挤奶技术

挤奶技术是运用人工或者吸奶器等把乳汁吸出的方法，防止乳汁淤积，减轻乳房胀痛，保持乳腺管通畅。

实训目标

通过本项技术操作规程的学习，学生应能够：

1．识别母婴分离的医学指征。

2．描述奶胀、发热、乳腺炎等并发症的临床表现。

3．运用正确的挤奶手法帮助乳胀母亲疏通乳腺管。

4．关心、体贴产妇，有同理心；与产妇沟通时语言文明，态度和蔼。

【临床情境】

张女士，25岁，孕39周G_1P_1，自然分娩产后第2天。新生儿因羊水Ⅲ度污染，生后转新生儿科观察治疗。早晨查房：T 36.5℃，P 72次/分，BP 110/80 mmHg，双乳房肿胀，子宫脐下一横指，圆而硬，会阴部皮肤完整，无裂伤，有血性恶露，量如月经量，色暗红，无异味。**请思考**：针对以上问题护士应如何指导？

【目的】

1．缓解乳胀或解除乳汁淤积及乳腺管阻塞，保持母亲正常泌乳。

2．母亲有乳头皲裂或乳腺炎等情况不能直接哺乳时；母亲因工作外出与新生儿暂时分开时；母婴分离指征时，留母乳给新生儿。

【操作程序】

1．操作前准备

（1）环境评估：环境安全、安静；温度、湿度等适宜。

（2）母亲及新生儿的评估：乳房的类型，乳汁的质和量；乳房有无红肿、硬块、肿胀；乳头有无皲裂及对挤奶的知识和技能的认知情况等；新生儿喂养情况，是否母婴分离。

（3）护士准备：着装整洁，剪指甲，洗手，戴口罩。

（4）物品准备：大口清洁容器、洗手液、清洁毛巾、温开水。

2．操作步骤

（1）向母亲解释，取得合作。

（2）协助母亲取舒适的体位，坐位或站位均可。

（3）协助母亲清洁双手及乳房，用热毛巾温热敷双侧乳房3～5 min。

（4）按摩乳房：一手拇指与其余四指分开，于乳房下端"C"字形托住乳房；另一手小鱼际按顺时针方向螺旋式按摩乳房，在每一个按摩点按摩数秒再移至另一按摩点，从乳房外侧以环形渐渐按摩至乳晕；用整个手掌从底部向乳头尖轻轻拍打乳房。

（5）挤奶要点

1）将大口清洁容器靠近乳房，乳头对着容器开口。

2）一手托住乳房，另一手拇指与示指、中指分别放在上、下乳晕处，距离乳头根部2～3 cm 的位置，手指相对，围成"C"字形，向胸壁方向下压后，手指向乳头方向推动，将乳汁挤出来，依次挤压所有的乳窦，如此数次，重复进行。

3）挤奶时间以 20～30 min 为宜，两侧乳房交替进行。

（6）询问母亲感受，整理物品，洗手，记录。

3．操作后评价

（1）母亲掌握挤奶方法，乳房泌乳正常。

（2）新生儿生理需要得到满足，无哭闹。

【注意事项】

1．按摩力量要适度，切忌用力过度，使母亲产生恐惧感。

2．压力应作用在拇指及示指间乳晕下方的乳房组织上，即压在乳晕下方的导管组织上。

3．不要挤压乳头，因挤压乳头不会使乳汁排出。

4．按压乳晕的手指不应有滑动或摩擦式动作，应类似于滚动式的动作。

【知识链接】

1．急性乳腺炎是乳房的急性化脓性感染，常见于产后哺乳期，乳房局部出现红、肿、热、痛等症状，伴有腋窝淋巴结肿大，白细胞计数增高，脓肿形成，严重时并发败血症。应以消除感染，排出乳汁为原则进行处理。防止乳头损伤，保持清洁，为避免乳汁淤积，健侧乳房一般不停止哺乳；患侧乳房应停止哺乳，用吸奶器吸净乳汁，促使乳汁通畅排出，并局部热敷以利于早期炎症的消散；若感染严重或脓肿引流后并发乳瘘者，应暂停哺乳。

2．产后乳房胀痛主要是由于乳腺管排乳汁不畅，乳汁在乳房内淤积形成硬结所致，也可因为淋巴和静脉回流障碍导致，表现为产妇乳房胀实有硬结，触之疼痛，轻度发热，一般于产后 1 周乳腺管通畅后自然消失。也可用下列方法缓解：①产后 30 min 内早开奶。②哺乳前热敷乳房并按摩促进乳腺管通畅，两次哺乳间冷敷减少局部充血肿胀；哺乳时先哺乳患侧，因新生儿饥饿，利于吸通乳腺管。③每次哺乳如乳汁充足孩子吸不完时，应用吸乳器将乳汁吸出，避免乳汁淤积，乳腺管阻塞。④用生面饼外敷乳房，促进乳腺管通畅。⑤佩戴乳罩，扶托乳房，减轻胀痛。⑥口服维生素 B_6 或散结通乳中药。

【操作考核评分标准】

挤奶技术操作考核评分标准见表 3-18。

表 3-18 挤奶技术操作考核评分标准

年 / 班级：　　　　　　学号：　　　　　　姓名：　　　　　　得分：

项目	内容	分值	评分等级				得分
			A ×1.0	B ×0.8	C ×0.6	D ×0.4	
操作前（20分）	环境评估	5					
	母亲及新生儿评估	5					
	护士准备	5					
	物品准备	5					
操作中（60分）	协助取舒适体位	10					
	协助清洁、热敷及按摩乳房	10					
	准备好大口清洁容器	10					
	挤奶手法	10					
	挤奶时间	10					
	健康教育	10					
操作后（20分）	整理用物，洗手，记录	5					
	过程中母亲无不适	5					
	操作熟练，手法正确	5					
	人文关怀，爱伤观念	5					

【操作录像】

操作录像 3-17：挤奶技术

操作录像 3-17　请扫描二维码

（金子环　周金萍）

十八、乳头平坦和凹陷护理技术

乳头平坦指乳头直径虽然在标准范围内，但不凸出；乳头凹陷是指乳头向内凹陷，过大或过小都会影响乳汁的排出和正常哺乳的进行，最常见的治疗方法有霍夫曼乳头伸展运动和负压吸引法。

实训目标

通过本项技术操作规程的学习，学生应能够：

1. 阐释母乳喂养的适应证、禁忌证及优点。
2. 描述乳头异常的判断方法。
3. 运用自制负压抽吸工具，教会母亲乳头异常的护理方法，促进母乳喂养成功。
4. 关心、体贴母亲，有同理心；与母亲沟通时语言文明，态度和蔼。

【临床情境】

刘女士，30岁，孕40周G_1P_1，自然分娩产后第2日。护士巡视病房，母亲正在哺乳，主诉右侧乳头疼痛，哺乳时加重，产妇担心不能继续母乳喂养。查体：乳房乳汁分泌正常，无红肿，乳头扁平。**请思考**：针对以上问题护士应如何指导？

【目的】

1. 指导母亲及家属掌握乳头平坦和凹陷的常规治疗方法。
2. 促进母乳喂养成功。

【操作程序】

1．操作前准备

（1）环境评估：环境安全、安静，温度、湿度适宜。

（2）产妇及新生儿的评估：乳房类型，乳汁的质和量；乳房有无红肿、硬块、肿胀；乳头有无皲裂等。新生儿喂养情况，是否母婴分离。

（3）护士准备：仪表端庄，着装整洁，剪指甲，洗手，戴口罩。

（4）物品准备：洗手液、清洁毛巾、温开水、20 ml注射器2个、10 cm输液连接管、剪刀。

2．操作步骤

（1）向母亲及家属解释，取得合作。

（2）协助母亲取舒适的体位。

（3）母亲彻底洗净双手，用温开水清洁乳房。

（4）霍夫曼乳头伸展运动

1）拇指平行放在乳头两侧，慢慢由乳头向两侧拉开，牵拉乳晕及皮下组织，使乳头向外突出。

2）拇指分别放在乳头上下两侧，由乳头上下纵行拉开。

3）重复上述步骤数次，使乳头突出，用示指和拇指捏住乳头轻轻向外牵拉数次，促使长乳头形成。

4）在牵拉的同时用拇指或示指轻轻按摩乳头，每次 5～10 min，3 次 / 日。

5）牵拉练习后，用温开水洗乳头。

（5）负压吸引法

1）抽吸器的制作：20 ml 一次性无菌注射器 2 个，将其中 1 个注射器前端的活塞去掉，用一根长 10 cm 的输液连接管将两个注射器的乳头连接备用。

2）将抽吸器无活塞的一端罩在凹陷的乳头上。

3）轻轻抽吸另一端注射器活塞，利用注射器的负压将凹陷的乳头吸出，抽吸压力视母亲感觉及乳头突出情况而定，负压保持 5 min 以上，2～3 次 / 日。

4）结束时，先分离连接管，再取下罩在乳头上的注射器。

5）抽吸练习后，用温开水洗乳头。

（6）询问母亲感受，整理物品，洗手，记录。

3．操作后评价

（1）母亲掌握乳头凹陷的矫正方法，母乳喂养成功。

（2）新生儿生理需要得到满足，无哭闹。

【注意事项】

1．产前检查应及早发现乳头凹陷，在妊娠中期后即应开始进行乳头伸展、乳头牵拉、真空抽吸等方法进行矫正，为产后哺乳做准备。

2．新生儿饥饿时先吸扁平或内陷明显的一侧乳头。

3．乳头过大或过小可通过佩戴乳头罩进行哺乳。

【知识链接】

乳头矫正器，即乳头内陷矫正器，是一种矫正内陷乳头的简易装置，利用真空负压原理和皮肤牵引扩张术原理，持续牵拉内陷乳头，延长乳腺管、乳头平滑肌、乳头乳晕下结缔组织，提供了非手术矫正乳头内陷的途径。对于轻度和中度的乳头内陷，效果理想。深度的乳头内陷，在停止使用乳头矫正器后，有回缩趋势。在孕前或在孕期，经过乳头矫正器的矫正，孕妇基本能够成功实现母乳喂养。

【操作考核评分标准】

乳头平坦和凹陷护理技术操作考核评分标准见表 3-19。

表 3-19　乳头平坦和凹陷护理技术操作考核评分标准

年 / 班级：　　　　　　学号：　　　　　　姓名：　　　　　　得分：

项目	内容	分值	评分等级				得分
			A ×1.0	B ×0.8	C ×0.6	D ×0.4	
操作前 (20分)	环境评估	5					
	母亲及新生儿评估	5					
	护士准备	5					
	用物准备	5					
操作中 (60分)	解释，体位	5					
	清洁双手及乳房	5					
	霍夫曼乳头伸展运动手法	10					
	牵拉结束后清洁乳头	5					
	自制抽吸器	10					
	注射器抽吸方法	10					
	抽吸结束后清洁乳头	5					
	健康教育	10					
操作后 (20分)	询问母亲感受	5					
	整理用物，洗手，记录	5					
	操作熟练，手法正确	5					
	人文关怀，爱伤观念	5					

【操作录像】

　　操作录像 3-18：乳头平坦和凹陷护理技术

【综合考核案例】

　　综合考核案例 3-5：母乳喂养综合考核案例

操作录像 3-18 与综合考核案例 3-5　请扫描二维码

（金子环　周金萍）

十九、人工破膜技术

胎膜自然破裂通常发生在宫口近开全或开全时。人工破膜是指由于产程管理需要，通过人工的方法使胎膜破裂。

实训目标

通过本项技术操作规程的学习，学生应能够：

1. 描述人工破膜的目的及注意事项。
2. 解释人工破膜的适应证和禁忌证。
3. 运用人工破膜技术正确进行产程管理，保障产妇和胎儿安全。
4. 遵循医德规范及医学伦理原则，表现出对产妇和胎儿的责任心及爱心。

【临床情境】

孕妇，王女士，29岁，已婚，妊娠 40^{+3} 周 G_1P_0，孕期经过顺利，规律下腹痛2小时入院。体检：BP 115/70 mmHg，骨盆外测量为25-28-19-9，胎儿体重估计为2 900 g，胎心140次/分，宫缩30~40 s/4~5 min。阴道检查宫口开大1 cm，头先露，S^{-2}，LOA。入院后7小时宫缩40 s/1~2 min，胎心率144次/分，胎膜未破，阴道检查宫口开全，S^{+1}，LOA。

请思考：该产妇宫口开全后胎膜仍未破裂，已影响胎头下降，下一步该如何处理？

【目的】

1. 用人工方法使胎膜破裂，促进胎先露下降，引起前列腺素和缩宫素释放，诱发宫缩。
2. 观察羊水量、颜色及性状。

【操作程序】

1. 操作前准备

（1）环境评估：舒适、安全、温暖，保护产妇隐私。

（2）产妇评估：评估胎心音、宫颈 Bishop 评分、胎位及产程进展情况；有无头盆不称；查看是否脐带先露；嘱其排空膀胱。

（3）助产士准备：着装整洁，洗手，戴口罩。

（4）物品准备：多普勒胎心仪、人工破膜包（消毒垫单、弯盘、50 ml 量杯、干棉球、液状石蜡棉球、窥器、敷料钳1把、长弯钳1把、无菌手套）、冲洗壶、皂球、消毒液棉球、干棉球、血管钳、温开水。

2. 操作步骤

（1）核对，向产妇及家属说明操作目的，以取得配合。

（2）协助产妇上产床，取膀胱截石位。

（3）听诊胎心音无异常。

（4）常规产科外阴消毒（本章第八项技术），垫消毒单于臀下。

（5）阴道检查排除头盆不称、骨盆狭窄、脐带先露，确定胎先露位置。

（6）破膜位置（低位破水）及方法：在宫缩间歇期以长弯钳在指示手的指引下送入阴道，触到前羊膜囊，钳破胎膜使羊水缓慢流出，观察羊水性状及量。经过 1～2 次宫缩，置窥器暴露宫颈，在宫缩间歇期直视下，钳破胎膜。

（7）破膜后同时行阴道检查，进一步明确胎位、胎先露位置及宫口开大程度。

（8）破膜后再次听诊胎心。

（9）更换臀下的消毒单，协助产妇取舒适体位。

（10）告知产妇羊水及胎心情况，给予健康指导。

（11）记录破膜时间、胎心及羊水情况。

3. 操作后评价

（1）产妇无不适感。

（2）产妇了解羊水及胎心情况。

（3）产妇知晓破膜后取平卧位或头低臀高位，以防脐带脱垂。

（4）产妇及家属对操作过程满意。

【注意事项】

1. 破膜前后及时监测胎心，观察胎心变化，注意宫颈口有无胎盘组织、脐带或搏动的血管，以免引起母胎出血或脐带脱垂。

2. 破膜时组织钳不要扣合，不能用暴力钳夹，以免损伤胎儿头皮。

3. 为防止羊水栓塞，破膜操作应在两次宫缩间歇期进行。

4. 如羊膜腔压力很大，羊水快速流出时可握拳置入阴道内使羊水缓慢流出，以免造成脐带脱垂、胎盘早剥；羊水过少者可上推胎头或用手指扩张破口利于羊水流出。

5. 如在破膜的过程中，发现脐带脱垂、羊水Ⅱ度以上污染，则配合医生做好急救准备。

6. 注意严格无菌操作，防止感染；破膜时间超过 12 h 应及时给予抗生素预防感染。

【知识链接】

人工破膜术适应证：①怀疑胎儿窘迫时，根据羊水量、颜色、性状及有无胎粪，结合胎心、胎动情况判断胎儿宫内状况并予以处理；②产程延长或停滞，无明显头盆不称或胎位异常者；③宫口开全后胎膜仍未自然破裂者。

人工破膜术禁忌证：有明显头盆不称、产道梗阻、横位、初产妇臀位等情况；估计经阴道分娩有困难者；脐带先露；血管前置。

【操作考核评分标准】

人工破膜技术操作考核评分标准见表 3-20。

表 3-20　人工破膜技术操作考核评分标准

年 / 班级：　　　　　　　学号：　　　　　　　姓名：　　　　　　　得分：

项目	内容	分值	评分等级				得分
			A ×1.0	B ×0.8	C ×0.6	D ×0.4	
操作前 (20分)	环境评估	5					
	产妇评估	5					
	助产士准备	5					
	物品准备	5					
操作中 (60分)	核对并解释操作目的	5					
	协助取合适体位	5					
	听诊胎心	5					
	产科外阴消毒，垫消毒单	10					
	阴道检查	5					
	低位破膜	15					
	破膜后阴道检查、听胎心	10					
	更换垫单，协助取舒适体位	5					
操作后 (20分)	告知羊水及胎心情况，健康教育	5					
	记录破膜时间、胎心及羊水情况	5					
	操作熟练	5					
	产妇及家属满意	5					

【操作录像】

操作录像 3-19：人工破膜技术

【综合考核案例】

综合考核案例 3-6：第二产程护理综合考核案例

操作录像 3-19 与综合考核案例 3-6　请扫描二维码

（唐惠艳　金子环）

二十、缩宫素引产技术

缩宫素的主要作用在于选择性兴奋子宫平滑肌，增强子宫收缩力及收缩频率，保持生理水平的有效宫缩，为常用的催、引产方法。

实训目标
通过本项技术操作规程的学习，学生应能够：
1. 描述缩宫素引产的目的和注意事项。
2. 解释缩宫素引产的适应证和禁忌证。
3. 运用缩宫素引产技术，保持生理水平的有效宫缩。
4. 遵循医德规范及医学伦理原则，表现出对孕妇的责任心、爱心和同理心。

【临床情境】

孕妇，李女士，28岁，已婚，妊娠 40^{+6} 周 G_1P_0，因不规律下腹痛，阴道血性分泌物于2020年12月5日6：00入院。体检：体温36.7℃，脉搏84次/分，BP 115/70 mmHg，胎心率148次/分，骨盆外测量为25-28-19-9，胎儿体重约为2 800 g。于7：00出现规律宫缩，宫缩25 s/5～6 min，胎膜自然破裂，阴道检查宫口开大2 cm，头先露，S^{-2}，LOA。11：00宫缩30 s/4～5 min，查宫口开大6 cm，S^0，12：00宫缩30 s/4～5 min，查宫口开大6 cm，S^0。**请思考**：此时助产士应对孕妇实施哪项处理？

【目的】

通过人工方法诱发有效子宫收缩加速产程进展，实现阴道分娩。

【操作程序】

1. 操作前准备

（1）环境评估：舒适、安全、温暖。

（2）产妇评估：评估产妇宫颈条件是否成熟，有无禁忌证，即 Bishop 评分＞7分，无羊水过少、胎儿窘迫等禁忌证的情况下使用。

（3）助产士准备：着装整洁，洗手，戴口罩。

（4）物品准备：2%聚维酮碘、75%乙醇、无菌棉签、生理盐水注射液、缩宫素、多普勒胎心仪（胎心监护仪）、耦合剂、血压计。

2. 操作步骤

（1）操作前检查：听胎心，测量产妇血压；核对，向产妇解释操作目的。

（2）留置针建立静脉通道：生理盐水注射液500 ml中加入缩宫素2.5 U，摇匀药液，起始滴速一般为4～5滴/分（1～2 mU/min）。

（3）调节滴速：观察宫缩情况，每15～30 min调整一次滴速，每次增加1～2 mU/min（4～5滴/分）为宜，最大滴速不超过60滴/分（20 mU）；诱发有效宫缩，即3次/10分，每次宫缩持续30～60 s，后行OCT监护（本章第四项技术），了解胎儿耐受情况。

（4）宣教：告知产妇缩宫素静滴的过程中，勿随意调节滴速，如有便意感、强烈腹痛、呼吸困难等不适须及时告知护士。

（5）记录：在产程观察记录单上记录缩宫素的浓度、剂量、滴速、宫缩及胎心等情况。

（6）整理用物，分类处理，洗手。

3. 操作后评价

（1）缩宫素滴速调节适宜，维持生理水平的有效宫缩。

（2）产妇知晓不能随意调节滴速，如有不适及时告知助产士。

（3）产妇及家属对操作过程满意。

【注意事项】

1. 专人观察宫缩强度、频率、持续时间及胎心变化，及时记录，调好宫缩后行胎心监护。

2. 警惕过敏反应。

3. 禁止肌内注射、皮下注射、穴位注射及鼻黏膜用药。

4. 用量不宜过大，宫缩过强及时停用缩宫素，必要时使用宫缩抑制剂，再次使用时剂量减半。

5. 缩宫素引产成功率与宫颈成熟度、孕周、胎先露高低有关。如连续使用2日，仍无明显进展，应改用其他方法引产。

【知识链接】

缩宫素引产适应证：①妊娠41周及以上的孕妇；②各种妊娠合并症或并发症需提前终止妊娠，且无阴道分娩禁忌证者；③胎膜早破：足月或近足月妊娠胎膜早破需要终止妊娠而未临产者；④因胎儿及其附属物因素，如FGR、死胎、羊水过少等需要终止妊娠者。

缩宫素引产禁忌证：①绝对禁忌证：存在骨盆、胎位异常等明显头盆不称因素，不能经阴道分娩者；软产道异常，如未经治疗的疱疹感染活动期等急性生殖道感染性疾病、宫颈浸润癌等不能经阴道分娩者；孕妇患严重合并症或并发症，不能耐受阴道分娩者；因胎儿附属物异常不能经阴道分娩者，如完全性及部分性前置胎盘或前置血管，严重胎盘功能不良，脐带先露或脐带隐性脱垂等。②相对禁忌证：具备阴道分娩条件的臀位；羊水过多；多胎妊娠；经产妇分娩次数≥5次者。

【操作考核评分标准】

缩宫素引产技术操作考核评分标准见表3-21。

表 3-21 缩宫素引产技术操作考核评分标准

年 / 班级：　　　　　　　学号：　　　　　　　姓名：　　　　　　　得分：

项目	内容	分值	评分等级				得分
			A ×1.0	B ×0.8	C ×0.6	D ×0.4	
操作前 (20 分)	环境评估	5					
	产妇评估	5					
	助产士准备	5					
	物品准备	5					
操作中 (60 分)	操作前检查	10					
	留置针建立静脉通道	20					
	调节滴速	20					
	宣教	10					
操作后 (20 分)	记录日期，时间，缩宫素滴注剂量、滴速及宫缩、胎心等	5					
	整理用物，分类处理，洗手	5					
	操作熟练	5					
	孕妇及家属满意	5					

【操作录像】

操作录像 3-20：缩宫素引产技术

操作录像 3-20　请扫描二维码

（唐惠艳　金子环）

二十一、会阴组织评估技术

会阴是指阴道口与肛门之间的楔形软组织，厚 3~4 cm，又称会阴体。由外向内为皮肤、皮下脂肪筋膜，部分肛提肌和会阴中心腱（会阴浅横肌、会阴深横肌、球海绵体肌及肛门外括约肌等）。妊娠期会阴部组织变软，伸展性大，利于分娩。待产妇分娩时需评估会阴是否有水肿、炎症、白斑及瘢痕；会阴体伸展长度及弹性度；会阴是否有损伤的可能及损伤的程度，判断是否需要行会阴切开术。

实训目标
通过本项技术操作规程的学习，学生应能够：
1．描述会阴体特征。
2．阐释胎儿大小估计方法。
3．运用会阴组织评估技术判断是否需要实施会阴切开术。
4．关心、体贴产妇，有同理心；与产妇沟通时语言文明，态度和蔼。

【临床情境】

韩女士，28 岁，孕 39^{+2} 周 G_1P_0，产前检查 11 次无异常，预测胎儿体重为 3 500 g，目前宫口开全，已破膜，羊水清，宫缩间隔 2~3 min，持续 50 s，胎心音 140 次 / 分，胎头拨露 2~3 cm，准备上台接产。**请思考：该产妇是否需要行会阴切开术？**

【目的】

评估会阴局部情况，结合胎儿预测体重，判断是否需要行会阴切开术。

【操作程序】

1．操作前准备
（1）环境评估：舒适、安全、温暖，保护待产妇隐私（必要时屏风遮挡）。
（2）产妇评估：评估产程进展情况，胎儿宫内状况，了解第一产程经过与处理，评估会阴局部情况，结合胎儿预测体重，判断是否需要外阴切开术。
（3）助产士准备：着装整洁，戴口罩、帽子，外科手消毒。
（4）物品准备：无菌手套、无菌棉球、无菌镊子。
2．操作步骤
（1）解释操作目的，告知配合方法，取得合作。
（2）协助产妇取仰卧位，两腿屈曲分开。
（3）外阴检查：观察会阴是否有水肿、炎症、白斑及瘢痕。
（4）评估会阴体伸展长度：在胎头拨露 3~4 cm 时测量为宜。操作者用示指、中指和无名指横放于会阴部，以手指宽度测量，上缘（相当于会阴 6 点部位）至下缘（相当于肛门的 12 点部位）的长度，如伸展度达 6 cm 以上者，有利于分娩。

（5）评估会阴弹性度：在胎头拨露或着冠时观察：如无会阴水肿、无处女膜、阴道黏膜出血，皮肤色泽正常，表示弹性好；若向下向外牵拉会阴部组织，坚韧、阴道黏膜裂伤出血，会阴皮肤发亮或水肿，有细纹状破裂纹，表明弹性度差。

（6）整理用物，洗手，记录。

3．操作后评价

（1）准确评估会阴局部情况，及时发现异常。

（2）产妇及家属对分娩过程满意。

【注意事项】

1．会阴评估前，助产士应先测量自身手指的宽度，测量过程注意指导待产妇配合，避免用力过猛导致会阴严重裂伤。

2．评估是否需要行会阴切开术时，除了评估会阴条件外，还需要结合胎儿大小、胎儿宫内状况等进行综合评价。

【知识链接】

会阴的伸展性很大，妊娠后组织松软，会阴伸展度由正常状态 2~3 cm，在胎头拨露时可伸展 5~10 cm，利于阴道扩张和胎儿娩出。若会阴弹性好，在胎头拨露 3~4 cm 时，接产者用手（示、中）指插入先露与会阴之间向四周触摸胎头的顶骨，如顺利触摸到胎儿顶骨两侧的 4~5 cm，表明胎儿大小与阴道松紧度适应。

【操作考核评分标准】

会阴组织评估技术操作考核评分标准见表 3-22。

表 3-22　会阴组织评估技术操作考核评分标准

年 / 班级：　　　　　学号：　　　　　姓名：　　　　　得分：

| 项目 | 内容 | 分值 | 评分等级 | | | | 得分 |
			A ×1.0	B ×0.8	C ×0.6	D ×0.4	
操作前 (20 分)	环境评估	5					
	产妇评估	5					
	助产士准备	5					
	用物准备	5					
操作中 (60 分)	核对、解释	10					
	协助产妇取合适体位	10					
	外阴检查	10					
	评估会阴体长度	15					
	评估会阴弹性度	15					

续表

项目	内容	分值	评分等级 A ×1.0	B ×0.8	C ×0.6	D ×0.4	得分
操作后（20分）	整理用物，洗手，记录	5					
	操作熟练，手法正确	5					
	产妇无明显不适	5					
	人文关怀，爱伤观念	5					

【操作录像】

操作录像 3-21：会阴组织评估技术

操作录像 3-21　请扫描二维码

（金子环　周金萍）

二十二、会阴切开和缝合术

会阴切开术是最常用的产科手术，是在第二产程胎儿娩出时，为避免会阴严重裂伤，减轻盆底组织对胎头的压迫，缩短第二产程，加速分娩的手术。常用的切开方式有会阴侧斜切开术及正中切开术。临床上以前者为多见。

实训目标
通过本项技术操作规程的学习，学生应能够：
1. 描述会阴切开术的适应证。
2. 阐释阴部神经阻滞麻醉及局部皮下浸润麻醉操作方法。
3. 在模型上模拟会阴侧斜切开术及缝合术。
4. 关心、体贴产妇，有同理心。
5. 遵循医学伦理原则，工作责任心强，有慎独精神。

【临床情境】

陈女士，27岁，孕 38^{+3} 周 G_1P_0，B超示胎儿双顶径为 97 mm，预测胎儿估重为（$3\,700\pm500$）g，骨盆外测量正常，第一产程进展顺利，2小时前宫口开全，胎先露为头 S^{+2}，宫缩间隔 $1\sim2$ min，持续 50 s，胎头可触及 3 cm×3 cm 的产瘤，胎心音 130 次/分，助产士备齐物品，准备接产。**请思考：**该产妇是否需要行会阴切开术？需要从哪些方面去评估？

【目的】

1. 避免会阴严重裂伤。
2. 各种原因需要缩短第二产程。

【操作程序】

1. 操作前准备

（1）环境评估：舒适、安全、温暖，保护产妇隐私。

（2）产妇评估：产前检查结果、第一产程经过及处理、产程进展情况、会阴组织、胎儿宫内状况等。

（3）助产士准备：戴口罩、帽子，外科洗手，穿手术衣，戴无菌手套。

（4）物品准备：灭菌产包及消毒用品同接产用物（本章第十项技术）；侧切包内置会阴剪、止血钳、持针器、线剪、有齿镊子、治疗巾、纱布、缝合丝线、可吸收缝合线、缝合针（三角针、圆针）、尾纱等；药品（2% 利多卡因 20 ml、0.9% 生理盐水）；20 ml 注射器（7 号长针头）。

2．操作步骤

（1）术前准备：产妇取膀胱截石位，外阴消毒，铺产包，术者穿手术衣、戴无菌手套（本章第十项技术）。

（2）麻醉：采用阴部神经阻滞麻醉及局部皮下浸润麻醉。

1）用 20 ml 注射器抽取 1% 利多卡因 20 ml，在左侧坐骨结节与肛门之间进针，皮内注射形成小皮丘。

2）左手中指、示指在阴道内触及左侧坐骨棘为定点，右手持针以水平方向向坐骨棘内下 1 cm 刺入，回抽无血液后，注入药物 10～15 ml 以阻滞阴部神经。

3）抽回长针至皮下（边退针边注射），在左侧大小阴唇皮下做扇形封闭注入药物 5 ml。

（3）会阴斜切开（以左侧斜切开为例）：当无宫缩时，术者左手中、示指伸入阴道与先露部之间，撑起左侧阴道壁，右手持会阴剪摆好位置，即会阴后联合中线向左侧 45°（会阴高度膨隆时为 60°～70°），宫缩时剪开会阴 3～5 cm。切开后用干纱布压迫切口止血，如有小动脉出血者，立即用 2-0 号可吸收肠线结扎止血。

（4）常规接产及助娩胎盘。

（5）缝合：胎盘、胎膜完整娩出后，检查宫颈、阴道及肛门括约肌有无损伤，再按解剖结构层次缝合。

1）用生理盐水冲洗会阴伤口，更换无菌手套，铺治疗巾。

2）阴道放入尾纱，以免宫腔血液流出影响视野。

3）缝合阴道黏膜：左手示、中指伸入阴道内撑开阴道壁，暴露阴道黏膜切口，用可吸收缝合线从切口顶端上方 0.5 cm 处（以防回缩血管漏缝合出血形成血肿）开始间断或连续缝合阴道黏膜至处女膜内缘处打外科手术结。

4）缝合肌层：用可吸收缝合线间断缝合肌层，不留死腔，止血彻底，防止穿透直肠黏膜。

5）缝合皮下脂肪：用可吸收缝合线间断缝合皮下脂肪。

6）缝合皮肤：用 1 号丝线间断缝合皮肤，松紧度适宜，以免水肿后缝线嵌入组织，也可用可吸收线皮内缝合。

7）缝合后处理：取出尾纱，检查阴道是否有纱布遗留，检查阴道黏膜顶端是否有空隙，肛门检查有无肠线穿透直肠（若有，需拆除重新缝合），协助产妇取舒适体位。

（6）健康教育：保持外阴清洁，勤换会阴垫，一般取侧切口对侧卧位或平卧位。常规会阴伤口护理，5 日后拆线（皮肤外缝线）。

（7）整理用物、分类处理，洗手，记录。

3．操作后评价

（1）外阴切口按解剖层次缝合，松紧度适宜，对合完好，止血彻底，无缝线穿透直肠。

（2）产妇及家属对分娩过程满意。

【注意事项】

1．切开时间不宜过早，预计胎儿娩出前 5～10 min 或胎头拨露 3～4 cm 时为宜。

2．剪刀与皮肤垂直，一次全层剪开，黏膜与皮肤切开一致。

3．如为手术助产，应先导尿后再行会阴切开。

4．缝合时进针与出针夹角呈 90°以复原组织关系，各层缝线进针位置应错开，注意不留死腔，针距约 1.0 cm，对称缝合，恢复解剖关系。

【知识链接】

会阴切开术主要有两种常用类型：①会阴侧切术，自会阴后联合中线向左（右）侧方向 45°剪开会阴。切断组织包括阴道黏膜、球海绵体肌、会阴浅（深）横肌、部分肛提肌及其筋膜，适用于会阴条件不良避免会阴严重裂伤、阴道助产（胎头吸引术、产钳术、臀位牵引术）及缩短第二产程，加速产程进展。优点是切口不易伤及直肠，缺点是出血较多，临床常用左侧斜侧切术。②会阴正中切开术，沿会阴后联合中线垂直剪开。切断组织包括阴道黏膜、处女膜环、舟状窝、阴唇系带、球海绵体肌、会阴体及会阴皮肤。适用于会阴体较长，与助产士配合的产妇。优点是剪开组织少，出血不多，易缝合，术后愈合好。缺点是易发生切口延长，造成会阴重度裂伤，损伤肛门括约肌。

【操作考核评分标准】

会阴切开和缝合术操作考核评分标准见表 3-23。

表 3-23 会阴切开和缝合术操作考核评分标准

年 / 班级： 学号： 姓名： 得分：

项目	内容	分值	评分等级 A ×1.0	B ×0.8	C ×0.6	D ×0.4	得分
操作前（20分）	环境评估	5					
	产妇评估	5					
	助产士准备	5					
	用物准备	5					
操作中（60分）	术前准备	10					
	麻醉	10					
	会阴左斜切开	10					
	常规接产及助娩胎盘（口述）	10					
	缝合	10					
	健康教育	10					
操作后（20分）	用物分类处理，洗手，记录	5					
	按层次缝合，无肠线穿透直肠	5					
	产妇及家属对分娩过程满意	5					
	人文关怀，爱伤观念	5					

【操作录像】

操作录像 3-22：会阴切开和缝合术

操作录像 3-22   请扫描二维码

（金子环   周金萍）

二十三、软产道裂伤缝合术

分娩过程中产妇软产道（子宫下段、宫颈、阴道、盆底及会阴等）及邻近器官（膀胱、直肠）均可发生损伤，常见会阴阴道裂伤、宫颈裂伤等。

实训目标

通过本项技术操作规程的学习，学生应能够：

1. 描述会阴、阴道裂伤的分度。
2. 解释会阴、阴道裂伤术后并发症及处理。
3. 运用软产道裂伤缝合技术，及时修复裂伤部位，达到解剖和功能上的恢复。
4. 遵循医学伦理原则，尊重、关心产妇，有同理心。

【临床情境】

产妇，赵女士，26 岁，已婚，宫内孕 40 周 G_1P_0，因不规律下腹痛、阴道血性分泌物于 2020 年 11 月 5 日 6：00 入院。体检：T 36.5℃，脉搏 80 次 / 分，BP 120/80 mmHg，胎心 140 次 / 分，估计胎儿体重为 3 500 g。阴道检查宫口开大 1 cm，宫颈管消失，头先露，S^{-3}，LOA。产妇于 11：00 出现规律宫缩，宫口开大 3 cm。13：00 宫口近开全，宫缩频繁、强度高，13：30 顺娩一女性活婴，随即产妇阴道有较多鲜红色血液流出，助产士检查软产道，宫颈 9 点处裂伤，且会阴部皮肤及其皮下组织和阴道黏膜有撕裂，出血较多。**请思考：**针对该产妇的检查结果，下一步该如何处理？评估会阴裂伤分度。

【目的】

1. 修复宫颈、阴道及会阴等裂伤部位，达到解剖和功能上的恢复。
2. 及时处理断裂的血管和生殖道血肿，防止软产道损伤所致出血。

【操作程序】

1. 操作前准备

（1）环境评估：舒适、安全、温暖，保护产妇隐私。

（2）产妇评估：评估裂伤部位，有无活动性出血。

（3）助产士准备：着装整洁，外科刷手，戴口罩帽子，穿手术衣，戴无菌手套。

（4）物品准备：同会阴切开缝合术（本章第二十二项技术），另备阴道拉钩、无齿卵圆钳、冷光源。

2. 操作步骤

（1）向产妇解释操作目的，以取得配合。

（2）取膀胱截石位，常规会阴消毒。

（3）操作者穿手术衣、戴无菌手套，铺消毒巾，双人清点纱布。

（4）缝合方法

1）宫颈裂伤：①评估：用阴道拉钩充分暴露宫颈，环形检查1周，检查裂伤部位及程度。裂口多为纵行，常发生在3点、9点处，宫颈裂伤<1 cm且无活动性出血可不做处理，有活动性出血者应行缝合术。②缝合：两把卵圆钳夹于裂口两侧，暴露出裂口顶端，在裂伤的顶端上方0.5~1 cm处缝合第一针，用2-0可吸收线向子宫颈外口做连续或间断缝合。最后1针应距裂伤的子宫颈外口端0.3~0.5 cm，以免产后子宫颈回缩后出现子宫颈口狭窄。

2）阴道、会阴裂伤：①评估：胎儿、胎盘娩出后，用阴道拉钩充分暴露阴道，检查会阴、两侧阴道沟、阴道穹隆、肛门括约肌及宫颈等部位有无裂伤、程度及活动性出血情况；局部麻醉同会阴切开缝合术（本章第二十二项技术）。②缝合：I度裂伤缝合：可吸收肠线连续或间断缝合阴道黏膜；丝线间断缝合皮肤或可吸收肠线皮内包埋缝合。若阴蒂、尿道口周围、大小阴唇皮肤黏膜的裂伤口小，无出血，可不缝合；II度裂伤缝合：充分暴露伤口，按解剖结构层次缝合，方法同会阴切开缝合术（本章第二十二项技术）；III度、IV度裂伤缝合：报告医师，由产科医师或泌尿肛肠外科专科医师缝合。③缝合后检查：肛门指检有无肠线穿透直肠黏膜，如有应予以拆除，重新缝合，避免发生肠瘘；取出阴道内带尾纱的纱布，检查伤口有无出血或血肿。④擦净会阴部血渍，消毒伤口。

（5）清点纱布和器械数目。

（6）安置产妇，清理用物，分类处理。

（7）脱手套，洗手，记录。

3．操作后评价

（1）产妇无不适感。

（2）宫颈、阴道、外阴裂伤修复完整，无出血，直肠壁无缝线穿过。

（3）产妇对操作过程满意。

【注意事项】

1．进行软产道检查，由内及外充分暴露伤口，按解剖关系将裂口对合整齐，逐层进行修复。

2．彻底止血，不留死腔，应在阴道黏膜裂口顶端上方0.5 cm处开始缝合。

3．缝线不宜过紧、过密，针距应在1 cm左右。

4．注意无菌操作，术毕常规肛查，如发现肠线穿透直肠必须拆除重缝，以免发生肠瘘。

5．III度、IV度裂伤修复后，应告知术后注意事项：①会阴裂伤缝合需进食富含营养、无渣流质饮食。根据伤口愈合情况决定后续饮食种类。②产后避免排便，需使用大便软化剂，术后严禁灌肠或放置肛管。③注意保持会阴部清洁，勤换会阴垫，预防感染。④取健侧卧位休息，出现会阴部跳痛、压痛明显，坐位困难及时告知医护人员。

6．术后感染是影响III度、IV度裂伤修复愈合成功的主要因素，应定时行会阴擦洗及伤口护理，保持伤口清洁，遵医嘱应用抗生素，预防感染。

【知识链接】

1. 会阴裂伤分度：①Ⅰ度裂伤：会阴部皮肤和（或）阴道黏膜撕裂，出血不多。②Ⅱ度裂伤：会阴部皮肤及其皮下组织和（或）阴道黏膜撕裂，常累及会阴浅、深横机，也可深达肛提肌及筋膜，Ⅱ度裂伤常沿两侧阴道沟向上延伸，使裂伤呈蹄形，出血较多。③Ⅲ度不完全撕裂：Ⅱ度裂伤基础上，肛门括约肌筋膜及直肠前壁撕裂；Ⅲ度完全撕裂：Ⅱ度裂伤基础上，肛门括约肌完全撕裂，出血较多。④Ⅳ度撕裂：Ⅲ度完全撕裂基础上，撕裂累及直肠阴道壁、直肠壁及黏膜。

2. 会阴裂伤常见并发症及处理：①会阴血肿：冰敷止血，必要时行血肿切开排出积血。②感染：遵医嘱治疗，加强护理。③愈合不良：对症处理，促进愈合。④功能受损：麻醉下行手术修复，重建功能。

【操作考核评分标准】

软产道裂伤缝合术操作考核评分标准见表 3-24。

表 3-24　软产道裂伤缝合术操作考核评分标准

年 / 班级：　　　　　　学号：　　　　　　姓名：　　　　　　得分：

项目	内容	分值	评分等级				得分
			A ×1.0	B ×0.8	C ×0.6	D ×0.4	
操作前 (20分)	环境评估	5					
	产妇评估	5					
	助产士准备	5					
	物品准备	5					
操作中 (60分)	向产妇解释取得合作	5					
	取膀胱截石位，常规外阴消毒	10					
	操作者穿手术衣，戴手套，铺消毒巾，双人清点纱布	10					
	宫颈、阴道、会阴裂伤缝合	30					
	清点纱布（尾纱）和器械数目	5					
操作后 (20分)	安置产妇	5					
	整理用物，洗手，记录	5					
	操作熟练，动作轻柔	5					
	产妇满意	5					

【操作录像】

操作录像 3-23：软产道裂伤缝合术

操作录像 3-23 请扫描二维码

（唐惠艳 金子环）

二十四、臀位助产术

臀位助产术是指胎儿下肢及臀部自然娩出至脐部后，助产者按臀位分娩机制用手法协助胎肩、胎头的娩出。

实训目标

通过本项技术操作规程的学习，学生应能够：

1. 描述臀先露择期剖宫产的指征。
2. 阐释臀位分娩机制（以骶右前位为例）。
3. 在模型上模拟臀先露阴道分娩接产（臀位助产术）。
4. 关心、体贴产妇，有同理心。
5. 遵循医学伦理原则，工作责任心强，有慎独精神。

【临床情境】

李女士，28 岁，孕 40 周 G_2P_1，计划分娩入院。骨盆正常，阴道检查：宫颈管已消失，宫口开大 0.5 cm，胎先露为臀，B 超提示胎儿为混合臀位，预测胎儿体重为 3 200 g，孕妇 2 年前顺产一足月男性活婴。目前无宫缩，胎膜未破，胎心音 136 次 / 分，**请思考**：该孕妇可否行阴道试产？需要从哪些方面去评估？

【目的】

协助胎儿娩出，降低母婴并发症的发病率及死亡率。

【操作程序】

1. 操作前准备

（1）环境评估：舒适、安全、温暖。

（2）产妇评估：阴道检查产道有无异常、宫口是否开全、臀位类型、胎方位及有无脐带脱垂、胎儿宫内状况等。

（3）助产士准备：戴口罩、帽子，外科洗手，穿手术衣、戴无菌手套。

（4）物品准备：接产包内置物品同接产用物（本章第十项技术），侧切包内置物品同会阴侧切术（本章第二十二项技术）后出头产钳（必要时）及新生儿复苏器材和药品。

2. 操作步骤

（1）术前准备：产妇取膀胱截石位，常规消毒外阴，铺产单，导尿，阴道检查，双侧阴部神经阻滞麻醉后行会阴侧切术。

（2）助产步骤

1）堵臀：自阴道口见胎儿下肢或胎臀显露时，用消毒治疗巾盖住阴道口，宫缩时用手掌抵住，着力点放在会阴体部，宫缩间歇放松，防止胎足或胎臀过早脱出，利于充分扩张软产道，使宫口开全。

2）娩出胎臀：当宫口开全，胎臀降至阴道口，宫缩时感到冲击力较大，松开手掌，胎儿臀部即自然娩出。

3）娩出胎儿下肢及躯干：用治疗巾裹住胎臀及下肢，双手拇指置于胎儿臀部，其余四指放于臀部侧方，向后下方向轻轻牵引和旋转，使下肢和臀部相继娩出。肋缘、肩胛显露，注意避免挤压胎腹，以防内脏损伤。

4）娩肩及上肢：脐部娩出后，将脐带轻轻向外牵拉数厘米以免损伤。双手握住胎臀，将胎背逆时针方向旋转 180°，同时向下牵引，使前肩及上肢从耻骨弓下娩出，同法将胎背顺时针方向旋转娩出后肩及上肢。

5）娩出胎头：双肩及上肢娩出后，将胎背转向正前方，助手在耻骨联合上压迫胎头，使胎头俯屈，术者将胎体骑跨在左前臂上，左手的示指和环指放在胎儿的颧骨上，不能伸入口中，防止引起上颌骨骨折，另一手中指放于胎儿枕部，示指和环指放于胎儿双肩及锁骨上（不可放于锁骨上窝，以免损伤臂丛神经），沿产轴向下牵引胎头，当胎头枕部达耻骨弓下时，逐渐将胎体上举，以枕部为支点使胎儿下颏、口、鼻、额及顶部相继娩出。

6）若出头困难可用后出头产钳助产。

（3）常规助娩胎盘及检查软产道，缝合侧切伤口。

（4）整理用物、分类处理，洗手，记录。

3．操作后评价

（1）新生儿无窒息、无新生儿股骨、肱骨及锁骨骨折、臂丛神经损伤及颅内出血。

（2）母亲产道损伤小，产后出血 < 300 ml。

【注意事项】

1．狭窄骨盆、软产道异常、胎儿体重大于 3 500 g、胎儿窘迫、妊娠合并症、高龄初产、有难产史、不完全臀先露等均不宜臀位助产。

2．有以下情况，估计臀位分娩有困难时，应及早行剖宫产：①宫缩乏力，产程进展缓慢。②胎儿窘迫。③脐带脱垂胎儿尚存活，能适时进行剖宫产者。④宫口开全后先露位置仍高。

3．从胎儿脐部娩出到胎头娩出时间一般应控制在 8 min 内，以免新生儿窒息而死亡，估计胎头娩出有困难时，及早应用产钳助产。

4．胎头娩出时，遵循分娩机制进行，避免暴力牵拉。

5．新生儿出生后常规检查有无股骨、肱骨、锁骨骨折，臂丛神经损伤及颅内出血。

【知识链接】

分娩机制（骶右前位）：①胎臀娩出，临产后，胎臀以粗隆间径衔接于骨盆入口右斜径，骶骨位于右前方。胎臀逐渐下降，前髋抵达骨盆底遇到阻力后，向母体右前方 45° 内旋转，位于耻骨联合后方，粗隆间径与母体骨盆出口前后径一致。胎臀继续下降，胎体稍侧屈以适应产道弯曲度，后髋从会阴前缘娩出，胎体稍伸直，前髋从耻骨弓下娩出，双腿、双足娩出，胎臀及双下肢娩出后，胎体外旋转使胎背转向右前方。②胎肩娩出，胎体行外旋转的同时，胎儿双肩径衔接于骨盆入口右斜径或横径并下降，双肩达骨盆底时，前肩向右旋转 45° 转至耻骨弓下，此时，双肩径与骨盆出口前后径一致，胎体侧屈使后肩及后上肢从会阴前缘娩出，随后前肩及前上肢从耻骨弓下娩出。③胎头娩出，当胎肩通过会阴时，胎头矢状缝衔接于骨盆入口左斜径或横径并继续下降，胎头俯屈。枕骨达骨盆底时，胎头向母体左前方旋转 45°，使枕骨朝向耻骨联合，胎头继续下降，当枕骨下凹达耻骨弓下时，以此为支点，颏、面及额部相继自会阴前缘娩出，随后枕部自耻骨弓下娩出。

【操作考核评分标准】

臀位助产术操作考核评分标准见表 3-25。

表 3-25　臀位助产术操作考核评分标准

年 / 班级：　　　　　　　学号：　　　　　　　姓名：　　　　　　　得分：

项目	内容	分值	评分等级				得分
			A ×1.0	B ×0.8	C ×0.6	D ×0.4	
操作前 (20 分)	环境评估	5					
	产妇评估	5					
	助产士准备	5					
	用物准备	5					
操作中 (60 分)	术前准备	5					
	堵臀	5					
	娩出胎臀	10					
	胎儿下肢及躯干娩出	10					
	娩肩	10					
	娩头	10					
	常规助娩胎盘及缝合伤口	10					
操作后 (20 分)	用物分类处理，洗手，记录	5					
	人文关怀，爱伤观念	5					
	新生儿无窒息等产伤	5					
	母亲产道损伤小，产后出血不多	5					

【操作录像】

操作录像 3-24：臀位助产术

操作录像 3-24　请扫描二维码

（金子环　周金萍）

二十五、胎头吸引术

胎头吸引术是将胎头吸引器置于胎头上，再用注射器吸出吸引器内的空气形成负压后吸住胎头，通过牵引，在宫缩的配合下娩出胎头。常用的胎头吸引器有金属锥形、牛角形、扁圆形及硅胶钟形等；由胎头端、牵引手柄、吸引管构成。适用于产妇合并异常情况需缩短第二产程，宫缩乏力第二产程延长，胎儿窘迫，持续性枕横、后位内旋受阻，但需具备以下条件可行胎头吸引术：头先露、存活胎儿、无头盆不称、宫口已开全、胎膜已破裂。

实训目标

通过本项技术操作规程的学习，学生应能够：

1. 描述持续性枕横位、枕后位的诊断要点。
2. 阐释阴道检查胎儿耳屏位置、方向与判断胎位的关系。
3. 运用胎头吸引技术，协助完成异常分娩接产。
4. 关心、体贴产妇，有同理心。
5. 遵循医学伦理原则，工作责任心强，有慎独精神。

【临床情境】

赵女士，28岁，妊娠40周G_1P_0，枕先露，宫口开全2小时后发现胎心增快至160~180次/分，可恢复，反复多次，宫缩间隔3 min，持续30~40 s，产妇疲乏。阴道检查：胎膜已破，胎头S^{+3}，小囟门在5点处，胎位LOP，骨盆条件尚可。**请思考：**作为助产士，应如何协助待产妇完成分娩？

【目的】

1. 缩短第二产程，帮助产妇顺利完成阴道分娩。
2. 降低母婴并发症的发病率及死亡率。

【操作程序】

1. 操作前准备

（1）环境评估：舒适、安全、温暖。

（2）产妇及胎儿评估：头盆评分、宫缩情况、胎方位、胎头位置、胎膜是否破裂、膀胱是否排空、胎儿大小及胎儿宫内状况等。

（3）助产士准备：戴口罩、帽子，外科洗手，穿手术衣、戴无菌手套。

（4）物品准备：胎头吸引器（包括吸头器、橡皮导管及抽吸器）或kiwi胎头吸引器，止血钳，接产包内置物品同接产（本章第十项技术），侧切包内置物品同会阴侧切术（本章第二十二项技术），新生儿辐射台、气管插管等复苏器材及抢救药品。

2. 操作步骤

（1）术前准备：向产妇及家属解释操作目的，取得配合；产妇排空膀胱或导尿；检查装置是否完整；再次阴道检查确认骨盆有无异常、胎头骨质部分已达坐骨棘以下、胎位情况。

（2）产妇取膀胱截石位，常规外阴消毒、铺产单。

（3）行双侧阴部神经阻滞麻醉、会阴侧切术。

（4）吸引

普通胎头吸引器

1）放置胎头吸引器：将吸引器头端及其边缘涂润滑油，以左手示、中指分开阴道后壁，右手持吸引器，将其头端下缘沿阴道后壁缓缓送入阴道内并与胎头顶端紧贴，避开囟门。

2）检查吸引器：以左手固定胎头吸引器，右手示、中指伸入阴道，沿吸引器周边检查一周，避免宫颈及阴道壁被吸入吸引器内。将胎头吸引器牵引柄与胎头矢状缝保持一致，作为旋转标志。

3）形成负压：用空针或吸引器（所需负压约为 400 mmHg）抽出空气 150~200 ml 形成负压，血管钳夹连接管，等待 2~3 min，使吸引器与胎头吸牢。

4）牵引与旋转吸引器：先试牵拉一下，确认有无漏气或滑脱。如胎儿枕位异常，可用吸引器旋转胎头至正常枕位。在宫缩时顺骨盆轴方向，按正常胎头分娩机制牵引，即先向外后牵引，胎头下降，会阴部有些膨隆时转为平牵，当胎头枕部露于耻骨弓下，会阴部明显膨隆时渐渐向上提牵。

5）取下胎头吸引器：待胎头双顶径娩出时，松开止血钳，解除负压，取下胎头吸引器，协助娩出胎儿。

kiwi 胎头吸引器

1）阴道指诊，找到"俯屈点"：测量吸杯需要放入的距离（中指指尖到中指指背与会阴后联合接触位置）避开囟门。

2）放置吸杯：左手的示、中指压住阴道后壁，右手拇指在吸杯背面，示指、中指在吸杯边缘，将吸杯轻柔地覆盖在胎头上，与吸杯连接的导管、手柄自然垂落。

3）调整吸杯：移动吸杯使之覆盖俯屈点，吸杯中心正对俯屈点，如导管标记指示尚未到达第一步所测距离时，应用两个示指沿着产轴向下按压到所测距离，切勿左右滑动。

4）加压并检查，形成负压：按压手掌泵使吸杯生成负压（最大为 600 mmHg，即指示器绿色区域上限），并检查母体组织，沿吸杯周边检查一周，避免宫颈及阴道壁被吸入吸杯内。将手柄与胎头矢状缝保持一致，作为旋转标志。

5）牵引与娩出：先试牵拉一下，确认有无漏气或滑脱。如胎儿枕位异常，可用吸杯旋转胎头至正常枕位。非牵引手拇指放在吸杯背面，示指放在胎头，防止吸杯滑落，在宫缩时顺骨盆轴方向，按正常胎头分娩机制牵引，即先向外后牵引（-45°），胎头下降，会阴部有些膨隆时转为平牵（0°），当胎头枕部露于耻骨弓下，会阴部明显膨隆时渐渐向上提牵（+45°）（吸杯与导管处于 90°角）。

6）取下胎头吸引器：待胎头娩出后，按压负压释放按钮，使胎杯脱离胎头，然后按照常规协助娩出胎儿。

（5）常规助娩胎盘及检查软产道，缝合侧切伤口。

（6）整理用物、分类处理，洗手，记录。

3．操作后评价

（1）新生儿顺利娩出，产妇及新生儿无严重并发症。

（2）产妇及家属对操作过程满意。

【注意事项】

1．牵拉胎头吸引器前，检查吸引器有无漏气。吸引器负压要适当，过大容易使头皮受损，压力不足容易滑脱；如有滑脱可重新放置。但不超过 2 次，否则应立即改用产钳助产。

2．牵引时间一般为 10～15 min，5 次有效宫缩之内。

3．术后仔细检查软产道有无损伤。

4．胎儿娩出后给予维生素 K_1 肌内注射，预防颅内出血。

【知识链接】

判断胎方位的方法：①触摸胎头颅缝法：右手沿骶凹进入阴道，示指及中指触摸胎头颅缝，如颅缝呈"十"字形，则为大囟门，小囟门为"人"字形。但产程较长时，胎头水肿，颅骨重叠变形，颅缝不易查清。②触摸胎耳法：右手伸入阴道较高位，以示指及中指触摸及拨动胎儿耳廓，耳廓边缘所在方向为枕骨的方向。因胎儿耳廓柔软，一定要仔细辨认耳轮、耳孔及耳根，方可确定胎方位。

【操作考核评分标准】

胎头吸引术操作考核评分标准见表 3-26。

表 3-26 胎头吸引术操作考核评分标准

年 / 班级： 学号： 姓名： 得分：

项目	内容	分值	评分等级				得分
			A ×1.0	B ×0.8	C ×0.6	D ×0.4	
操作前 （20 分）	环境评估	5					
	产妇及胎儿评估	5					
	助产士准备	5					
	用物准备	5					
操作中 （60 分）	术前准备	5					
	麻醉、会阴侧切术	5					
	放置胎头吸引器	10					
	检查吸引器形成负压	10					
	牵引与旋转吸引器	10					
	取下胎头吸引器	10					
	检查软产道，常规缝合会阴切口	10					

续表

项目	内容	分值	评分等级				得分
			A ×1.0	B ×0.8	C ×0.6	D ×0.4	
操作后（20分）	分类整理用物，洗手，记录	5					
	新生儿无窒息等产伤	5					
	母亲产道损伤小，产后出血不多	5					
	人文关怀，爱伤观念	5					

【操作录像】

　　操作录像 3-25：胎头吸引术

操作录像 3-25　请扫描二维码

（金子环　周金萍）

二十六、人工剥离胎盘术

胎盘滞留是指胎儿娩出 30 min 后胎盘仍未自行娩出者。人工剥离胎盘术是用手剥离，取出滞留于宫腔内胎盘的手术。

实训目标

通过本项技术操作规程的学习，学生应能够：

1. 描述胎盘滞留的原因。
2. 阐释产后出血原因的诊断要点。
3. 运用人工剥离胎盘技术，使滞留的胎盘完整娩出。
4. 关心、体贴产妇，有同理心。
5. 遵循医学伦理原则，工作责任心强，有慎独精神。

【临床情境】

唐女士，28 岁，孕 39^{+2} 周 G_2P_0，本次妊娠 11 周，曾因先兆流产住院治疗。现阴道分娩一女性活婴，胎盘 30 min 后尚未娩出，阴道流血不多。**请思考：**作为接产助产士应如何处理?

【目的】

协助胎盘娩出，减少产后出血。

【操作程序】

1. 操作前准备

（1）环境评估：舒适、安全、温暖。

（2）产妇评估：孕产史、本次妊娠史及经过、第一产程经过及处理、第二产程经过、新生儿娩出时间、阴道出血、宫口情况及产妇一般状况等。

（3）助产士准备：更换无菌手术衣及手套。

（4）物品准备：消毒液及无菌棉球、无菌镊子、无菌孔巾、无菌手套、无菌手术衣等。

2. 操作步骤

（1）向产妇解释操作目的，取得其合作，宫颈内口较紧者，必要时肌内注射阿托品 0.5 mg 及哌替啶 100 mg。

（2）术者更换手术衣及无菌手套。

（3）再次消毒外阴。

（4）术者右手手指并拢呈圆锥形沿脐带进入宫腔，摸到胎盘边缘，手掌面向胎盘母体面，手指并拢，以手掌尺侧缘缓慢将胎盘从边缘开始逐渐自子宫壁分离，左手紧握子宫底，协助按压。

（5）胎盘全部剥离后方可取出胎盘，并立即肌内注射缩宫素。

（6）检查胎盘、胎膜是否完整。

（7）整理用物、分类处理，洗手，记录。

3．操作后评价

（1）胎盘、胎膜完整娩出，无产后大出血。

（2）产妇及家属对操作过程满意。

【注意事项】

1．操作时动作轻柔，避免粗暴，尽量一次进入宫腔，不可多次进出，若感觉胎盘与子宫壁无明显界线时，可能是胎盘植入，不应强行剥离。

2．取出的胎盘应认真检查是否完整，若有缺损应行刮宫术。

3．术后必要时复查 B 超，确定有无宫腔残留。

4．术后给予抗生素、缩宫素治疗。

【知识链接】

胎盘植入是指胎盘绒毛在其所附着的部位与子宫肌层紧密连接，常易引起产时及产后出血、子宫破裂及感染等并发症，穿透性胎盘植入还可引起膀胱及直肠损伤。常见原因：①多次人工流产及宫腔感染等所致子宫内膜损伤。②剖宫产术、子宫肌瘤剔除术等手术，发生前置胎盘并发胎盘植入的概率增加。③胎盘附着于子宫下段、宫颈或子宫角等内膜菲薄部位，导致绒毛侵入宫壁肌层。④经产妇发生子宫内膜损伤及炎症的概率大，容易引起蜕膜发育不良而引发植入。

【操作考核评分标准】

人工剥离胎盘术操作考核评分标准见表 3-27。

表 3-27　人工剥离胎盘术操作考核评分标准

年 / 班级：　　　　　学号：　　　　　姓名：　　　　　得分：

项目	内容	分值	评分等级				得分
			A ×1.0	B ×0.8	C ×0.6	D ×0.4	
操作前 （20分）	环境评估	5					
	产妇评估	5					
	助产士准备	5					
	用物准备	5					
操作中 （60分）	指导产妇配合	5					
	更换手术衣、戴无菌手套	5					
	消毒会阴部	5					
	双手配合、剥离胎盘	5					
	协助胎盘完整娩出	10					

续表

项目	内容	分值	评分等级 A ×1.0	B ×0.8	C ×0.6	D ×0.4	得分
操作中 （60分）	检查胎盘	10					
	肌内注射缩宫素	10					
	检查胎盘胎膜	10					
操作后 （20分）	整理用物，洗手，记录	5					
	操作熟练、正确、动作轻柔	5					
	产后出血不多	5					
	人文关怀，爱伤观念	5					

【操作录像】

操作录像 3-26：人工剥离胎盘术

操作录像 3-26　请扫描二维码

（金子环　周金萍）

二十七、产钳助产术

产钳助产技术是利用产钳固定胎头并牵引,协助胎头下降及胎儿娩出的产科手术。根据手术时胎头位置,产钳助产术可分为高位、中位、低位及出口产钳助产术。目前常用低位及出口产钳助产术。

> **实训目标**
> 通过本项技术操作规程的学习,学生应能够:
> 1. 描述产钳助产术的目的及注意事项。
> 2. 列举产钳助产术的适应证和禁忌证。
> 3. 运用产钳助产术,协助完成异常分娩接产。
> 4. 遵循医学伦理原则,工作责任心强,有慎独精神。

【临床情境】

孕妇,孙女士,27岁,已婚,宫内孕40^{+1}周G_1P_0,因规律下腹痛2小时入院。体检:T 36.7℃,脉搏84次/分,BP 125/75 mmHg,胎心148次/分,宫缩30~40 s/4~5 min,估计胎儿体重为3 400 g。阴道检查宫口开大3 cm,头先露,S^{-3}。7小时后,宫口开全,S^{+3},小囟门在5点处,胎心率168次/分,宫缩50~60 s/1~2 min,羊水Ⅱ度污染,胎心监护显示频发晚期减速。**请思考:**该产妇的胎方位是什么?结合产程进展下一步该如何处理?

【目的】

缩短第二产程,帮助产妇顺利完成阴道分娩。

【操作程序】

1. 操作前准备

(1)环境评估:舒适、安全、温暖。

(2)产妇评估:评估产妇胎位、胎头下降情况、宫缩、胎心率、宫口扩张情况及精神状态,嘱排空膀胱。

(3)人员准备:助产士配合有经验的产科医生操作,戴口罩帽子、外科洗手、穿手术衣,戴无菌手套。

(4)物品准备:接产包内置物品同接产(本章第十项技术),侧切包内置物品同会阴侧切术(本章第二十二项技术),无菌产钳,石蜡油,新生儿辐射台、气管插管等复苏器材及抢救药品。

2. 操作步骤

(1)~(3)同胎头吸引术(本章第二十五项技术)。

（4）检查和润滑产钳：润滑产钳，助手扣合产钳左右叶、检查产钳的对合情况。

（5）放置产钳：放置左叶产钳法：术者左手以执笔式持产钳左叶，钳匙凹面朝胎头，右手润滑后四指并拢深入阴道左后壁与胎头之间，将产钳头顺右掌面与胎头之间缓缓送入阴道，当钳匙接近右手中指时，右手拇指承托产钳颈部，协助左手使钳叶向左侧盆壁滑动，直到达到胎头左耳廓处，使叶柄与地面平行，助手固定产钳保持原位。放置右叶产钳法：术者右手持右钳柄同前将右钳叶置于胎头右侧与左钳叶同一位置。

（6）合拢产钳：伸手入阴道内检查钳叶与胎头之间有无产道软组织或脐带，胎头矢状缝是否位于两钳叶中间，胎头后囟在产钳上缘一指处，扣合钳柄；如扣合仍有困难，则应取出产钳，再次检查胎方位后重新放置。

（7）牵引产钳：合拢钳柄后监测胎心，如无异常，宫缩时术者沿产轴方向向下、向外缓慢牵拉产钳，然后再平行牵拉，当胎头着冠后将钳柄向上提，使胎头仰伸娩出。

（8）取下产钳：当胎头双顶径越过骨盆口时，松开产钳，先取下产钳右叶，钳叶应顺胎头慢慢滑出，再用同法取出产钳左叶。然后按分娩机制牵出胎体，协助胎盘娩出。

（9）术后常规检查子宫颈、阴道壁及会阴切口，并予以缝合。

（10）整理用物、分类处理，洗手，记录。

3．操作后评价

（1）新生儿顺利娩出，产妇及新生儿无严重并发症。

（2）产妇对操作过程满意。

【注意事项】

1．应确认宫口开全，排空膀胱。术前需查清胎头位置并纠正胎头为正枕前或正枕后位。

2．产钳正式牵引前要试牵，牵引产钳时用力要均匀，不能将钳柄左右摇晃。

3．产钳牵引应该为间歇用力，待宫缩时牵引，同时配合产妇的屏气用力，可以增强牵引效果。

4．操作过程中要严密观察宫缩及胎心音变化；产钳合拢时要监测胎心音等。

5．术后注意观察产妇和新生儿的并发症。产妇可能出现的并发症有软产道损伤、产后出血等。新生儿并发症有面神经损伤、皮肤压痕和撕裂伤、眼部创伤、颅内出血、颅骨骨折、帽状腱膜下出血、神经损伤等。

【知识链接】

产钳助产术适应证：①因宫缩乏力，导致第二产程延长；②患有合并症或并发症及瘢痕子宫的产妇，需要避免屏气用力，缩短第二产程；③胎儿窘迫，需要紧急结束分娩；④胎头吸引助产失败后确认无明显头盆不称者；⑤臀位后出头困难者。

产钳助产术禁忌证：①骨盆狭窄或头盆不称；②宫口未开全或胎头未衔接，颏后位、额先露、高直位或其他异常胎位；③严重胎儿窘迫，估计短时间内不能经阴道分娩者。

产钳助产术和胎头吸引术比较，各自优缺点：①胎头吸引器牵引力小，产钳牵引力大且多能 1 次成功。紧急情况下需要较快娩出胎儿时，以产钳助产为宜。②产钳可以解决异常先露如臀位后出头困难。③胎头吸引器 2 次均失败后可改用产钳助产。④产助助产相对复杂，手术技巧要求高，而胎头吸引器操作相对简单，较易掌握。⑤孕周＜36 周不推荐使用胎头吸引器，而产钳助产几乎可用于所有孕周。

【操作考核评分标准】

产钳助产术操作考核评分标准见表3-28。

表 3-28   产钳助产术操作考核评分标准

年 / 班级：   学号：   姓名：   得分：

| 项目 | 内容 | 分值 | 评分等级 | | | | 得分 |
			A ×1.0	B ×0.8	C ×0.6	D ×0.4	
操作前 （20分）	环境评估	5					
	产妇评估	5					
	人员准备	5					
	物品准备	5					
操作中 （60分）	向产妇解释取得合作、外阴消毒、铺巾	5					
	阴道检查、建立静脉通路、会阴部麻醉	10					
	检查和润滑产钳	5					
	放置产钳	10					
	合拢产钳	10					
	牵引	10					
	取下产钳	5					
	术后常规检查	5					
操作后 （20分）	健康教育，指导产妇术后排尿	5					
	整理用物，洗手	5					
	记录产钳助产术过程、娩出时间	5					
	产妇满意	5					

【操作录像】

操作录像3-27：产钳助产术

操作录像3-27   请扫描二维码

（唐惠艳 金子环）

二十八、肩难产助产术

胎儿肩难产是指胎头娩出后，胎肩嵌顿于骨盆入口，停滞于耻骨联合后上方，用常规助产方法不能娩出胎儿双肩引起的难产。足月妊娠发生肩难产率为0.15%，其中胎儿体重超过4 000 g者发生率为正常体重胎儿的10倍。60%以上的肩难产发生在胎儿体重正常者，故肩难产是不可预测的。肩难产可引起胎儿产伤甚至死亡及母亲损伤，需提高警惕并于发生时及时处理。

实训目标

通过本项技术操作规程的学习，学生应能够：

1. 描述肩难产高危因素的评估。
2. 列举肩难产母婴并发症，阐释肩难产的急救处理流程。
3. 运用肩难产助产技术，帮助产妇顺利完成阴道分娩，保障母婴安全。
4. 遵循医学伦理原则，工作责任心强，有慎独精神。

【临床情境】

孕妇，赵女士，28岁，已婚，妊娠39^{+6}周G_1P_0，规律性阵痛1小时急诊入院。体检：骨盆正常，胎心音正常，胎儿估重为3 560±450 g，宫缩1 min/1~2 min，阴道检查宫口开大6 cm，头先露，S^0，ROA。产程进展迅速，2小时后宫口开大10 cm，S^{+3}。辅助检查：B超提示胎儿双顶径为95 mm。助产士备齐物品，上台接产。胎头拨露时比较缓慢，产瘤较大，宫缩间歇胎头回缩至阴道内较高位置；胎儿脸及下巴紧紧贴住会阴并回缩；轻轻牵拉胎肩不能娩出。**请思考**：该产妇出现了什么情况，应如何处理？

【目的】

借助助产技巧，协助娩出胎肩，帮助产妇顺利完成阴道分娩。

【操作程序】

1. 操作前准备

（1）环境评估：舒适、安全、温暖，保护产妇隐私。

（2）产妇及胎儿评估：评估产妇骨盆情况、预测胎儿体重、合并症、孕周、产程进展情况及既往肩难产史，识别有无乌龟征，嘱排空膀胱。

（3）人员准备：戴口罩帽子、外科洗手、穿手术衣，戴无菌手套。

（4）物品准备：接产包内置物品同接产用物（本章第十项技术）及新生儿复苏器材和药品。

2．操作步骤

（1）请求帮助：诊断肩难产后立即启动肩难产急救流程，增加援助人员，如新生儿科、产科及麻醉科医护人员。

（2）评估会阴条件：必要时行会阴侧切，增加必要的操作空间。

（3）常用方法

1）屈大腿法：协助产妇髋部屈曲，双手抱膝，使大腿压向腹部，以抬高耻骨联合，减小骨盆倾斜度，使腰骶段和脊柱弯曲度缩小，解除对胎肩的梗阻。

2）耻骨上加压法：助手在产妇耻骨联合上方触到胎儿前肩，在其后方持续或间断样用力，使胎儿的双肩径缩小帮助娩肩；同时助产者可以在阴道内旋转胎肩至与骨盆一致，协助娩出胎儿。

3）旋肩法：①Rubin法：助产者一手（通常右手）沿骶凹伸入阴道内，在胎儿前肩后方进入前肩的背侧，用力于肩胛骨，令肩内收并旋转胎肩从骨盆前后径至斜径上。②Woods法：助产者以示、中指伸入阴道，从前方进入后肩的前部，按Rubin的方向旋转后肩，常和Rubin手法配合使用，更易成功。③反向Woods法：由后肩胛的后方向前推动胎儿后肩，使胎肩旋转至骨盆斜径上。

4）牵后臂法：术者一手上托胎头使之紧贴耻骨联合，另一手沿阴道后壁骶凹处上滑，握住胎儿后臂往下达到肘部，使肘部弯曲至胸前，以洗脸式牵拉出后臂，后肩随即娩出。此时胎肩径已旋转至骨盆斜径上，牵引胎头使前肩入盆后即可娩出。

5）四肢着床位：协助产妇取四肢着床位，增加骨盆前后径，转动及重力作用有利于解除嵌顿，轻轻向下牵拉，娩出后肩。

6）其他方法（在上述方法都失败后才考虑使用）：胎儿锁骨切断法、耻骨联合切开术、胎头复位剖宫产法、后腋窝软绳牵出法等，具体操作方法不在本项技术讨论。

（4）检查新生儿有无骨折等产伤。

（5）整理用物，分类处理，洗手，记录。

3．操作后评价

（1）新生儿助娩成功，产妇及新生儿无严重并发症。

（2）产妇对操作过程满意。

【注意事项】

1．反复屈大腿会增加胎儿臂丛神经损伤风险，亦有导致产妇耻骨联合分离、暂时股神经病变等，因此操作中应避免产妇反复屈大腿及髋关节过度屈曲、外展。

2．处理肩难产操作中，增加腹压会加剧胎肩嵌顿，因此禁止对产妇按压宫底，同时嘱产妇停用腹压。

3．将产妇翻转成"四肢着床位"后，应迅速放低产床（或操作者用垫脚凳垫高）便于操作。当产妇反转后，后肩变成了前肩，避免对胎儿定向错误。

4．接产者的手应根据胎儿面胸部朝向选择左或右手进入产妇阴道助娩，否则操作困难，不易成功。

5．上述方法为肩难产处理的基本方法，排序为方便记忆，不是必须逐一完成的固定程序。各种处理方法的效果并无明确的优劣之分，操作者可按照本人最熟悉的操作进行。

【知识链接】

1. 肩难产高危因素评估：①产前高危因素：母亲肥胖或体重超过 85 kg、妊娠期糖尿病、过期妊娠、骨盆狭窄或畸形、既往有肩难产史，前次分娩有超过 4 000 g 的胎儿史，怀疑有巨大儿可能，应引起警惕。②产时高危因素：产程延长或停滞、使用胎吸或产钳助产。

2. 肩难产临床表现：①如胎头拨露时比较缓慢，产瘤较大，宫缩间歇胎头回缩至阴道内较高位置，胎头娩出胎儿面部较肥大，青紫，出现龟缩征（胎头回缩面部受压现象），若排除胸部和颈部畸形，可以确定为肩难产。②如胎头娩出后至少等待一次自然宫缩，若胎肩仍未自然娩出或未发生旋转，应怀疑有肩难产可能。

3. 肩难产助产术并发症及处理：①产后出血及会阴伤口感染：分娩后接生者应详细检查软产道，会阴伤口严重撕伤者，宜用聚维酮碘或甲硝唑注射液反复冲洗伤口，然后快速缝合伤口。保持会阴部清洁、预防感染。②子宫破裂：产妇出现腹部压痛，尤其是耻骨联合上，子宫下段形状不规则区域明显压痛，或出现子宫病理缩腹环。随病情进展，将出现全腹压痛、反跳痛、肌紧张、肠鸣音消失等腹膜刺激症状。一旦发生子宫破裂，应做好术前准备，尽快行剖腹探查术。③新生儿窒息：产时预测有或已经有肩难产发生时，应立即准备新生儿复苏，请儿科、麻醉科医生协助抢救，减少新生儿窒息的发生。④臂丛神经损伤：新生儿应由儿科医生进行详细查体，必要时请儿外科或骨科医师会诊，协助诊治。

【操作考核评分标准】

肩难产助产术操作考核评分标准见表 3-29。

表 3-29　肩难产助产术操作考核评分标准

年 / 班级：　　　　　　学号：　　　　　姓名：　　　　　　得分：

项目	内容	分值	评分等级				得分
			A ×1.0	B ×0.8	C ×0.6	D ×0.4	
操作前 (20分)	环境评估	5					
	产妇评估	5					
	人员准备	5					
	物品准备	5					
操作中 (60分)	请求帮助	5					
	评估会阴条件	5					
	屈大腿法	10					
	耻骨上加压法	10					
	旋肩法	10					
	牵后臂法	10					
	四肢着床位	10					
操作后 (20分)	检查新生儿	5					
	整理用物，洗手，记录	5					
	操作熟练，手法正确	5					
	产妇满意	5					

【操作录像】

操作录像 3-28：肩难产助产术

操作录像 3-28　请扫描二维码

（唐惠艳　金子环）

二十九、按摩子宫技术

加强宫缩是产后子宫收缩乏力所致出血最迅速、有效的止血方法。加强子宫收缩的方法有按摩子宫和应用宫缩剂。通过有节律地按摩子宫，可刺激子宫收缩，减少出血。

实训目标

通过本项技术操作规程的学习，学生应能够：

1．描述按摩子宫的目的和注意事项。

2．识别子宫收缩乏力的临床表现。

3．运用按摩子宫技术，帮助产妇加强宫缩，减少产后出血。

4．遵循医学伦理原则，工作责任心强，有慎独精神，关心、体贴产妇，有同理心。

【临床情境】

产妇，刘女士，28岁，已婚，妊娠39周 G_1P_0，自述下腹痛加剧4小时，门诊于10：00收入院。体检：BP 110/70 mmHg，骨盆正常，胎心134次/分。产妇于12：30自然破膜，羊水清，宫口开全，S^{+3}。13：00阴道分娩一正常男婴，体重3 000 g。13：10胎盘自然娩出，检查：BP 90/60 mmHg，脉搏90次/分，子宫软，轮廓不清，按压宫底阴道有较多暗红色血液流出。**请思考：**请评估产后出血量，如何处理？

【目的】

加强子宫收缩，预防和减少产后出血。

【操作程序】

1．操作前准备

（1）环境评估：舒适、安全、温暖，室温 26~28℃，保护产妇隐私。

（2）产妇评估：子宫收缩情况、阴道出血量及颜色、生命体征及精神状况。

（3）助产士准备：着装整洁，洗手，戴口罩。

（4）物品准备：无菌包内置治疗巾、孔巾各1块，弯盘、无齿镊或弯血管钳1把；无菌手套1副；清洁大浴巾1条；消毒垫巾1块；聚维酮碘棉球若干；无菌纱布若干。

2．操作步骤

（1）向产妇解释操作目的，取得其配合。

（2）协助产妇排空膀胱，取膀胱截石位。

（3）按摩子宫

1）腹壁单手按摩宫底：操作者用一手置于产妇腹部，拇指在子宫前壁，其余4指在子宫后壁，握住子宫底部，均匀而有节奏地按摩子宫。

2）腹壁双手按摩子宫：操作者一手在产妇耻骨联合上缘按压下腹中部，将子宫向上托起，另一手握住宫体，使其高出盆腔，在子宫底部有节律地按摩子宫。同时，双手配合间断用力挤压子宫，排出积存在子宫腔内的血块。

3）腹壁 - 阴道双手按摩子宫：常规外阴消毒，铺无菌巾，戴无菌手套；操作者一手进入产妇阴道，握拳置于阴道前穹隆，顶住子宫前壁，另一手在腹部按压子宫后壁，使宫体前屈，两手相对挤压子宫并均匀有节律地按摩。

（4）关注产妇的反应，询问产妇有无不适，并适时沟通交流。

（5）协助产妇取舒适卧位。

（6）整理用物，分类处理，洗手，记录。

3．操作后评价

（1）产妇生命体征稳定。

（2）产妇子宫轮廓清楚，硬，位置居中，宫底在脐下。

（3）产妇对操作过程满意。

【注意事项】

1．按摩子宫的手法应正确，用力均匀，同时应严密观察生命体征、子宫收缩、阴道出血情况。

2．按摩子宫前，应协助产妇排空膀胱，必要时行导尿术。

3．按摩持续时间视子宫收缩情况而定。

4．按摩子宫的同时，明确产后出血的原因，不可盲目按压，延误病情处理。

【知识链接】

评估产后出血量方法：①称重法：失血量 = [胎儿娩出敷料湿重（g）− 干重（g）] /1.05。②容器法：用产后接血容器收集血液，放入量杯测量。③面积法：10 cm × 10 cm（4 层纱布）约为 10 ml。④休克指数法（SI）：休克指数 = 脉率 / 收缩压，SI=0.5 为正常；SI=1 为轻度休克（出血量为 1 000 ml）；SI=2 为重度休克（出血量≥2 500 ml）。

【操作考核评分标准】

按摩子宫技术操作考核评分标准见表 3-30。

表 3-30　按摩子宫技术操作考核评分标准

年 / 班级：　　　　　学号：　　　　　姓名：　　　　　得分：

项目	内容	分值	评分等级				得分
			A ×1.0	B ×0.8	C ×0.6	D ×0.4	
操作前（20分）	环境评估	5					
	产妇评估	5					
	助产士准备	5					
	物品准备	5					

续表

项目	内容	分值	评分等级				得分
			A ×1.0	B ×0.8	C ×0.6	D ×0.4	
操作中 （60分）	向产妇解释操作目的，取得配合	5					
	排空膀胱，取仰卧膀胱截石位	5					
	腹壁单手按摩宫底	10					
	腹壁双手按摩宫底	10					
	腹壁阴道 - 双手按摩宫底	20					
	关注产妇反应，询问有无不适	10					
操作后 （20分）	取舒适卧位，整理用物，洗手	5					
	正确评估阴道流血量、颜色及性状，记录	5					
	操作熟练	5					
	产妇满意	5					

【操作录像】

操作录像 3-29：按摩子宫技术

操作录像 3-29　请扫描二维码

（唐惠艳　金子环）

三十、自由体位待产管理技术

阴道分娩是胎儿顺应母体骨盆的各个平面，按照一定顺序完成分娩机制的过程，恰当的母体体位不仅能够促进正常产程进展，还能纠正潜在的胎头位置异常，促进阴道分娩。产妇在待产过程中，助产士应尊重产妇体位需求和选择，帮助产妇发挥自己的分娩潜能，按产妇的要求更换舒适的体位，如坐、站、蹲、前倾位、侧卧位、手膝位等，并提供支持工具，以协助产妇保持身体平衡。

实训目标

通过本项技术操作规程的学习，学生应能够：

1. 描述不同体位待产的目的。
2. 解释不同体位待产的注意事项。
3. 运用自由体位待产管理技术，为待产妇更换舒适的体位，减轻宫缩痛。
4. 尊重、关心、爱护待产妇，有同理心。

【临床情境】

孕妇，张女士，28岁，已婚，妊娠39周 G_1P_0，规律宫缩5小时入院。体检：BP 120/80 mmHg，骨盆大小正常，预测胎儿体重为 2 800 g，胎心 136 次/分，宫缩 30~40 s/4~5 min。阴道检查宫口开大 3 cm，头先露，LOA，S^0，孕妇及家属意愿阴道分娩。**请思考：**如何协助该产妇自由体位待产？

【目的】

1. 使疲劳的产妇得到休息。
2. 借助重力促进胎儿下降（垂直坐位、支撑式前倾坐位、前倾站位、蹲位、不对称直立位）。
3. 有助于枕后位胎儿旋转（侧卧位、支撑式前倾坐位、前倾站位、手膝位、不对称直立位）。
4. 校正胎轴，使胎儿身体纵轴与骨盆轴方向一致（支撑式前倾坐位、前倾站位）。
5. 减轻骶部疼痛（侧卧位、支撑式前倾坐位、前倾站位、手膝位、蹲位、不对称直立位）。
6. 缓解由于脐带受压等原因造成的胎心率问题（侧卧位、手膝位）。
7. 缓解痔疮（侧卧位、手膝位）。
8. 侧卧位能对抗重力（在第一产程或第二产程，产程进展速度较快时采用），有助于降低高血压（特别是左侧卧位）；前倾站位可增大骨盆入口，促进胎头俯屈；蹲位能增加坐骨结节间径，从而增大骨盆出口径线；不对称直立位大腿抬高时，内收肌群的弹力作用可使坐骨产生横向运动，从而增大骨盆出口径线。

【操作程序】

1. 操作前准备

（1）环境评估：安静舒适、安全、温暖，灯光柔和。

（2）产妇评估：评估产程进展情况，疼痛程度、胎方位、胎心及宫缩等情况，尊重产妇意愿，选择舒适体位。

（3）助产士准备：着装整洁，洗手。

（4）人员和物品准备：陪伴者或体位支持工具，如分娩床、椅子、坐便椅、脚蹬、分娩球、固定的栏杆、垫子、护膝、按摩锤、按摩棒、热敷物、靠垫或枕头等支撑物。

2. 操作步骤

（1）向产妇解释操作目的及步骤，取得合作。

（2）监测产妇生命体征、胎心及产程进展。

（3）不同体位管理技术指导

1）侧卧位：产妇侧卧于床上，双腿和膝盖放松，在两腿之间、背部各放一个枕头。

2）侧俯卧位：产妇面向一侧侧卧，下面的上肢放在体后，下面的腿尽可能伸直，上面的腿弯曲呈90°，并用1～2个枕头垫起来，身体就像一个转轴，不完全地转向前方。

3）垂直坐位：让产妇上身垂直于床面坐于床上、椅子或凳子上，根据需要双脚可踩在脚凳上，背后可垫靠垫。

4）支撑式前倾坐位：协助产妇双脚稳固平放，坐着并身体向前倾屈，双臂放松在大腿上或放在面前的支撑物上。

5）前倾站位：协助产妇站立，身体向前倾趴在较高的床上、置于床上的分娩球上、固定于墙壁的横栏、支持同伴或丈夫身上。评估站立安全后，指导摇摆骨盆，以促进胎头旋转、下降。

6）手膝位：协助产妇双膝着地或着床，身体向倾屈，双手掌着地支撑自己。双手着地处放置抱枕或枕头，膝下放置垫子。

7）蹲位：协助产妇由站位变为蹲位，双脚分开，平放在地板或床上，同时有同伴或栏杆的协助或有其他方法能维持身体平衡。

8）不对称直立位（站立、跪位、坐位）：协助产妇坐着、站着或跪着，一侧膝盖和臀部放松，一只脚抬高，支撑在踩脚凳或其他相对固定支撑物，与另一只脚不在同一水平面上。协助产妇尝试着更换抬高两条腿，比较抬高哪条腿更舒服，感觉舒服的一侧应该继续抬高。指导产妇在每一次宫缩时，节律性将身体向抬高的腿这一侧摆动→复位→再摆动。

（4）根据产妇疼痛部位或需求，给予背部、腰骶部按摩或轻轻敲打，以增进舒适。

（5）评价产妇的疼痛缓解状况、舒适度及接受程度，持续15～30 min或4～6次宫缩。

（6）操作过程中关注产妇主诉，适时沟通，改变体位需产妇知情同意。

（7）常规检测胎心、宫缩和观察产程。

（8）整理用物，洗手，记录。

3. 操作后评价

（1）产妇采取舒适体位，疼痛减轻。

（2）产妇对操作过程满意。

【注意事项】

1．侧卧位与侧俯卧位时重力对胎儿的影响是不同的。胎儿枕后位时，产妇应该面向胎背侧卧 15～30 min，这样有助于胎儿从枕后位转向枕横位。然后，让产妇双膝跪在地板上，身体向前倾屈 15～30 min，促进胎儿从枕横位转向枕前位。产妇采取侧俯卧位（夸张 Sims 体位），应面向胎枕对侧躺（胎背朝向天花板），至少 15～30 min。在这个体位骨盆会发生旋转，与侧卧位相比耻骨是指向床面，促使胎体旋转至枕横位再至枕前位。

2．垂直坐位：①产妇取该体位时要注意安全，产妇身边需要提供支撑或人员的帮助，否则该体位产妇不能完全放松，不能起到休息作用；②产妇在该体位时行胎心监护较困难，对胎心不稳定需要持续监测胎心率变化的产妇不宜选择该体位；③该体位对观察产妇会阴部的情况难度增大，对宫口较大的产妇选择该体位时要严密观察产程进展。

3．支撑式前倾坐位：选择该体位 6～8 次宫缩或 30 分钟后产程仍无进展，应考虑选择其他体位促进产程进展。

4．前倾站位：该体位产妇身边需要有支撑或同伴帮助，体力需求相对其他体位来说会大一些，因此对产程较长、精神疲劳的产妇取该体位需谨慎，可在产程早期适当多选择该体位。

5．手膝位：选择该体位时间不可过长，以产妇体力能耐受为准，及时协助产妇变换体位，同时注意安全。为了减轻疲劳，取该体位时产妇可以把上身和头放在一叠枕头、椅子或分娩球上休息。

6．蹲位：①胎头位置较高、头盆倾势不均时，蹲位可能有碍胎头自然矫正。如果胎儿以枕前位衔接很好，胎儿身体纵轴与骨盆轴一致，蹲位可使胎儿快速下降。②蹲位对窝内血管和神经的压力持续存在，会阻碍血液循环，可能会造成神经性麻木。如果产程继续延长，一两次宫缩后让产妇站立一会儿，可以避免发生神经性麻木。使用蹲位的产妇必须无潜在的神经循环系统问题。③以下几种情况不能采取蹲位：踝关节有严重损伤，关节炎或腿部无力；胎头未达到坐骨棘水平；硬膜外镇痛使腿部的运动神经或感觉神经阻滞。

7．不对称式直立位（站立、跪位、坐位）：以下几种情况不能采取不对称式直立体位：①产妇感觉该体位加重膝盖、臀部或耻骨联合疼痛；②接受硬膜外镇痛或镇静药，产妇腿部无力或不能掌握身体平衡。

【知识链接】

母体运动在产程中的作用：除了鼓励产妇自由选择舒适体位外，还可以鼓励产妇通过步行或活动改变骨盆形状倾斜度和骨盆内径大小，促使胎头以合适的位置入盆。运动有助于解决胎头位置异常，纠正不良胎方位，帮助产妇减轻分娩疼痛，增加分娩的控制感和舒适度，缓解精神压力。经常采用的运动方式如下：

1．骨盆摆动：产妇位于手膝位，收紧腹部肌肉并拱起背部，然后放松背部回收至身体正中；也可以从一边到另一边摇摆臀部；或借助分娩球向前、向后或做划圆运动。围绕胎头的骨盆摆动有助于改变胎头位置，促使枕后位的胎儿旋转。

2．弓箭步：产妇位于不对称式直立位时，指导产妇首先将重心放在直立的腿上，然后弯曲另一条抬高的腿并前倾身体，重心也随之转移到抬高的腿，同时保持身体直立。重复数次，询问产妇是否感到大腿内侧有拉伸感，如果没有，指导产妇适当加宽两腿之间的距离。弓箭步能够改善骨盆形状，可以矫正轻微的胎方位异常。可以指导产妇分别尝试两侧的弓箭步，并选择较为舒适的一侧。产妇进行弓箭步时，应有医护人员或家属陪伴，帮助产妇维持身体平衡，防止跌倒。

【操作考核评分标准】

自由体位待产管理技术操作考核评分标准见表 3-31。

表 3-31　自由体位待产管理技术操作考核评分标准

年 / 班级：　　　　　学号：　　　　　姓名：　　　　　得分：

项目	内容	分值	评分等级				得分
			A ×1.0	B ×0.8	C ×0.6	D ×0.4	
操作前（20分）	环境评估	5					
	产妇评估	5					
	助产士准备	5					
	物品准备	5					
操作中（60分）	核对并解释操作目的	5					
	监测产妇生命体征、胎心及产程进展	5					
	协助产妇取舒适体位，保证安全	30					
	根据产妇疼痛部位和需求，给予按摩或敲打，增进舒适	5					
	评估产妇疼痛缓解状况、舒适度及接受程度	5					
	根据产妇体力状况及需求决定持续时间，一般15~30分钟变换体位	5					
	操作过程中关注产妇主诉，适时沟通，改变体位需产妇知情同意	5					
操作后（20分）	检测产妇胎心和产程进展情况	5					
	整理床单位及用物，洗手，记录	5					
	操作熟练，保证产妇安全	5					
	产妇满意	5					

【操作录像】

操作录像 3-30：自由体位待产管理技术

【综合考核案例】

综合考核案例 3-7：康乐待产综合考核案例

操作录像 3-30 与综合考核案例 **3-7**　请扫描二维码

（唐惠艳　金子环）

三十一、分娩球使用技术

分娩球是指专为产妇设计的橡胶材质球体，柔软富有弹性。孕妇可以在专业人员指导下，在产前、产时及产后利用分娩球进行有氧运动，以达到减轻不适、缓解宫缩痛、加速产程进展，促进自然分娩及产后康复的目的。

实训目标

通过本项技术操作规程的学习，学生应能够：

1. 描述分娩球使用的目的和注意事项。
2. 阐释分娩球的使用方法。
3. 运用分娩球使用技术，帮助产妇减轻不适，促进自然分娩。
4. 尊重、关心产妇，有同理心。

【临床情境】

孕妇，张女士，28岁，已婚，妊娠39周 G_1P_0，规律宫缩3小时入院。体检：BP 120/80 mmHg，骨盆外测量正常，预测胎儿体重为2 800 g，胎心136次/分，宫缩30~40 s/4~5 min。阴道检查宫口开大3 cm，头先露，LOA，S^0，产妇及家属意愿阴道分娩。**请思考**：如何指导产妇运用分娩球进行有氧运动，促进舒适、减轻分娩疼痛，促进自然分娩？

【目的】

1. 产前增强产妇肌肉、韧带的弹性，缓解孕期不适，促进自然分娩。
2. 产时使身体肌肉放松，减轻腰背部不适，减轻分娩疼痛，促进产程进展。
3. 产后加速子宫复旧，促进形体恢复。

【操作程序】

1. 操作前准备

（1）环境评估：舒适、安全（避免光滑地面）、温暖（22~24℃），光线柔和，播放轻缓音乐。

（2）产妇评估：评估产妇的精神状态、胎方位、胎心及宫缩情况；有无使用分娩球禁忌证及分娩球使用的相关知识等。

（3）助产士准备：衣帽整洁，洗手，剪指甲，摘掉手表等饰物。

（4）物品准备：分娩球（根据产妇身高选择大小，充气状态85%~95%）、瑜伽垫、护膝、音乐设备、CD碟等。

2. 操作步骤

（1）向产妇解释操作目的、方法及注意事项，嘱排空膀胱，取得合作。

（2）监测产妇生命体征、胎心及宫缩，了解产程进展情况。

（3）瑜伽垫平铺地板上，分娩球固定于瑜伽垫上。

（4）不同体位分娩球使用技术指导

1）坐位：协助产妇直坐于球上。重心靠球后 2/3 部，双腿分开撑地与肩平宽，膝关节呈 90° 手握住扶栏或其他支撑物，腰部放松，取上下震荡或左右摇摆。

2）跪趴位：协助产妇跪于瑜伽垫上，两膝盖戴护膝，上身趴于分娩球上，身体随意向前后、左右活动。

3）站趴位：分娩球放床上，协助产妇站着趴在分娩球上，两脚分开呈 45°，转圈或左右摇摆。

（5）评价产妇的舒适度，保障安全。

（6）常规监测胎心和产程进展。

（7）洗手，记录。

3．操作后评价

（1）有效缓解宫缩疼痛，有效促进产程进展。

（2）产妇感觉舒适，对操作过程满意。

【注意事项】

1．使用分娩球前，检查充气量，根据产妇身高选择合适大小的分娩球。

2．固定分娩球，避免球体滚动。

3．每个体位持续时间以 10～15 min 为宜，以产妇感觉舒适为准。

4．使用分娩球时要严密监测生命体征及胎心音的变化并做好记录。

5．初产妇宫口开大 7～8 cm（经产妇 4 cm），停止使用。

6．分娩球的使用仅限于低危产妇。

【知识链接】

孕期使用分娩球的好处：①身体及骨盆的规律摇动，增加骨盆的活动度，让骨盆放松及减缓背部疼痛和不适感。②坐在分娩球上面时，可以转移身体的重量，让孕妇身体觉得轻盈，并可以提供会阴部较好的支撑力量。反复练习可以训练骨盆肌肉群，拉伸大腿内侧肌肉群，帮助分娩顺利进行。③通过姿势的转换达到让身体适应怀孕后重心的改变，促进身体各部位的平衡重新定位，因而可以减少怀孕时的背痛。④采取平躺姿势，双脚跨在球上，利用脚的力量左右摇摆，可以维持腹斜肌、腹部横纹肌强度，并强化背部、腿部肌肉群，增进骨盆肌肉弹性和韧性，同时促进下肢循环，减轻孕期下肢水肿引起的不适。

【操作考核评分标准】

分娩球使用技术操作考核评分标准见表 3-32。

表 3-32　分娩球使用技术操作考核评分标准

年 / 班级：　　　　　　学号：　　　　　　姓名：　　　　　　得分：

项目	内容	分值	评分等级 A ×1.0	B ×0.8	C ×0.6	D ×0.4	得分
操作前（20 分）	环境评估	5					
	产妇评估	5					
	助产士准备	5					
	物品准备	5					
操作中（60 分）	核对并解释操作目的，取得配合	5					
	监测产妇生命体征、胎心及产程进展情况	10					
	铺瑜伽垫，固定分娩球	10					
	坐位使用分娩球	10					
	跪趴位使用分娩球	10					
	站趴位使用分娩球	10					
	使用过程中评价舒适度，询问主诉	5					
操作后（20 分）	监测胎心和产程情况	5					
	整理用物，洗手，记录	5					
	操作熟练，保障安全	5					
	产妇满意	5					

【操作录像】

操作录像 3-31：分娩球使用技术

操作录像 3-31　请扫描二维码

（唐惠艳　金子环）

三十二、孕妇心肺复苏术

孕妇心肺复苏术（CPR）是针对由于各种原因引起的孕妇心搏骤停而采取的抢救措施，是护士必须掌握的抢救技能之一。

实训目标

通过本项技术操作规程的学习，学生应能够：

1. 描述孕妇 CPR 的目的和注意事项。
2. 解释孕妇 CPR 人工呼吸和胸外按压的方法。
3. 运用孕妇 CPR 技术，成功抢救心搏骤停的孕妇。
4. 遵循医德规范及医学伦理原则，表现出对孕妇的责任心。

【临床情境】

孕妇，王女士，32 岁，已婚，妊娠 36 周 G_1P_0，近日稍微活动后即感心悸、气短、呼吸困难，休息后缓解。产前检查发现心电图异常，彩色超声心动图提示主动脉瓣狭窄，可见射血分数 < 20%。门诊诊断为"宫内孕 36 周 G_1P_0，妊娠合并主动脉瓣狭窄性心脏病"，收入院。孕妇情绪非常紧张，担心自己及胎儿安危。护士在准备转运孕妇入产科病房时，孕妇突然面色发绀，呼吸极度困难，随后意识丧失。护士大声呼叫孕妇，拍其肩膀无反应，触摸孕妇颈动脉无搏动。**请思考：**该孕妇出现了什么情况？护士应如何紧急处理？

【目的】

对发生心搏骤停的孕妇进行紧急抢救，以降低死亡率，改善预后。

【操作程序】

1. 操作前准备

（1）环境评估：评估环境是否安全，排除危险源，如电源、高空坠物等，遣散围观人群。

（2）孕妇评估：评估孕妇反应、呼吸及颈动脉搏动。

（3）护士准备：着装整洁，洗手。

（4）物品准备：面罩、氧气、AED 或除颤仪、硬板、抢救车、心电监护仪等。

2. 操作步骤

（1）评估孕妇意识：拍肩膀，大声呼叫，禁忌剧烈摇晃孕妇。

（2）确认孕妇无反应，呼叫帮助，尽快取得 AED。

（3）评估颈动脉搏动与呼吸：示指和中指指尖触及孕妇气管正中部，向侧方滑动

2～3 cm，至胸锁乳突肌前缘凹陷处，判断有无颈动脉搏动，同时观察有无胸廓起伏，判断时间为 5～10 s，如孕妇无呼吸或仅有喘息，未触及脉搏，开始 CPR。

（4）安置体位：仰卧位于坚固的平坦表面上（硬板床上或身下垫硬板），去枕、松领口、解腰带。如果孕妇宫底高度超过肚脐水平，徒手将子宫向左侧移位，有助于在胸部按压时减轻下腔静脉压力。

（5）胸外按压：立即开始 30 次胸外按压，如孕妇宫底高度超过肚脐水平，按压部位在胸骨中点稍偏上的位置，否则为胸骨下半段，两乳头连线的中点。

1）按压手法：一手掌根放在患者胸部的中央，胸骨下半部上，将另一掌根置于第一只手上，伸直双臂，使双肩位于双手的正上方。

2）按压深度：5～6 cm，每次按压后应让胸廓完全回弹。

3）按压频率：每分钟 100～120 次。

4）尽可能减少按压中断，中断时间小于 10 s。

（6）人工呼吸

1）及时去除口鼻异物及活动义齿。

2）开放气道：将一只手置于患者前额，然后用手掌推动，使其头部后仰。将另一只手置于颏骨附近的下颌下方，提起下颌，使颏骨上抬。

3）面罩使用方法：把面罩放在患者脸上，使面罩封住口鼻，使用靠近患者头顶的手，将示指和拇指放在面罩的边缘，将另一只手的拇指放在面罩的下缘，其余手指放在下颌骨缘并提起下颌，进行仰头提颏，以开放气道。提起下颌时要用力完全按住面罩的外缘，使面罩边缘密封于面部。

4）吹气 2 次（10 s 内完成），每次吹气持续 1 s，使胸廓隆起。

5）按压与通气比为 30∶2。

（7）如第二人进场，双方配合

1）一人负责胸外按压，一人进行球囊面罩给氧，按压通气比为 30∶2，5 个循环或者 2 min 后评估脉搏、呼吸，同时 2 人换位。

2）如 AED 到及时分析心律。

3）球囊面罩使用方法：操作者到患者头部正上方位置仰头，把面罩放在患者脸上，将一只手的拇指和示指放在面罩两边形成"C"形，并将面罩边缘压向患者面部，使用剩下的手指提起下颌角（3 个手指形成"E"形），即 EC 手法，开放气道，使面部紧贴面罩，给气 2 次（5 s 内完成），每次给气持续 1 s，使胸廓隆起。

3．操作后评价

（1）人工呼吸和胸外按压方法正确。

（2）孕妇意识恢复，有自主呼吸，触及大动脉搏动。

【注意事项】

1．心搏骤停者的存活与否取决于早期识别与高质量 CPR。

2．高质量 CPR 的特点：以足够的速率和幅度进行按压，保证每次按压后胸廓完全回弹，尽可能减少按压中断（中断时间小于 10 s），避免过度通气。

3．对妊娠大于 20 周或宫底高度平脐或脐以上的孕妇，尽快施行心肺复苏后的剖宫产术，因为只有当子宫排空之后，自主循环才能够恢复，母体的血流动力学才能够改善，尽可能在心搏骤停 4 min 内施行剖宫产。

4．在使用高级气道后医护人员可以每 6 s 进行 1 次人工呼吸，同时进行持续胸部按压。

【知识链接】

1．复苏有效指征：意识恢复，自主呼吸恢复，摸到大动脉搏动，散大的瞳孔较前缩小，皮肤黏膜由苍白或青紫转红润。

2．标准预防措施：人工呼吸时使用防护装置，一有机会，施救者就应当将面罩换成球囊面罩装置。面罩通常有一个单向阀门，阻止患者呼出的气体、血液和体液进入施救者口腔。

【操作考核评分标准】

孕妇心肺复苏术操作考核评分标准见表 3-33。

表 3-33　孕妇心肺复苏术操作考核评分标准

年/班级：　　　　　　学号：　　　　　　姓名：　　　　　　得分：

| 项目 | 内容 | 分值 | 评分等级 | | | | 得分 |
			A ×1.0	B ×0.8	C ×0.6	D ×0.4	
操作前 (20分)	环境评估	5					
	孕妇评估	5					
	护士准备	5					
	物品准备	5					
操作中 (70分)	评估孕妇意识，及时呼叫	5					
	评估颈动脉搏动与呼吸	5					
	安置孕妇体位	5					
	胸外按压（部位、手法、深度、频率、胸廓回弹和按压中断）	25					
	人工呼吸（清除异物、开放气道、面罩密封、吹气、按压通气比）	25					
	5 个循环或 2 min 后评估复苏效果	5					
操作后 (10分)	操作熟练，手法正确	5					
	初步复苏成功，及时转高级生命支持，整理用物，洗手，记录	5					

【操作录像】

操作录像 3-32：孕妇心肺复苏术

【综合考核案例】

综合考核案例 3-8：重度子痫前期合并急性左心衰抢救综合考核案例

操作录像 3-32 与综合考核案例 3-8   请扫描二维码

（唐惠艳   金子环）

三十三、会阴擦洗技术

会阴擦洗是使用温水或低浓度消毒液擦洗外阴及其周围皮肤，去除异味，保持外阴清洁、舒适，促进伤口愈合及预防感染。适用于阴道操作、产后会阴部常规护理、妇科手术前后、生殖系统炎症、尿路感染、长期卧床及留置尿管的患者。

实训目标

通过本项技术操作规程的学习，学生应能够：

1. 描述会阴擦洗的适应证及擦洗顺序。
2. 解释会阴擦洗的注意事项。
3. 运用会阴擦洗技术为患者进行会阴部护理。
4. 遵循护理伦理原则，关爱且保护患者隐私。

【临床情境】

张女士，56岁，主诉"接触性出血2个月"入院。入院诊断：1.宫颈鳞癌；2.宫颈HPV-18型感染。妇科检查：阴道可见大量分泌物，有异味，宫颈糜烂样改变，伴接触性阴道出血。医嘱：会阴擦洗2次/日。**请思考**：作为护士，应如何评估患者？如何完成会阴擦洗？

【目的】

1. 清除会阴部分泌物，保持会阴及肛门部的清洁、舒适。
2. 促进会阴伤口愈合。
3. 预防或减轻生殖系统、泌尿系统的逆行感染。
4. 为妇科手术做准备。

【操作程序】

1. 操作前

（1）环境评估：是否安全、舒适、温度适宜，保护患者隐私。

（2）患者评估：会阴皮肤有无破损、肿胀、炎症；恶露或分泌物的量、颜色、气味；有无留置尿管或长期卧床。嘱其排空大小便，取得理解与合作。

（3）护士准备：着装整洁，洗手，戴口罩。

（4）物品准备：一次性会阴垫、一次性换药包（内置消毒棉球、无菌纱布、一次性镊子、弯盘）、0.02%聚维酮碘溶液（0.1%苯扎溴铵溶液或其他药液，温度38~41℃）、一次性手套、快速手消毒液。

2. 操作步骤

（1）核对：查对患者床号、姓名，讲解操作目的、方法、注意事项及配合要点。

（2）体位：协助患者取屈膝仰卧位，两脚分开。

（3）暴露外阴：脱去近侧裤脚，盖在对侧腿上，臀部垫会阴垫。

（4）会阴擦洗：打开一次性换药包，将消毒棉球放入弯盘内，倒入适量的药液，用镊子取棉球，另一把镊子接过棉球进行擦洗。擦洗顺序：第一遍自上而下，由外向内，先对侧后近侧，依次擦洗阴阜→腹股沟→大腿内上 1/3 →大阴唇、小阴唇→会阴体→臀部→肛门周围。每擦一处更换一个棉球。第二遍由内向外，自上而下，或以伤口为中心向外擦洗。第三遍顺序同第二遍。每个棉球限用一次，可根据会阴的情况增加擦洗次数，直至擦净，最后用干纱布擦干。

（5）操作完毕，撤去会阴垫，询问患者感受，协助穿好裤子。

（6）整理用物，洗手，记录。

3．操作后评价

（1）患者会阴部清洁、舒适、疼痛感减轻，达到预期疗效。住院期间没有出现逆行感染及并发症。

（2）护士能够及时观察和记录会阴部皮肤、伤口、恶露或分泌物的情况，发现异常及时通知医生。

【注意事项】

1．操作过程中动作轻柔，顺序正确，注意保暖和保护患者隐私。

2．会阴侧切、裂伤的患者，操作后取健侧卧位，以减轻疼痛。会阴水肿者可用 50% 硫酸镁湿热敷。

3．留置尿管的患者应同时擦拭尿管，由近心端向远心端擦拭，并更换尿袋。

4．伤口有感染或性传播疾病的患者应最后擦洗，处置室做好清洁消毒工作，以免交叉感染。

【知识链接】

女性生殖系统的特点可以概括为三通、三临、五屏障和异性参与。

1．三通：指子宫与外界相通，与盆腔和腹腔相通。子宫下接阴道，阴道是性交器官，也是胎儿娩出的通道，故子宫与外界相通。子宫是盆腔的间位器官，前为膀胱，后为直肠，两侧是输卵管和卵巢，输卵管通向腹腔，故子宫与腹腔相通。此外，在右侧的髂窝内，阑尾的下端有时可达右侧输卵管和卵巢的位置，因此女性患阑尾炎时可以累及右侧附件和子宫。

2．三临：女性的尿道、阴道、肛门相邻，外阴容易受到尿液、经血、阴道分泌物、粪便的刺激，如果不注意皮肤的清洁，就容易引起外阴的炎症。此外，阴道的炎症也容易感染尿道，引起尿路感染。

3．五屏障：①大阴唇：大阴唇含有丰富的脂肪，就像两扇厚厚的门，自然合拢，遮盖尿道口和阴道口，防止病原微生物的入侵，忠实地保卫着泌尿及生殖系统的安全。②阴道：阴道口是闭合的，阴道前后壁是紧贴的，阴道乳酸杆菌产生的 H_2O_2、细菌素，具有抑菌的作用，维持阴道正常的酸性环境，抑制致病微生物的生长。③子宫颈：宫颈的分泌物含有溶菌酶和乳铁蛋白，具有抗菌消炎的作用。正常情况下，宫颈口是闭合的，宫颈黏液形成黏液栓，堵塞宫颈管，防止病原微生物入侵。④子宫体：子宫内膜的基底层在月经后重新生成并修复子宫内膜的功能层，有利于塑造一个相对清洁的宫腔环境。⑤输卵管：输卵管的逆蠕动和输卵管黏膜上皮细胞纤毛的摆动，有利于阻止经血逆流和病原微生物的入侵。

4．异性参与：性生活是女性生殖系统炎症的主要传播方式。例如，一次无保护的性接触约有 70% 的女性会被感染滴虫性阴道炎。因此，讲究性生活卫生、适当控制性生活、杜绝婚外性行为、避免月经期性交、降低人流和引产的发生率、定期妇科检查并及时治疗，是预防女性生殖系统炎症的有效措施。

【操作考核评分标准】

会阴擦洗技术操作考核评分标准见表 3-34。

表 3-34　会阴擦洗技术操作考核评分标准

年 / 班级：　　　　　　学号：　　　　　　姓名：　　　　　　得分：

| 项目 | 内容 | 分值 | 评分等级 | | | | 得分 |
			A ×1.0	B ×0.8	C ×0.6	D ×0.4	
操作前 （20分）	环境评估	5					
	患者评估	5					
	护士准备	5					
	物品准备	5					
操作中 （60分）	核对，解释	5					
	体位	5					
	暴露外阴	5					
	擦洗顺序	20					
	擦洗方法	20					
	询问感受，整理衣裤	5					
操作后 （20分）	整理用物，洗手，记录	5					
	操作熟练，手法正确	5					
	注意事项回答正确	5					
	人文关怀，爱伤观念	5					

【操作录像】

操作录像 3-33：会阴擦洗技术

操作录像 3-33　请扫描二维码

（杨　芳）

三十四、阴道灌洗 / 冲洗技术

阴道灌洗 / 冲洗是利用消毒液对阴道、宫颈进行清洗，达到清洁、消炎、收敛的作用。适用于治疗阴道和宫颈炎症、经腹全子宫切除术或阴道手术的术前准备、腔内放疗前后的常规护理。

实训目标

通过本项技术操作规程的学习，学生应能够：

1. 描述阴道灌洗 / 冲洗溶液的种类、量、温度、液面高度。
2. 解释阴道灌洗 / 冲洗的适应证、禁忌证及注意事项。
3. 运用阴道灌洗 / 冲洗技术进行手术前的阴道准备。
4. 遵循护理伦理原则，关爱且保护患者隐私。

【临床情境】

陈女士，35岁，主诉外阴奇痒、灼痛、坐卧不宁，并伴有尿频、尿痛、性交痛。妇科检查：阴道黏膜红肿，附有膜状物，外阴皮肤有抓痕，阴道分泌物增多，呈豆腐渣样。入院诊断：外阴阴道假丝酵母菌病。医嘱：2%～4%碳酸氢钠溶液阴道灌洗，1次/日。**请思考：**作为护士，如何评估患者？如何完成阴道冲洗？

【目的】

1. 清洁阴道，减少分泌物，缓解局部充血。
2. 控制和治疗阴道炎和宫颈炎。
3. 为妇科手术做准备。

【操作程序】

1. 操作前

（1）环境评估：是否安全、舒适、温度适宜，保护患者隐私。

（2）患者评估：注意有无感觉迟钝及药物过敏史。嘱其排空大小便、清洗外阴。

（3）护士准备：着装整洁，洗手，戴口罩。

（4）物品准备：一次性会阴垫、一次性灌洗袋（内置灌洗液，常用0.5%醋酸溶液、1:5 000高锰酸钾溶液、2%～4%碳酸氢钠溶液、0.02%聚维酮碘溶液、0.1%苯扎溴铵溶液、无菌生理盐水等。量500～1 000 ml，温度41～43℃，悬挂于灌洗架上，液面高度距床面60～70 cm，排气）、一次性阴道窥器（液状石蜡润滑）、一次性手套、快速手消毒液。

2. 操作步骤

（1）核对：查对患者床号、姓名，讲解操作目的、方法、注意事项及配合要点。

（2）体位：协助患者取屈膝仰卧位，两脚分开。

（3）暴露外阴：脱去近侧裤脚，盖在对侧腿上，臀部垫会阴垫。

（4）清洁会阴：方法同会阴擦洗。

（5）阴道灌洗／冲洗：先冲洗外阴部，试温无不适后，用一次性阴道窥器暴露宫颈。右手持灌洗头沿阴道侧壁缓慢插入，至阴道后穹隆处（6～8 cm），打开开关，转动灌洗头和阴道窥器，冲洗阴道穹隆部及阴道四壁。冲洗液剩余约 100 ml 时，取出灌洗头，退出阴道窥器，再次冲洗外阴部。扶患者坐起，使阴道内的残留液体流出。用纱布擦干外阴。

（6）操作完毕，撤去会阴垫，询问患者感受，协助穿好裤子。

（7）整理用物，洗手，记录。

3．操作后评价

（1）患者感觉清洁、舒适，达到预期疗效。

（2）术前阴道准备充分。

（3）护士能够及时观察和记录会阴及阴道分泌物的情况，发现异常及时通知医生。

【注意事项】

1．操作前询问性生活史，无性生活史者禁止使用阴道窥器。老年女性及腔内放疗后的患者，避免使用阴道窥器，以免阴道干涩引起疼痛。

2．灌洗液的温度要适宜（41～43℃），避免寒冷刺激给患者带来身心不适，避免温度过高，损伤阴道黏膜。

3．灌洗液的选择：滴虫性阴道炎的患者常用 0.5% 醋酸溶液；外阴阴道假丝酵母菌病的患者常用 2%～4% 的碳酸氢钠溶液；腔内放疗的患者常用无菌生理盐水；妇科手术前常用 0.02% 聚维酮碘溶液或 0.1% 苯扎溴铵溶液。

4．灌洗袋的高度距床面 60~70 cm，速度以 7～10 min 内灌洗 500~1 000 ml 为宜。避免压力过大，灌洗液或污物逆流入宫腔引起逆行性感染。

5．下列患者应采用低位阴道灌洗：产后 10 日或妇产科手术 2 周后的患者，合并有阴道分泌物浑浊、有异味；阴道伤口愈合不良；黏膜感染坏死等，灌洗袋距床面的高度不超过 30 cm，避免逆行性感染。

6．操作过程中动作要轻柔，防止损伤阴道壁及宫颈组织。灌洗头不宜插入过深，以防刺激阴道后穹隆或宫颈组织，使患者感觉不适或引起出血。

7．月经期、妊娠期、阴道有活动性出血、产后 42 天、人流术后宫颈口未闭、宫颈癌阴道出血者，禁止行阴道灌洗／冲洗。

【知识链接】

细菌性阴道炎与其他阴道炎的鉴别诊断见表 3-35。

表 3-35　细菌性阴道炎与其他阴道炎的鉴别诊断

名称	细菌性阴道病	滴虫性阴道炎	外阴阴道假丝酵母菌病
症状	分泌物增多，轻度瘙痒	分泌物增多，无或轻度瘙痒	重度瘙痒，烧灼感
分泌物特点	稀薄脓性，泡沫状	白色，腥臭味	白色，豆腐渣样
阴道黏膜	红斑	正常	水肿

续表

名称	细菌性阴道病	滴虫性阴道炎	外阴阴道假丝酵母菌病
阴道 pH	>4.5	>4.5	<4.5
显微镜检查	阴道毛滴虫，多量白细胞	线索细胞，极少白细胞	芽生孢子及假菌丝，少量白细胞

【操作考核评分标准】

阴道灌洗 / 冲洗技术操作考核评分标准见表 3-36。

表 3-36　阴道灌洗技术操作考核评分标准

年 / 班级：　　　　　　学号：　　　　　姓名：　　　　　　得分：

项目	内容	分值	评分等级				得分
			A ×1.0	B ×0.8	C ×0.6	D ×0.4	
操作前 （20分）	环境评估	5					
	患者评估	5					
	护士准备	5					
	物品准备	5					
操作中 （60分）	核对，解释	5					
	体位	5					
	暴露外阴	5					
	清洁会阴	20					
	阴道灌洗 / 冲洗	20					
	询问感受，整理衣裤	5					
操作后 （20分）	整理用物，洗手，记录	5					
	操作熟练，手法正确	5					
	注意事项回答正确	5					
	人文关怀，爱伤观念	5					

【操作录像】

操作录像 3-34：阴道灌洗 / 冲洗技术

操作录像 3-34　请扫描二维码

（杨　芳）

三十五、会阴湿热敷技术

会阴湿热敷是利用湿热作用，促进会阴部血液循环，改善会阴组织营养，加强组织再生和白细胞的吞噬作用，达到消炎、消肿、镇痛、促进伤口愈合的目的。适用于会阴部水肿、陈旧性血肿、伤口硬结及早期感染等患者。

实训目标

通过本项技术操作规程的学习，学生应能够：

1. 描述会阴湿热敷的适应证、温度及注意事项。
2. 解释会阴湿热敷的作用原理。
3. 运用会阴湿热敷技术完成产后、术后会阴部的护理。
4. 遵循护理伦理原则，操作过程中关爱且保护患者隐私。

【临床情境】

方女士，32岁，分娩过程中行侧切术加产钳助产，缝合会阴伤口。产后第二天，会阴部水肿，疼痛难忍，不能下床，影响排尿、排便。**请思考：**作为护士，如何评估产妇会阴部的伤口情况？如何进行会阴护理？

【目的】

促进伤口愈合，消除会阴肿胀、减轻疼痛，促进感染的消散和局限。

【操作程序】

1. 操作前

（1）环境评估：是否安全、舒适、温度适宜，保护患者隐私。

（2）患者评估：查看会阴部情况，有无感觉迟钝。嘱其排空膀胱，取得理解与合作。

（3）护士准备：着装整洁，洗手，戴口罩。

（4）物品准备：一次性换药包（内置消毒棉球、无菌纱布、一次性镊子、弯盘）、50%硫酸镁溶液或95%乙醇（41~48℃）、一次性会阴垫、一次性手套、快速手消毒液，必要时备红外线灯。

2. 操作步骤

（1）核对：查对患者床号、姓名，讲解操作目的、方法、注意事项及配合要点。

（2）体位：协助患者取屈膝仰卧位，两脚分开。

（3）暴露外阴：脱去近侧裤脚，盖在对侧腿上，臀部垫会阴垫。

（4）清洁会阴：方法同会阴擦洗。

（5）湿热敷：将所需的溶液倒入弯盘内，用两把镊子将纱布浸透药液，拧至不滴水，敷在会阴或伤口处，面积是病损面积的 2 倍，每 3～5 min 更换一次，持续 15～30 min，每日 2～3 次。可辅助红外线照射，距离为 15～20 cm，每次照射 20～30 min，以增强热敷效果。期间注意观察皮肤情况，询问能否耐受。

（6）操作完毕，撤去会阴垫，协助穿好裤子。

（7）整理用物，洗手，记录。

3．评价

（1）患者会阴部清洁、舒适、疼痛感减轻，达到预期疗效。

（2）热敷期间没有发生烫伤。

（3）护士能够及时观察和记录会阴部皮肤、伤口情况，发现异常及时通知医生。

【注意事项】

1．湿热敷温度一般为 41～48℃，可用前臂内侧接触弯盘底部试温，感觉不烫为宜，或以患者自我感觉舒适为宜。对虚弱、感觉迟钝等患者及时观察皮肤情况，防止烫伤。

2．会阴侧切、裂伤的患者，操作后取健侧卧位，以减轻疼痛。

【知识链接】

1．硫酸镁作为钙通道阻滞剂，可以舒张皮肤及皮下组织血管平滑肌，降低毛细血管压力，使过多的组织间液回流至血管，减轻水肿。

2．红外线的作用原理：红外线是一种电磁波，可引起原子和分子的振动，形成热反应，促使皮下深层温度上升，毛细血管扩张，加速血液循环，有利于组织修复和生长。

【操作考核评分标准】

会阴湿热敷技术操作考核评分标准见表 3-37。

表 3-37 会阴湿热敷技术操作考核评分标准

年 / 班级： 学号： 姓名： 得分：

项目	内容	分值	评分等级				得分
			A ×1.0	B ×0.8	C ×0.6	D ×0.4	
操作前（20分）	环境评估	5					
	患者评估	5					
	护士准备	5					
	物品准备	5					
操作中（60分）	核对，解释	5					
	体位	5					
	暴露外阴	5					
	清洁会阴	20					
	湿热敷	20					
	询问感受，整理衣裤	5					

续表

项目	内容	分值	评分等级 A ×1.0	B ×0.8	C ×0.6	D ×0.4	得分
操作后 （20分）	整理用物，洗手，记录	5					
	操作熟练，手法正确	5					
	注意事项回答正确	5					
	人文关怀，爱伤观念	5					

【操作录像】

操作录像 3-35：会阴湿热敷技术

操作录像 3-35　请扫描二维码

（杨　芳）

三十六、阴道擦洗技术

阴道擦洗是利用消毒液对阴道、宫颈进行清洗，达到清洁、消炎的作用。适用于妇科手术前的阴道准备及常规阴道护理。

实训目标

通过本项技术操作规程的学习，学生应能够：

1. 描述阴道擦洗的适应证。
2. 解释阴道灌洗的注意事项。
3. 运用阴道擦洗技术为妇科手术患者完成术前准备。
4. 遵循护理伦理原则，关爱且保护患者隐私。

【临床情境】

张女士，60岁，妇科检查：盆腔扪及直径约为10 cm的包块，质地偏硬，活动度欠佳，盆腔MRI提示：盆腔占位伴大量腹水。入院诊断：卵巢癌。拟行"卵巢癌肿瘤细胞减灭术"。医嘱：阴道擦洗1次/日。**请思考：**作为护士，如何评估患者？如何完成术前阴道准备？

【目的】

清洁阴道、宫颈，为妇科手术做阴道准备。

【操作程序】

1. 操作前

（1）环境评估：是否安全、舒适、温度适宜，保护患者隐私。

（2）患者评估：评估会阴及阴道分泌物的情况，嘱其排空大小便。

（3）护士准备：着装整洁，洗手，戴口罩。

（4）物品准备：一次性会阴垫、一次性长棉签、一次性阴道窥器（液状石蜡润滑）、擦洗液（根据病情选择0.02%聚维酮碘溶液、0.02%~0.05%苯扎氯铵溶液、无菌生理盐水等，温度41~43℃）、一次性手套、快速手消毒液。

2. 操作步骤

（1）核对：核对患者床号、姓名，讲解操作目的、方法、注意事项及配合要点。

（2）体位：协助产妇取屈膝仰卧位，两脚分开，臀部垫一次性会阴垫。

（3）暴露外阴：脱去近侧裤脚，盖在对侧腿上，注意保暖。

（4）清洁外阴：同会阴擦洗。

（5）阴道擦洗：戴手套，闭合阴道窥器，沿阴道侧壁方向插入至后穹隆处（深度为4~6 cm），打开阴道窥器，充分暴露阴道及宫颈，用一次性长棉签蘸消毒液，先擦洗宫颈及阴道穹隆，然后按顺时针方向，边转动边擦洗阴道四壁，每个部位更换一根棉签。擦洗完毕，干棉签吸取阴道后穹隆药液，退出阴道窥器。用干纱布擦干外阴。

（6）操作完毕，询问产妇感受，更换消毒会阴垫，协助产妇穿好裤子，整理床单位。

（7）整理用物，洗手，记录。

3．操作后评价

（1）患者自觉清洁、舒适、达到预期疗效。

（2）术前阴道准备充分。

（3）护士能够及时观察和记录会阴及阴道分泌物的情况，发现异常及时通知医生。

【注意事项】

1．操作前认真询问有无性生活史，无性生活史者禁止使用阴道窥器。

2．擦洗温度要适宜（41～43℃），避免寒冷刺激给患者带来身心不适，避免温度过高，损伤阴道黏膜。

3．阴道窥器不宜插入过深，以免损伤阴道、宫颈，擦洗应缓慢、轻柔，阴道后穹隆位置较深，着重擦洗。

4．月经期、阴道有活动性出血、产后42日内、人流术后宫口未闭、宫颈癌阴道出血者，不宜行阴道擦洗。

【知识链接】

女性的阴道内含有大量有益的乳酸杆菌，维持阴道呈弱酸性环境，抑制其他致病细菌的生长。经常用阴道清洗剂冲洗阴道，不仅会刺激和损伤外阴皮肤和阴道黏膜，还会抑制阴道乳酸杆菌的生长，使阴道失去酸性环境，导致各种致病菌大量繁殖，使女性更容易感染阴道和宫颈炎症。因此，长期冲洗阴道对女性健康是不利的。

【操作考核评分标准】

阴道擦洗技术操作考核评分标准见表3-38。

表 3-38　阴道擦洗技术操作考核评分标准

年/班级：　　　　　　学号：　　　　　　姓名：　　　　　　　得分：

项目	内容	分值	评分等级				得分
			A ×1.0	B ×0.8	C ×0.6	D ×0.4	
操作前（20分）	环境评估	5					
	患者评估	5					
	护士准备	5					
	物品准备	5					
操作中（60分）	核对	5					
	体位	10					
	暴露外阴	5					

续表

项目	内容	分值	评分等级 A ×1.0	B ×0.8	C ×0.6	D ×0.4	得分
操作中 （60分）	会阴擦洗	30					
	阴道擦洗	5					
	询问感受，整理衣裤	5					
操作后 （20分）	整理用物，洗手，记录	5					
	操作熟练，手法正确	5					
	注意事项回答正确	5					
	人文关怀，爱伤观念	5					

【操作录像】

操作录像 3-36：阴道擦洗技术

【综合考核案例】

综合考核案例 3-9：子宫颈癌围术期护理综合考核案例

操作录像 3-36 与综合考核案例 3-9 请扫描二维码

（杨 芳 刘桂香）

三十七、新生儿卡介苗接种技术

卡介疫苗是一种减毒的活菌疫苗，通过人工自动免疫刺激机体产生保护性抗体，防止结核分枝杆菌感染。

实训目标

通过本项技术操作规程的学习，学生应能够：

1. 描述卡介苗的储存条件、接种剂量、接种部位及接种时间。
2. 解释卡介苗接种的禁忌证及注意事项。
3. 运用卡介苗接种技术完成新生儿预防接种并做好健康宣教。
4. 遵循护理伦理原则，具有爱婴观念。

【临床情境】

足月女婴，2小时前顺产出生，出生1分钟Apgar评分为10分，体重为3 450 g。**请思考：**该女婴适合接种卡介苗吗？作为护士，如何完成预防接种及健康指导？

【目的】

通过人工免疫，使新生儿体内产生抗体，预防结核病。

【操作程序】

1．操作前

（1）环境评估：是否舒适、安全、温暖（24～26℃），光线充足。

（2）新生儿评估：了解新生儿出生时间、出生时的状况，接种部位情况，有无接种禁忌证。

（3）护士准备：着装整洁，洗手，戴口罩。

（4）物品准备：注射盘内：75%乙醇、棉签、1 ml注射器、卡介苗及稀释液、卡介苗接种卡、快速手消毒液。

2．操作步骤

（1）核对：核对新生儿腕带、腰牌上的母亲姓名、床号、住院号，新生儿性别、出生时间、体重，卡介苗接种卡。向家属讲解操作目的、方法、注意事项及配合要点，取得理解与配合。

（2）卡介苗核查：核对卡介苗名称、剂量、批号、有效期及生产单位，做好登记。检查安瓿有无破损，药液有无发霉、异物、凝块、变色或冻结，若发现标记不清或药液异常，立即停止使用。

（3）稀释冻干卡介苗：用无菌注射器抽取0.5 ml稀释液，缓慢注入安瓿，使之融化，摇匀后，用 1 ml 注射器抽取卡介苗液 0.1 ml，确保剂量准确。

（4）选择注射部位：左臂三角肌下缘，用 75% 乙醇消毒皮肤，直径≥5 cm，待干。

（5）预防接种：左手绷紧注射部位皮肤，右手持注射器，示指固定针栓，将针头斜面向上，与皮肤呈 5°刺入皮内，左手缓慢推入针芯，注入 0.1 ml，使注射部位形成一个 6～8 mm 圆形隆起的皮丘。注射完毕，将针管顺时针方向旋转 180°，拔出针头，勿按摩注射部位。观察新生儿 15～30 min，并再次核对新生儿腕带、腰牌及卡介苗接种卡。

（6）整理用物（分类处理），洗手，记录。

（7）健康教育：将卡介苗接种卡交与家属并签字，并介绍相关注意事项：预防接种 3 周后，接种部位会出现红肿、硬结，中间逐渐转化为白色的小脓疱，脓疱逐渐破溃结痂，结痂脱落后留下一个小瘢痕，属于正常现象，不要用消毒液擦拭、不要挤压，以免接种失败。

3．操作后评价

（1）用物准备充分，操作熟练，动作轻柔。

（2）新生儿监护人对操作过程满意，能够掌握接种后的注意事项。

【注意事项】

1．卡介苗储存：①卡介苗应在 2～8℃冰箱避光储存。冷藏温度要有记录，受热、结冰、阳光照射可使菌苗活性下降。②存放要有明显标识，不能与其他药品混放同层。③卡介苗的有效期、菌苗活菌数与保存时间呈反比，冻干菌苗一年内能保持较高活菌数的水平。④卡介苗要有领取和使用记录。

2．卡介苗开启后，应在 30 min 内用完，剩余疫苗不能随意丢弃，需焚烧处理。

3．卡介苗注射剂量要准确，严禁皮下注射或肌内注射，防止深部注射引起经久不愈的寒性脓肿。

4．卡介苗必须单独接种，不能与其他疫苗同时接种。1 个月内接种不同疫苗时，不可在同臂接种。

5．接种工作应有序进行，按要求先登记后接种，避免错种、漏种或重复接种。

【知识链接】

1．卡介苗补种原则：①<3 月龄，未接种卡介苗的婴儿可直接补种。②3 月龄～3 岁儿童对结核菌素纯蛋白衍生物（TB-PPD）或卡介苗蛋白衍生物（BCG-PPD）试验阴性者，应予补种。③≥4 岁儿童不予补种。④已接种卡介苗的儿童，即使卡痕未形成也不再予以接种。

2．卡介苗禁忌证：①发热（37.5℃）、早产、难产、低体重儿（体重在 2 500 g 以下）、畸形儿。②有明显临床症状的分娩创伤、急性传染病患病期，包括痊愈不满一个月者、有过敏史、各种慢性全身性疾病（如肝炎、心脏病、肾病、结核病等）、全身广泛性皮肤病或接种局部患严重皮疹，暂时不要接种卡介苗。

【操作考核评分标准】

新生儿卡介苗接种技术操作考核评分标准见表 3-39。

表 3-39　新生儿卡介苗接种技术操作考核评分标准

年 / 班级：　　　　　　学号：　　　　　　姓名：　　　　　　得分：

项目	内容	分值	评分等级				得分
			A ×1.0	B ×0.8	C ×0.6	D ×0.4	
操作前（20 分）	环境评估	5					
	新生儿评估	5					
	护士准备	5					
	物品准备	5					
操作中（60 分）	核对	5					
	卡介苗核查	10					
	卡介苗配制	5					
	选择注射部位	30					
	接种方法	5					
	健康宣教	5					
操作后（20 分）	整理用物，洗手，记录	5					
	操作熟练，动作轻柔	5					
	人文关怀，爱婴意识	5					
	注意事项回答正确	5					

【操作录像】

操作录像 3-37：新生儿卡介苗接种技术

操作录像 3-37　请扫描二维码

（杨　芳）

三十八、新生儿乙肝疫苗接种技术

乙肝疫苗是通过人工自动免疫，刺激机体产生保护性抗体，用来预防乙型肝炎。乙肝疫苗的首针接种，应在新生儿出生24小时内注射，使新生儿体内产生抗体，防止乙肝病毒感染，阻断母婴传播。

> **实训目标**
> 通过本项技术操作规程的学习，学生应能够：
> 1. 描述乙肝疫苗的储存条件、接种剂量、接种部位和接种时间。
> 2. 解释乙肝疫苗的注意事项。
> 3. 运用乙肝疫苗接种技术为新生儿预防接种并做好健康宣教。
> 4. 遵循护理伦理原则，具有爱婴观念。

【临床情境】

足月剖宫产一女婴，体重为3 000 g，出生1分钟Apgar评分为10分。**请思考：**该女婴适合接种乙肝疫苗吗？作为护士，如何完成预防接种并做好健康指导？

【目的】

预防乙型肝炎，阻断母婴传播。

【操作程序】

1. 操作前

（1）环境评估：是否舒适、安全、温暖（24～26℃），光线充足。

（2）新生儿评估：了解新生儿出生时的状况及接种部位情况。了解其母亲是否为乙肝病毒携带者或乙肝患者。

（3）护士准备：着装整洁，洗手，戴口罩。

（4）物品准备：75%乙醇、一次性棉签、1 ml注射器、重组乙型肝炎疫苗（酿酒酵母）、乙肝疫苗接种卡、快速手消毒剂。

2. 操作步骤

（1）核对：查对新生儿腕带、腰牌上的母亲姓名、床号、住院号，新生儿性别、出生时间、体重，乙肝疫苗接种卡。向新生儿监护人讲解操作目的、方法、注意事项及配合要点，取得理解与配合。

（2）乙肝疫苗核查：核对乙肝疫苗名称、剂量、批号、有效期及生产单位，并做好登记。检查安瓿有无破损，药液有无发霉、异物、凝块、变色或冻结，若标记不清或药液异常，立即停止使用。

（3）抽吸疫苗：75% 乙醇消毒安瓿，摇匀，用 1 ml 注射器抽取重组乙型肝炎疫苗（酿酒酵母）10 μg。

（4）选择注射部位：右上臂三角肌外侧，用 75% 乙醇消毒皮肤，直径≥5 cm，待干。

（5）预防接种：绷紧三角肌皮肤，呈 90°肌内注射，根据情况刺入针头的 1/2～2/3，回抽无回血后注射药物。注射完毕，快速拔出针头，用棉签轻压注射部位。观察新生儿 15～30 min，并再次核对新生儿腕带、腰牌及乙肝疫苗接种卡。

（6）健康教育：向新生儿监护人宣教复种乙肝疫苗的时间为接种后 1 个月和 6 个月。

（7）整理用物（分类处理），洗手，记录。

3. 操作后评价

（1）用物准备充分，操作熟练，动作轻柔。

（2）新生儿监护人对操作过程满意，能够掌握复种时间。

【注意事项】

1. 乙肝疫苗储存条件为 2～8℃冰箱避光储存，不能冻结，冻融后的乙肝疫苗不能使用。乙肝疫苗要有领取和使用记录。

2. 乙肝疫苗在使用前要充分摇匀，以免降低接种效果。避免将乙肝疫苗与其他疫苗在一个注射器内混合后接种。

3. 母亲 HBsAg 阳性所生的新生儿应在出生后 24 小时内尽早接种第 1 剂乙肝疫苗，在接种第 1 剂乙肝疫苗的同时，在不同部位肌内注射 100 IU 乙肝免疫球蛋白（HBIG），最迟应在出院前完成。

4. 母亲 HBsAg 阳性所生早产儿、低体重儿也应在出生后 24 小时内尽早接种第 1 剂乙肝疫苗，但不应计入免疫疗程，满 1 月龄后，按 0、1、6 个月程序完成 3 剂乙肝疫苗的接种免疫。

5. 危重新生儿：如极低体重儿、严重出生缺陷、重度窒息、呼吸窘迫综合征等，应在生命体征平稳后尽早接种第 1 剂乙肝疫苗。

6. 补种原则：若出生 24 小时内未及时接种，应尽早接种；对于未完成全程免疫程序者，需尽早补种，补齐未接种剂次即可；第 1 剂与第 2 剂间隔应≥28 日，第 2 剂与第 3 剂间隔应≥60 日。

在医疗机构出生的新生儿，由出生的医疗机构接种第 1 剂乙肝疫苗，由辖区接种单位完成后续剂次接种。未在医疗机构出生的新生儿，由辖区接种单位全程接种乙肝疫苗。

【知识链接】

2017 年 WHO 乙肝疫苗使用指南：特殊群体的疫苗接种。

1. 医护人员和其他有职业暴露的群体

医护人员（包括实习生）和其他可暴露于感染性血液、体液或被血液污染环境的工作人员，乙肝病毒感染是常见的职业风险。在职业暴露之前，乙肝疫苗可为医护人员提供防护，如医护人员伤口接触有乙肝污染的标本后应立即冲洗，消毒，尽快注射乙肝高效价免疫球蛋白（HBIG）。

2. 糖尿病患者

基于美国所报道的乙肝病例，患有糖尿病的人群发生急性乙肝病毒感染的风险提高了

2 倍。缺少标准的感染控制预防措施，且无法阻止公用手指采血装置，使糖尿病患者具有高风险性，包括单人使用的手指采血器经多人使用，多人使用的血糖检测器的清洁、消毒不充分。

3．出生体重小于 2 000 g 的婴儿

没有任何关于低出生体重婴儿接种 HBV 疫苗相关的不良事件的报道。一些低出生体重新生儿可能与足月儿和正常体重婴儿不一样，对出生剂量的乙肝疫苗无反应。实际月龄 1 月时，不管出生时的体重或胎龄，低出生体重的婴儿很可能对 3 剂乙肝疫苗有免疫反应。

4．慢性肾衰竭患者

慢性肾衰竭患者需要血液透析，有感染乙肝病毒的特殊风险。在某些情况下，他们接受的疫苗剂量是标准剂量的 3 倍，或每次接种的疫苗包含更多的 HBsAg（如普通成人剂量的 2 倍），或者两种情况均有。老年人的免疫反应可受到影响。有肾功能不全的成年患者的重组乙肝疫苗中包含了更多有效的佐剂。对于透析前和透析的患者，疫苗佐剂作为增加剂量的安全性和免疫原性是可以接受的。

5．HIV 阳性和其他免疫缺陷的患者

由于 HAART 治疗的引入，HIV/HBV 感染可增加 HBV 感染出现严重后果的可能性。危险因素包括病毒载量、CD4-T 细胞的细胞数、性别、年龄、类型和 HARRT 治疗的持续时间，并且由艾滋病诱发的疾病类型可影响患者对 HBV 疫苗的反应。

6．旅行者

对于大多数旅行者来说，感染乙型肝炎的风险不会增加。如果没有时间接受完整的标准疫苗接种，可在 0、7、21 日时接受 3 倍剂量的乙肝疫苗，在此种情况下，则推荐在首剂量后 12 个月时再进行第 4 次免疫接种。

7．怀孕的女性

怀孕和哺乳均不是乙肝疫苗接种的禁忌证。

【操作考核评分标准】

新生儿乙肝疫苗接种技术操作考核评分标准见表 3-40。

表 3-40　新生儿乙肝疫苗接种技术操作考核评分标准

年 / 班级：　　　　　　学号：　　　　　　姓名：　　　　　　得分：

| 项目 | 内容 | 分值 | 评分等级 | | | | 得分 |
			A ×1.0	B ×0.8	C ×0.6	D ×0.4	
操作前 (20 分)	环境评估	5					
	新生儿评估	5					
	护士准备	5					
	物品准备	5					
操作中 (60 分)	核对	5					
	乙肝疫苗核查	10					
	抽吸疫苗	5					

续表

项目	内容	分值	评分等级 A ×1.0	B ×0.8	C ×0.6	D ×0.4	得分
操作中（60分）	选择注射部位	30					
	接种方法	5					
	健康宣教	5					
操作后（20分）	整理用物，洗手，记录	5					
	操作熟练，动作轻柔	5					
	人文关怀，爱婴意识	5					
	注意事项回答正确	5					

【操作录像】

操作录像3-38：新生儿乙肝疫苗接种技术

操作录像3-38　请扫描二维码

（杨　芳）

三十九、新生儿足底血采集技术

新生儿足底血采集是新生儿疾病筛查的一个重要环节。新生儿疾病筛查是在新生儿期对危害新生儿的先天性、遗传性疾病进行专项检查，提供早期诊断，早期合理治疗。新生儿疾病筛查病种包括：苯丙酮尿症（PKU）、先天性甲状腺功能减退症（CH）、红细胞葡萄糖-6-磷酸脱氢酶缺乏症（G-6-PD）等。

实训目标

通过本项技术操作规程的学习，学生应能够：

1. 描述新生儿足底采血的时间、部位、深度，合格滤纸片的要求。
2. 解释新生儿足底血采集的意义。
3. 运用新生儿足底血采集技术筛查新生儿先天性、遗传性疾病。
4. 遵循护理伦理原则，具有爱婴观念。

【临床情境】

足月顺产一男婴，体重为 3 000 g，出生 1 分钟 Apgar 评分为 10 分。**请思考：**该男婴何时做新生儿疾病筛查？作为护士，如何采集足底血并做好健康指导？

【目的】

早发现、早诊断、早治疗危害新生儿健康的先天性、遗传性疾病。

【操作程序】

1. 操作前

（1）环境评估：是否舒适、安全、温暖（24～26℃），光线充足。

（2）新生儿评估：了解新生儿是否在出生 72 小时后，7 日之内；是否早产、低体重（<2 500 g）或正在接受治疗；是否充分哺乳 6 次及以上。

（3）护士准备：着装整洁，洗手，戴口罩。

（4）物品准备：75% 乙醇、一次性棉签、一次性采血针、采血卡及支架、快速手消毒剂。

2. 操作步骤

（1）核对：核对新生儿腕带、腰牌上的母亲床号、姓名、住院号，新生儿性别、出生时间、体重。向新生儿监护人讲解操作目的、方法、注意事项及配合要点，取得理解与配合。

（2）确定采血部位：按摩新生儿足跟，使之红润，用 75% 乙醇消毒皮肤，待干。

（3）足跟血采集：一次性采血针刺足跟内侧或外侧，深度<3 mm，用干棉签拭去第

1 滴血，从第 2 滴血开始采集。待血滴足够大时，将滤纸片接触血滴，切勿触及足跟皮肤，使血滴自然渗透至滤纸背面，正反面血斑一致。至少采集 3 个血斑（血斑直径＞8 mm）。

（4）操作后用干棉球轻压采血部位止血。

（5）血片保存：将血片悬空平置，自然晾干呈深褐色。避免烘烤、阳光及紫外线照射、污染等。及时将合格、晾干的血片置于密封袋内，保存在 2~8℃ 冰箱中，有条件者可 0℃ 以下保存。

（6）健康教育：向新生儿监护人宣教新生儿疾病筛查的意义。

（7）整理用物，洗手，记录。

3. 评价

（1）用物准备充分，操作熟练，动作轻柔。

（2）新生儿监护人对操作过程满意，知情新生儿疾病筛查的意义。

【注意事项】

1. 新生儿足底血采集应在出生 72 小时后，7 日之内，并充分哺乳 6 次以上。对于各种原因（早产儿、低体重儿、正在治疗疾病的新生儿、提前出院等），采血时间一般不超过出生后 20 日。

2. 乙醇消毒后未待干，穿刺深度不够，挤压穿刺部位，均可影响检验结果。

3. 避免在足后跟正中穿刺，以免血流不畅引发骨髓炎。

4. 合格滤纸干血片需符合以下条件：①至少 3 个血斑，且每个血斑直径＞8 mm。②血滴自然渗透，滤纸正反面血斑一致。③血斑无污染，自然晾干，冷藏保存。

5. 所有血片应按照血源性传染病标本对待。对特殊传染病标本，如梅毒、艾滋病等应做标识并单独包装。

【知识链接】

新生儿疾病筛查的意义

1. 苯丙酮尿症（PKU）：又称苯酮尿症，是一种遗传性的氨基酸代谢缺陷。由于患儿的肝中缺乏苯丙氨酸羟化酶，使食物中的苯丙氨酸不能转化为酪氨酸，导致苯丙氨酸蓄积。苯丙氨酸经转氨酶作用，转化为苯丙酮酸，并从尿中大量排出。苯丙酮酸可影响患儿神经系统的发育，引起智力发育迟缓和癫痫，并出现毛发色淡呈棕色，皮肤白化，易有湿疹和皮肤划痕，尿液有鼠臭味等症状。如果早期诊断和治疗，可阻止对大脑的损害。

2. 先天性甲状腺功能减退症（CH）：又称为呆小病，是由于甲状腺激素产生不足或甲状腺激素受体缺陷所致的先天性疾病。新生儿期缺乏特殊体征，如果未及时发现和治疗，将导致智力低下和生长迟缓。一旦确诊，应立即治疗。

3. 红细胞葡萄糖 -6- 磷酸脱氢酶（G-6-PD）缺乏症：是指参与红细胞戊糖磷酸旁路代谢的 G-6-PD 活性降低和（或）酶性质改变导致的以溶血为主要表现的一种遗传性疾病。以药物性溶血和蚕豆病多见。

通过新生儿疾病筛查发现上述疾病，国家将免费治疗，治愈率达 95% 以上。如果不筛查，将来患病后是无法治愈的。因此，新生儿疾病筛查阳性的监护人，应尽早带新生儿到当地新生儿疾病筛查中心复诊，以免延误治疗。

【操作考核评分标准】

新生儿足底血采集技术操作考核评分标准见表 3-41。

表 3-41　新生儿足底血采集技术操作考核评分标准

年 / 班级：　　　　　学号：　　　　　姓名：　　　　　得分：

项目	内容	分值	评分等级				得分
			A ×1.0	B ×0.8	C ×0.6	D ×0.4	
操作前（20分）	环境评估	5					
	新生儿评估	5					
	护士准备	5					
	物品准备	5					
操作中（60分）	核对	5					
	确定采血部位	10					
	足跟血采集	30					
	采集后处理	5					
	血片保存	5					
	健康宣教	5					
操作后（20分）	整理用物，洗手，记录	5					
	操作熟练，动作轻柔	5					
	人文关怀，爱婴意识	5					
	注意事项回答正确	5					

【操作录像】

操作录像 3-39：新生儿足底血采集技术

操作录像 3-39　请扫描二维码

（杨　芳　周金萍）

第四章 儿科护理技术

一、更换尿布技术

更换尿布法是儿科基本操作技能之一，是为了保持臀部皮肤的清洁、干燥、舒适，防止尿液、粪便等因素对皮肤长时间的刺激，从而预防尿布皮炎的发生或使原有的尿布皮炎痊愈的方法。

实训目标

通过本项技术操作规程的学习，学生应能够：

1. 描述更换尿布法的护理要点和注意事项。
2. 解释及时更换尿布的重要性和尿布皮炎发生的原因。
3. 运用更换尿布法对小儿进行臀部护理，并向家长做健康教育。
4. 遵守医德规范，表现出对婴幼儿的责任心和爱心。

【临床情境】

患儿，男性，8个月。因呕吐、腹泻2天伴发热1天入院。患儿2天前突起腹泻，每日10余次，稀水便。体检：T 38.8℃，体重8.5 kg，呼吸深快，心率120次/分，心律齐，腹软，肝肋下1 cm，脾肋下未触及，肠鸣音亢进，大便为黄水样，量多，未见脓细胞。医生诊断为小儿腹泻伴脱水。**请思考：**如何为其进行臀部护理？

【目的】

保持小儿臀部皮肤的清洁、干燥、舒适，预防尿布皮炎的发生。

【操作程序】

1. 操作前准备

（1）环境评估：舒适、安全、温湿度适宜，病室环境温度为24～28℃，关闭门窗。

（2）婴儿评估：观察患儿的反应、精神状态、吸吮力、肌张力等情况，监测体温、呼吸、患儿臀部皮肤，注意有无感染、尿布皮炎等问题出现。

（3）护士准备：着装整洁，洗手，戴口罩。

（4）物品准备：尿布、尿布桶、护臀霜或鞣酸软膏、平整的操作台，根据需要备小毛巾、温水或湿纸巾。

2．操作步骤

（1）核对：携用物至床旁，向家长询问床号、姓名，查看腕带、胸牌，核对床号、姓名，再次向家长解释本次操作的目的、方法、注意事项以及配合要点。

（2）擦拭：放下床栏，打开包被，护士温暖双手后解开尿布，露出臀部，将尿布洁净端垫于臀下。

（3）清洗：如有大便，应以原尿布上端两角洁净处轻拭会阴及臀部。然后一手将患儿抱起，同侧手掌托住患儿大腿根部以及臀部，手臂护住患儿躯干部，另一手清洗臀部，用温水洗净，用小毛巾轻轻吸干水分。观察臀部皮肤情况，如有红臀，评估红臀程度。若出现红臀，则根据皮肤受损程度选择不同外用药物，如为重度红臀，可用红外线照射后再上药。

（4）更换尿布：一手轻轻提起双足，使臀部略抬高，另一只手取下污布，将清洁的尿布垫于腰下，放下两足，再将尿布的底边两角折到腹部，两腿间的一角上拉，系好尿布带，使其松紧适宜。盖好被子，整理床单位。

（5）评估：及时评估红臀情况，评估大便性质，必要时留标本送检。如需要记录24小时出入量，应将更换过的尿布称重。

（6）整理用物：分类整理用物，将尿布放入医用垃圾桶，洗手，记录。

3．操作后评价

（1）小儿安静，无哭闹。

（2）护士态度认真，有爱婴观念。

（3）患儿安全，无坠床或损伤。

【注意事项】

1．尽量选择质地柔软、透气性好、吸水性强的棉质尿布，或者采用一次性尿布，减少对臀部皮肤的刺激。

2．操作过程动作应轻快，避免患儿过度暴露，避免着凉。

3．尿布包扎应松紧合适，避免出现因包扎过紧影响患儿活动或因过松造成大便外溢。

【知识链接】

1．新生儿大小便观察：新生儿一般在出生后前1～2日内排出胎粪，颜色为黑绿色。喂母乳后，粪便颜色渐渐变黄，偶尔会带有一些没有消化完全的脂肪或蛋白小块（俗称"奶瓣"）。护士应告知家长这并非消化不良，而是由于新生儿对脂肪和蛋白质的消化功能尚不健全所致。排便次数方面，新生儿初始排便为3～4次/日，满月以后渐渐为1～2次/日。如每天大便次数增多且有臭味，又有黏性或脓样的大便出现，说明排便不正常，应请医生诊治。

2．红臀严重程度评定：①轻度：局部皮肤出现潮红。②重度：根据皮肤红烂程度分为3度，Ⅰ度为局部皮肤潮红伴有皮疹，Ⅱ度为局部皮肤出现溃破、脱皮，Ⅲ度为局部有大片糜烂或表皮剥脱，有时发生继发感染。

3．正确选择局部外用药物：根据红臀程度选择相应的外用药物。轻度选用氧化锌或鞣酸软膏；重度应洗净皮肤后再用0.2%～0.5%聚维酮碘局部消毒，并保持局部皮肤干燥；如伴有真菌感染，则选用派瑞松软膏或克霉唑软膏进行外涂。

【操作考核评分标准】

更换尿布技术操作考核评分标准见表 4-1。

表 4-1　更换尿布技术操作考核评分标准

年 / 班级：　　　　　　学号：　　　　　　姓名：　　　　　　得分：

项目	内容	分值	评分等级				得分
			A ×1.0	B ×0.8	C ×0.6	D ×0.4	
操作前（20分）	环境评估	5					
	婴儿评估	5					
	护士准备	5					
	物品准备	5					
操作中（60分）	核对及向家长解释	5					
	擦拭	15					
	清洗	5					
	更换尿布	20					
	评估	10					
	整理用物	5					
操作后（20分）	操作熟练，动作轻柔	5					
	人文关怀	5					
	向患儿家属进行健康教育	5					
	洗手，记录	5					

【操作录像】

操作录像 4-1：更换尿布技术

【综合考核案例】

综合考核案例 4-1：小儿腹泻护理综合考核案例

操作录像 4-1 与综合考核案例 4-1　请扫描二维码

（张　敏）

二、新生儿蓝光照射治疗技术

新生儿蓝光照射治疗又称光照疗法，是通过一定波长的光线使新生儿血液中脂溶性的未结合胆红素转变为水溶性异构体的方法，从而使其易于从胆汁和尿液中排出体外，达到降低胆红素水平的目的。

> **实训目标**
>
> 通过本项技术操作规程的学习，学生应能够：
>
> 1. 描述蓝光照射指征、护理要点以及注意事项。
> 2. 解释新生儿黄疸和蓝光照射的关系与原理。
> 3. 运用光照疗法对新生儿黄疸患儿进行护理，并能够向家长做健康教育。
> 4. 体现爱婴意识和儿科特有的人文关怀。

【临床情境】

患儿，女性，1.5天。体检：T 36.8℃，R 35次/分，心率124次/分，足月新生儿貌，哭声洪亮，全身皮肤及黏膜中度黄染，未见皮疹及出血点，巩膜明显黄染，口唇不红。排胎便1次，尿色深。辅助检查：肝功能正常，HBsAg（－），血清总胆红素，18 mg/dl（307.8 μmol/L），直接胆红素 1.0 mg/dl（17.1 μmol/L）。医生诊断该患儿为病理性黄疸。**请思考**：如何对其进行新生儿蓝光照射治疗？

【目的】

运用蓝光照射治疗使黄疸患儿血清间接胆红素转化为直接胆红素排出体外，达到降低血清胆红素，治疗疾病以及预防核黄疸等并发症的目的。

【操作程序】

1. 操作前准备

（1）环境评估：舒适、安全、温湿度适宜。

（2）患儿评估：观察患儿的反应、精神状态、吸吮力、肌张力等情况，监测患儿的体温、呼吸、皮肤黄染的部位和范围，注意有无感染灶、抽搐等。了解胆红素变化。

（3）护士准备：着装整洁，洗手，戴口罩。

（4）物品准备：单面或者双面光疗箱1台；遮光眼罩、尿布或者一次性尿布数块；必要时准备医嘱执行单、笔。

2. 操作步骤

（1）核对及预热：核对患儿床号、姓名、腕带，医嘱以及治疗卡后取得家长理解和配合。将光疗箱内水箱加水至2/3，接通电源进行预热，启亮蓝光灯管，调节箱内温度

30～32℃（早产儿32～36℃）、相对湿度55%～65%；灯管与皮肤距离为33～50 cm。

（2）入箱：将患儿全身裸露，并为其佩戴护眼罩，用尿布遮盖会阴部（尤其是男婴生殖器）。将患儿放入已经预热好的光疗箱中，记录开始照射时间以及灯管开启时间。

（3）光疗：光疗过程中，应使患儿皮肤均匀受光，若使用单面光疗箱，2小时更换体位1次，可以仰卧、侧卧、俯卧交易更换；俯卧照射时有专人巡视。

（4）监测体温：光疗期间应密切监测患儿体温和光疗箱箱温的变化，每2～4小时测体温1次，体温保持在36～37℃为宜；若光疗时患儿体温上升超过38.5℃，应暂停光疗。

（5）症状观察：光疗过程中注意观察患儿有无出现烦躁、嗜睡、高热、皮疹、呕吐、拒乳、腹泻及脱水等症状，如有发现应及时与医师联系，妥善处理。

（6）出箱护理：切断电源，摘掉眼罩，将患儿衣着整理舒适，测体重。

3．操作后评价

（1）护士态度认真，有爱婴观念。

（2）护士掌握新生儿光疗不良反应的相关知识。

（3）患儿光疗过程中安全、无损伤。

【注意事项】

1．随时观察患儿眼罩、会阴遮盖物有无脱落，并注意观察其皮肤有无破损。

2．患儿洗浴后不擦抹爽身粉或者油剂，防止降低光疗效果。

3．保持灯管及反射板的清洁，每日擦拭，防止灰尘影响光照强度。

【知识链接】

1．母乳性黄疸与母乳喂养：告知家属可继续母乳喂养，若吃母乳后仍出现黄疸，可改为隔次母乳喂养逐步过渡到正常母乳喂养。如黄疸严重，且患儿一般情况差，可考虑暂停母乳喂养，待黄疸消退后再恢复母乳喂养。

2．蓝光照射疗效观察：光疗过程中注意患儿皮肤、巩膜颜色，定期将血清胆红素值报告医生。以便协助医生了解黄疸消退时间，及时调整治疗方案。一般情况下持续光照24 h后，除遮盖部位外黄疸明显减退。如果退黄不明显，可延长至72 h，同时注意患儿有无水肿出现，以防止因照射时间过长使红细胞大量破坏而造成低蛋白血症。

【操作考核评分标准】

新生儿蓝光照射治疗技术操作考核评分标准见表4-2。

表4-2　新生儿蓝光照射治疗技术操作考核评分标准

年／班级：　　　　　　学号：　　　　　　姓名：　　　　　　得分：

项目	内容	分值	评分等级				得分
			A ×1.0	B ×0.8	C ×0.6	D ×0.4	
操作前（20分）	环境评估	5					
	患儿评估	5					

续表

项目	内容	分值	评分等级 A ×1.0	B ×0.8	C ×0.6	D ×0.4	得分
操作前（20分）	护士准备	5					
	物品准备	5					
操作中（60分）	核对及预热	5					
	入箱	10					
	光疗	15					
	监测体温	10					
	症状观察	15					
	出箱护理	5					
操作后（20分）	操作熟练，动作轻柔	5					
	物品分类处理	5					
	爱婴意识	5					
	向患儿家属进行健康教育	5					

【操作录像】

操作录像 4-2：新生儿蓝光照射治疗技术

操作录像 4-2　请扫描二维码

（张　敏）

三、新生儿复苏技术

新生儿窒息是指胎儿娩出后 1 分钟内仅出现心跳而无呼吸，或呼吸功能不全的缺氧及酸中毒状态，需及时进行新生儿复苏抢救。

实训目标

通过本项技术操作规程的学习，学生应能够：

1．描述新生儿 Apgar 评分标准。

2．学会新生儿窒息复苏程序。

3．运用 Apgar 评分进行评估和实践对新生儿窒息抢救及护理。

4．遵循医德规范及医学伦理原则，表现出对新生儿的责任心及同理心。

【临床情境】

新生儿，男性，行胎头吸引术阴道分娩出生。皮肤苍白，四肢稍屈曲，无自主呼吸，吸痰时喉部有些动作，心率 100 次 / 分。医疗诊断：新生儿窒息。**请思考：**应如何对其进行复苏处理？

【目的】

改善新生儿的呼吸和循环，减少新生儿并发症，降低死亡率。

【操作程序】

1．操作前准备

（1）环境评估：舒适、安全、温暖、湿度适宜。

（2）患儿评估：观察新生儿心率、呼吸、肌张力、喉反射及皮肤颜色，对新生儿进行 Apgar 评分。

（3）护士准备：呼救新生儿科、产科医师到场，着装整洁，洗手，戴口罩。

（4）物品准备：新生儿抢救车，内置：各种型号的一次性吸引管、吸引球；新生儿面罩；复苏气囊，氧气连接装置；各种型号的气管插管管道、导丝、喉镜；药物（纳络酮、碳酸氢钠、盐酸肾上腺素、生理盐水等）；新生儿辐射抢救台、听诊器、肩垫、大毛巾和毯子、新生儿吸痰机、新生儿血氧和心电监护仪等。

2．操作步骤

（1）快速评估：提问：足月吗？羊水清吗？肌张力好吗？有呼吸或哭声吗？（其中一项为"否"马上准备复苏）。羊水有胎粪污染，进行有无活力的评估及决定是否气管插管吸引胎粪。

（2）新生儿 ABCD 复苏流程

A．清理呼吸道：①保暖：将新生儿放在预热的辐射保温台上（32~34℃）。②体位：

肩部垫高 2~3 cm，头轻度仰伸位（鼻吸气位）。③吸引：用吸球或吸管（12F 或 14F）先口后鼻，限制吸管的深度（不超过新生儿鼻尖到耳垂的距离）和吸引时间（10 s），吸引器的负压不超过 100 mmHg（13.3 kPa）。④擦干和刺激：迅速擦干全身，拿掉湿毛巾，给予触觉刺激，评价呼吸、心率、肤色，以上步骤在 30 s 内完成。

B．建立呼吸：若心率＜100 次／分或呼吸暂停或喘息样呼吸，重新摆体位，给予自动复苏气囊正压通气，40~60 次／分，氧饱和度监测（传感器应放在新生儿动脉导管前位置即右上肢，通常是手腕或手掌的中间表面）。正压人工呼吸 30 s，评估如有自主呼吸且心率≥100 次／分，可逐步减少并停止正压通气，根据血氧饱和度值决定是否常压给氧；如心率介于 60~100 次／分，继续正压通气，可考虑气管插管。

C．建立循环：有效正压通气 30 s 后评估心率、呼吸及血氧饱和度，若心率＜60 次／分，考虑气管插管加正压通气并开始胸外按压。按压的位置为胸骨下 1/3（两乳头连线中点下方），避开剑突。按压深度约为胸廓前后径的 1/3，产生可触及脉搏的效果。胸外按压与正压通气比例为 3∶1，即 90 次／分按压和 30 次／分呼吸，频率为 120 次／分。30 s 胸外按压后，听心率 6 s，心率＜60 次／分，重新开始胸外按压（并使用药物），若心率大于 60 次／分，停止胸外按压继续正压通气。

D．药物的使用：30 s 后评估心率＜60 次／分，考虑使用药物，新生儿复苏应使用 1∶10 000 的肾上腺素。静脉用量为 0.1~0.3 ml/kg；气管内用量为 0.5~1 ml/kg。必要时 3~5 min 重复 1 次。纳洛酮：产妇使用麻醉药物引起的新生儿呼吸抑制，给予 0.1 mg/kg 肌内注射。有低血容量、怀疑失血或休克的新生儿在对其他复苏措施无反应时，考虑给扩容剂（推荐生理盐水），首次剂量为 10 ml/kg，经脐静脉或外周静脉 5~10 min 缓慢推入。必要时可重复扩容 1 次。

（3）评价：复苏过程中随时评价新生儿的皮肤、呼吸、心率、喉反射、肌张力，为确定进一步的抢救提供依据。

（4）分类整理用物，洗手，记录。

3．操作后评价

（1）患儿有无恢复自主呼吸和自主循环。

（2）护士能熟练掌握新生儿窒息抢救技术。

（3）根据新生儿 Apgar 评分，评估新生儿窒息的严重程度及预后。

【注意事项】

1．整个治疗护理过程中应注意患儿的保温。

2．胸外按压时注意按压手法和按压深度，避免不必要的损伤。

3．复苏过程中注意及时评价患儿的生命体征情况。

【知识链接】

1．喉镜下经口气管插管：①气管插管的指征：需要气管内吸引清除胎粪时；气囊面罩人工呼吸无效或要延长时；经气管注入药物时；特殊复苏情况，如先天性膈疝或超低出生体重儿。②气管导管的选择：选择合适型号的镜片（1 号足月儿用，0 号早产儿用）；选择正确的气管导管。内径 2.5 mm 的气管导管适用于体重＜1 000 g、胎龄＜28 w 的新生儿；内径 3.0 mm 的内径气管导管适用于体重 1 000~2 000 g、胎龄 28~34 w 的新生儿；内径 3.5 mm 的气管导管适用于体重 2 000~3 000 g、胎龄 34~38 w 的新生儿；内径 4.0 mm 的气管导管适用于体重>3 000 g、胎龄>38 w 的新生儿。③方法：右手稳住胎头；左手持喉镜，喉镜叶片沿舌面右边滑入，将舌头推至口腔左侧，推进镜片顶端到达会厌软骨；轻轻上抬镜片，暴露声门；右手持气管导管沿口腔右侧插入有金属管芯的气管导管，将管端置于声门与气管隆凸之间，接近气管中点；右手将管子固定于患儿上腭，左手小心退出喉镜；检查管子位置是否正确；整个操作要求在 20 s 内完成并常规做 1 次气管吸引。

　　2．自动复苏气囊使用方法：选择气囊，接上氧源，选择合适型号的面罩，站在新生儿的一侧或头部，将新生儿的头部摆正到鼻吸气位。左手拇指和示指将面罩扣于口鼻部，并将下颌轻微抬起，右手挤压气囊（正压通气的压力为 20～25 cm 水柱，用正确压力通气 2～3 次，观察胸廓扩张情况）。

　　3．胸外按压方法：①双指法：用中指和示指或环指指尖，垂直压迫。②拇指法：两拇指可并排放置或重叠，拇指第 1 节应弯曲，垂直压迫，双手环抱胸廓支撑背部。压迫深度为前后胸直径 1/3，放松时指尖或拇指不离开胸骨，下压时间应稍短于放松时间。

　　4．脐静脉插管：脐静脉是静脉注射的最佳途径，用于注射肾上腺素以及扩容剂。可插入 3.5F 或 5F 的不透射线的脐静脉导管。当新生儿复苏进行胸外按压时，即可考虑开始脐静脉插管，为给药做准备。

【操作考核评分标准】

　　新生儿复苏技术操作考核评分标准见表 4-3。

表 4-3　新生儿复苏技术操作考核评分标准

年 / 班级：　　　　　学号：　　　　姓名：　　　　　得分：

项目	内容	分值	评分等级				得分
			A ×1.0	B ×0.8	C ×0.6	D ×0.4	
操作前 (20 分)	环境评估	5					
	患儿评估	5					
	护士准备	5					
	物品准备	5					
操作中 (60 分)	快速评估	10					
	初步复苏	10					
	正压通气、氧饱和度监测	10					
	喉镜下经口气管插管	10					
	胸外按压	10					
	复苏评价	5					
	整理用物，记录，洗手	5					
操作后 (20 分)	操作熟练，动作轻柔	5					
	物品分类处理	5					
	爱婴意识	5					
	及时观察患儿复苏反应	5					

【操作录像】

操作录像4-3：新生儿复苏技术

操作录像4-3 请扫描二维码

（张　敏　许月红）

四、婴儿沐浴技术

婴儿沐浴法是儿科基础护理技术之一，是一种保持婴儿皮肤清洁、舒适，协助皮肤排泄和散热的操作方法。

> **实训目标**
> 通过本项技术操作规程的学习，学生应能够：
> 1. 描述婴儿沐浴的注意事项。
> 2. 解释婴儿沐浴的目的和重要性。
> 3. 运用沐浴的步骤和方法对婴儿进行皮肤护理。
> 4. 遵循医德规范，体现出儿科护理特有的人文关怀。

【临床情境】

新生儿，男性，体重 3 300 g，出生后 1 分钟 Apgar 评分为 10 分。出生后第 2 日，体检：T 36.7℃，心率 132 次 / 分，反应好，哭声响亮，面色红润，已排尿和胎粪，无其他异常发现，给予新生儿护理常规。**请思考：** 应如何为该新生儿进行沐浴操作？

【目的】

运用婴儿沐浴法对新生儿进行皮肤护理。

【操作程序】

1．操作前准备

（1）环境评估：舒适、安全、关闭门窗，调节室温为 26～28℃。

（2）婴儿评估：测量体温、体重，检查全身皮肤情况，沐浴于喂奶前或喂奶后 1 小时进行，以防呕吐和溢奶。

（3）护士准备：着装整洁，洗手，戴口罩。

（4）物品准备：水温计、浴盆：内备温热水（2/3 满），水温冬季为 38～39℃，夏季为 37～38℃，备水水温以稍高 2～3℃ 为宜。婴儿沐浴液、大毛巾、小面巾、浴巾、衣服、尿布、护理盘（内放石蜡油、75%乙醇、爽身粉、小剪刀、棉签及皮肤护理用物等），磅秤。

2．操作步骤

（1）核对及解释：向家长询问患儿床号、姓名，解释沐浴目的，将婴儿抱置脱衣台上，查看腕带、胸牌，核对床号、姓名、性别、住院号，胸牌系在护士工作服上。携准备物品至操作台。

（2）脱衣并称重：护士温暖双手后给婴儿脱衣，动作要轻柔。检查全身皮肤情况，左手托住婴儿的头背部，右手握住其双足踝关节，移婴儿至婴儿秤上称重并记录，动作要迅速轻柔。称重后用婴儿秤上铺的洁净大浴巾包裹小儿全身。

（3）擦洗头面部：用面巾从内眦向外眦擦拭眼睛，再擦洗耳朵，最后擦面部，禁用肥皂。清洗头部：抱起小儿，用左手托住头颈部，拇指与中指分别将小儿双耳廓折向前方，轻轻按住，堵住外耳道口，防止液体入耳；左臂及腋下夹住小儿臀部及下肢；右手搓皂洗头，清水冲洗干净，并用大毛巾擦干头发。

（4）入浴盆：左手握住小儿左肩及腋窝处，使其头颈部枕于护士前臂；用右手握住小儿左腿靠近腹股沟处，使其臀部位于护士手掌上，轻放小儿于水中。

（5）沐浴身体：松开右手，用水淋湿小儿全身，按顺序洗颈下、胸、腹、腋下、臂、手、会阴、臀部、腿、脚。抹婴儿沐浴液，随洗随冲，同时观察皮肤有无异常状况；然后右手从小儿前方握住小儿左肩及腋窝处，使其头颈部俯于护士右前臂，左手抹沐浴液清洗小儿后颈及背部，以水冲净。

（6）出浴盆：清洗完毕，迅速将小儿依照放入水中的方法抱出，用浴巾包裹全身并将水分吸干。必要时用棉签蘸水擦净女婴大阴唇及男婴包皮处污垢，脐带护理，穿衣，更换尿布，置舒适卧位。

（7）整理用物，洗手，记录。

3. 操作后评价

（1）态度认真，有爱婴观念。

（2）减少暴露，注意保暖。

（3）患儿安全、无损伤。

（4）操作顺序和手法正确，患儿无哭闹。

【注意事项】

1. 动作快速轻柔，减少暴露，注意保暖。

2. 水或肥皂沫不得进入耳、眼内。

3. 不可用力清洗小儿头顶部的皮脂结痂，可用液体石蜡油浸润，次日清洗。

4. 沐浴时应注意观察全身情况及皮肤有无红肿、糜烂等，如有异常应及时报告并进行处理。

5. 沐浴前后应进行严格的身份核对，一旦有误及时报告，查找原因并及时处理。若出现腕带脱落或字迹模糊，需双人核对后及时补上。

6. 沐浴前仔细评估婴儿一般情况，若有呼吸急促、皮肤发绀、体温不升等异常情况不予沐浴，并通知医生。

【知识链接】

1. 合理选择婴儿沐浴液：婴儿皮肤控制酸碱能力较差，如选用高碱性配方的沐浴产品会破坏婴儿皮肤保护层，因此应根据年龄段选用专为婴儿设计的沐浴产品，成分标识明确，通过皮肤敏感测试且不含色素的弱酸性沐浴产品。

2. 新生儿衣物及尿布选择：衣服应选用质地柔软、吸湿、透气性能好、浅色的棉织品。切忌用毛、化纤织物做成的内衣裤。衣服要宽松，不宜带扣子或布带，更不宜用金属拉链；尿布选用柔软、吸水性好、耐洗的棉织品。不宜太长或过厚，长时间用过厚的尿布夹在两腿之间，容易造成婴儿下肢变形；如尿布太长，尿湿时较容易污染婴儿脐带。

【操作考核评分标准】

婴儿沐浴技术操作考核评分标准见表 4-4。

表 4-4　婴儿沐浴技术操作考核评分标准

年 / 班级：　　　　　　学号：　　　　　　姓名：　　　　　　得分：

项目	内容	分值	评分等级				得分
			A ×1.0	B ×0.8	C ×0.6	D ×0.4	
操作前 (20分)	环境评估	5					
	婴儿评估	5					
	护士准备	5					
	物品准备	5					
操作中 (60分)	核对解释	5					
	脱衣、称重	5					
	擦洗头面部	10					
	入浴盆	10					
	沐浴身体	15					
	出浴盆	10					
	整理用物	5					
操作后 (20分)	操作熟练，动作轻柔	5					
	爱婴意识	5					
	患儿安全、无损伤	5					
	减少暴露，注意保暖	5					

【操作录像】

操作录像 4-4：婴儿沐浴技术

操作录像 4-4　请扫描二维码

（张　　敏）

五、新生儿温箱治疗技术

温箱治疗是为新生儿创造一个温度和湿度均适宜的环境，以达到保持患儿体温恒定的目的。

实训目标

通过本项技术操作规程的学习，学生应能够：

1. 描述新生儿温箱治疗的注意事项。
2. 解释新生儿温箱治疗的目的和重要性。
3. 运用温箱对患儿进行治疗和护理。
4. 遵循医德规范及医学伦理原则，表现出对新生儿的责任心及同理心。

【临床情境】

新生儿，女性，出生后10分钟，全身青紫，哭声不畅。体检：体重1 590 g，体温不升，P 136次/分，R 66次/分，反应差，哭声不畅，前囟平软，唇周微绀，面色及四肢发绀，两肺呼吸音粗，无三凹征，未闻及干湿性啰音，脐部干燥无渗血。神经系统反射征：握持反射（±），余原始反射未引出。医生进行相应处理后，医疗诊断：早产儿；低出生体重儿。

请思考：应如何对该患儿进行温箱疗法的相应护理?

【目的】

运用温箱治疗对早产儿进行护理，以达到保持其体温恒定的目的。

【操作程序】

1. 操作前准备

（1）环境评估：舒适、安全、关闭门窗，调节室温至27℃左右。

（2）患儿评估：评估患儿的孕周、出生体重、日龄、生命体征、有无并发症等；患儿穿单衣，裹尿布；观察皮肤、黏膜有无破损、水肿等情况。

（3）护士准备：着装整，洗手，戴口罩。

（4）物品准备：婴儿暖箱；棉垫、灭菌蒸馏水适量、新生儿中单、尿布数块；医嘱执行单、笔。

2. 操作步骤

（1）核对及解释：暖箱应用前核对患儿床号、姓名、性别、住院号，查看腕带、胸牌，告知家属用暖箱的目的、方法，取得家属配合。

（2）暖箱设置：铺好箱内床，准备箱内患儿用品，在加水杯内加蒸馏水至水位管上端指示线处，接通电源，打开电源开关，加热指示灯亮。遵医嘱调节暖箱温度，当暖箱温度达到设定温度时，恒温指示灯亮；调节暖箱湿度：相对湿度保持在 55%～65%。

（3）入箱：等待暖箱温度、湿度达到设定值后，继续稳定 20 min，然后为患儿穿上预热尿裤放入暖箱。在护理记录单上记录入箱日期、时间、生命体征，并签名。

（4）监测：密切观察患儿生命体征变化，注意面色、呼吸、心率、体温等，并做好记录；密切观察箱温和使用情况，严格交接班，发现问题及时、妥善处理。

（5）暖箱消毒：长期使用暖箱的患儿，每周更换一次暖箱并进行彻底消毒。将暖箱先用含氯消毒液擦拭，然后再用清水擦拭一遍，并用紫外线照射 30 min 后，表面覆遮盖物备用。使用过程中应注意定期进行细菌学监测。

（6）整理用物：停用暖箱时，分类整理用物，一次性尿布放入医疗垃圾桶内；棉织品放入污染区待消毒；水箱内的蒸馏水倒入水池。护士洗手后在护理记录单上记录停用暖箱的日期、时间、出箱时患儿的生命体征等，并签名。

3．操作后评价

（1）态度认真，有爱婴观念。

（2）减少暴露，注意保暖。

（3）患儿安全、无损伤。

【注意事项】

1．暖箱应避免阳光直射，冬季避开热源及冷空气对流处。

2．使用中注意观察暖箱的各仪表显示是否正常，如出现报警要及时查找原因并予以处理，必要时切断电源，请专业人员进行维修。

3．在使用中应严格执行操作规程，以保证安全。

4．操作中严禁骤然提高暖箱温度，以免患儿体温突然上升造成不良后果。

【知识链接】

患儿体重与暖箱温度的关系：①体重为 1 501～2 000 g 者，暖箱温度设定在 30～32℃。②体重为 1 001～1 500 g 者，暖箱温度设定在 32～34℃。③体重小于 1 000 g 者，暖箱温度宜设定在 34～36℃。

【操作考核评分标准】

新生儿温箱治疗技术操作考核评分标准见表 4-5。

表 4-5　新生儿温箱治疗技术操作考核评分标准

年/班级：　　　　　　学号：　　　　　　姓名：　　　　　　得分：

项目	内容	分值	评分等级				得分
			A ×1.0	B ×0.8	C ×0.6	D ×0.4	
操作前 (20分)	环境评估	5					
	婴儿评估	5					
	护士准备	5					
	物品准备	5					

续表

项目	内容	分值	评分等级 A ×1.0	B ×0.8	C ×0.6	D ×0.4	得分
操作中（60分）	核对及解释	5					
	暖箱设置	15					
	入箱	10					
	监测	15					
	暖箱消毒	10					
	整理用物	5					
操作后（20分）	操作熟练，动作轻柔	5					
	爱婴意识	5					
	患儿安全，无损伤	5					
	减少暴露，注意保暖	5					

【操作录像】

操作录像4-5：新生儿温箱治疗技术

操作录像4-5　请扫描二维码

（张　敏）

六、婴儿抚触技术

婴儿抚触是一种通过触摸婴儿的皮肤和机体，来刺激婴儿感觉器官发育的方法，此方法可增进婴儿的生理成长和神经系统反应，并增进婴儿对外在环境的认知。

> **实训目标**
> 通过本项技术操作规程的学习，学生应能够：
> 1．描述婴儿抚触护理的步骤和注意事项。
> 2．解释婴儿抚触的目的和好处。
> 3．运用婴儿抚触护理技术对婴儿进行日常护理。
> 4．遵守医德规范，表现出对婴儿的责任心、爱心和同理心。

【临床情境】

患儿，女性，出生后3天，足月顺产。体检：体重3.8 kg，T 36.7℃，P 140次/分，R 36次/分。已排胎便，母乳喂养，脐带无渗血。护士为其沐浴后进行婴儿抚触。**请思考：**婴儿抚触的好处是什么？如何进行抚触？

【目的】

增强婴儿免疫力，有利于其生长发育；增加食欲，促进食物的消化和吸收；增加睡眠，促进婴儿健康成长；促进婴儿与父母的感情交流，利于婴儿心理健康。

【操作程序】

1．操作前准备

（1）环境评估：舒适、安全、关闭门窗，房间温度28℃以上，有轻柔背景音乐。

（2）婴儿评估：评估婴儿的精神状态和合作程度，排尿、排便。选择婴儿两次进食中间，沐浴后、睡前，清醒、不疲倦时。

（3）护士准备：着装整洁、剪指甲、摘掉手表等饰物，洗手，戴口罩。

（4）物品准备：平整的操作台、温度计、润肤油、婴儿尿布及衣服、包被。

2．操作步骤

（1）核对及解释：核对婴儿的信息，包括床号、姓名、年龄、性别，查看腕带和胸牌；向家长解释操作目的并取得合作。护士温暖双手涂抹润肤油后开始抚触。

（2）头面部（额部、下颌部、头部；呈微笑状）：额部，两拇指从额部中央向两侧推；下颌部，两拇指从下颌部中央向两侧以上滑动，让上下唇形成微笑状；头部，两手从前额发际抚向脑后，最后两中指分别停在耳后，每个部位4~6次。

（3）胸部：两手分别从胸部外下方向对侧上方交叉推进，在胸部画成一个大的交叉，注意避开乳头。

（4）腹部：两手依次从宝宝的右下腹向左下腹移动，呈顺时针方向划半圆，需避开脐部。然后用右手在婴儿左腹由上向下画一个英文字母 I；由左至右画一个倒的 L（LOVE）；再由左向右画一个倒写的 U（YOU），进行这个动作时，用关爱的语调向婴儿说"我爱你"（I LOVE YOU），注重与婴儿进行情感交流。

（5）四肢（捏挤搓滚）：两手抓住婴儿胳膊，交替从上臂至手腕轻轻挤捏，像牧民挤牛奶一样，然后从上到下搓滚。对侧及双下肢做法相同。

（6）手与足（指腹推进，捏拉关节）：捏拉指趾各关节。用两拇指的指腹从婴儿（掌面）脚跟向脚趾方向交叉推进，并捏拉脚趾各关节。手的做法与足相同。

（7）背部（分分合合，上上下下）：以脊椎为中分线，双手与脊椎成直角，往相反方向重复移动双手，从背部上端开始移往臀部，再回肩膀。

（8）穿好衣服，换尿布（涂护臀霜）：先垫尿裤；握住婴儿手腕迅速穿好衣服；穿尿布，松紧合适容两指，侧边翻好，涂护臀霜。再次核对婴儿的信息。

（9）整理用物，洗手，记录。

3．操作后评价

（1）态度认真，有爱婴观念。

（2）减少暴露，注意保暖。

（3）患儿安全、无不良反应。

【注意事项】

1．在婴儿疲劳、烦躁哭闹时不宜进行抚触。

2．4～7 个月大的婴儿开始学习爬行，有较大活动量，不需要过多按摩。

3．开始按摩时应轻轻抚触，逐渐增加压力，让婴儿慢慢适应。

4．不要强迫婴儿保持固定姿势，操作过程中密切注意小儿的反应。

5．抚触的时间应每次从 5 min 开始，再逐渐延长到 15～20 min，每日 2～3 次为宜。

6．不要让婴儿的眼睛接触婴儿润肤油。

【知识链接】

婴儿抚触的重要性：在英文中抚触与按摩为同一个词：Touch，故抚触也可以称为婴儿按摩。婴儿抚触并非一项时髦活动，而是一种医疗方法，是从一开始就是和医学探索联系在一起的。皮肤是人体接受外界刺激的最大感觉器官，是神经系统的外在感受器。在自然分娩的过程中，胎儿都接受了母亲产道收缩这一特殊的抚触。

国内外多年的研究和临床实践均证明，对婴儿进行系统的抚触有利于其生长发育。心理学研究发现，有婴幼儿期抚触经历的人在成长中较少出现攻击性行为，并且喜爱助人、合群。另有研究表明，抚触可以刺激大脑产生后叶催产素，帮助婴儿及其父母得到平和安静的感觉（后叶催产素是在抚触过程中男性和女性都会释放的一种荷尔蒙，它对于缓解疼痛和使人平静有帮助作用）。

因此，早期抚触就是在婴儿脑发育的关键期给脑细胞和神经系统以适宜的刺激，能够促进婴儿神经系统发育，从而促进生长及智能发育。对孩子轻柔的爱抚不仅仅是皮肤间的接触，更是一种爱的传递。

【操作考核评分标准】

婴儿抚触技术操作考核评分标准见表4-6。

表 4-6　婴儿抚触技术操作考核评分标准

年 / 班级：　　　　　　学号：　　　　　　姓名：　　　　　　得分：

项目	内容	分值	评分等级 A ×1.0	B ×0.8	C ×0.6	D ×0.4	得分
操作前 (20分)	环境评估	5					
	婴儿评估	5					
	护士准备	5					
	物品准备	5					
操作中 (60分)	核对及解释	5					
	头面部	5					
	胸部	10					
	腹部	10					
	四肢	10					
	手与足	5					
	背部	5					
	穿好衣服，换尿布	5					
	整理用物	5					
操作后 (20分)	面带微笑，表情丰富	5					
	爱婴意识，与婴儿有眼神对视	5					
	患儿安全，无不良反应	5					
	减少暴露，注意保暖	5					

【操作录像】

操作录像 4-6：婴儿抚触技术

操作录像 4-6　请扫描二维码

（张　敏）

七、婴儿全身约束技术

婴儿全身约束法是为方便诊断治疗所进行的限制患儿活动的护理方法，从而保护躁动不安的患儿，以免发生意外，防止碰伤、抓伤和坠床等意外伤害。

实训目标

通过本项技术操作规程的学习，学生应能够：

1. 描述婴儿全身约束法的步骤和注意事项。
2. 解释婴儿全身约束法的目的。
3. 运用婴儿全身约束法防止小儿出现意外伤害。
4. 遵循医德规范及医学伦理原则，表现出对患儿的责任心、爱心及同理心。

【临床情境】

患儿，女，11个月，因持续高热、咳嗽、流涕3天入院。患儿因洗澡受凉，咳嗽，为单声咳，喉中有痰鸣，持续发热39~40℃至入院时不退。30 min前患儿出现四肢抽搐，面肌颤动，双拳紧握，持续2 min。9个月感冒高热时曾有类似发作。体检：T 39.8℃，P 136次/分，R 38次/分。神经系统检查无阳性体征。**请思考：**为防止再次抽动导致意外损伤，责任护士应如何为其进行约束护理？

【目的】

运用婴儿全身约束法对小儿进行护理，避免婴儿发生意外伤害。

【操作程序】

1. 操作前准备

（1）环境评估：舒适、安全、温湿度适宜。

（2）患儿准备：患儿排尿排便。核对患儿的信息（床号、姓名、年龄、性别）；向家长解释操作目的，以取得合作。

（3）护士准备：着装整洁，洗手，戴口罩。

（4）物品准备：大毛巾或床单。

2. 操作步骤

（1）核对：再次核对患儿的信息（床号、姓名、年龄、性别），查对腕带和胸牌。

（2）折叠大毛巾：折叠大毛巾（或床单），达到能盖住小儿由肩至脚跟部的宽度。

（3）一侧约束：放小儿于大毛巾中间，将大毛巾一边紧裹小儿一侧上肢、躯干和下肢，经胸、腹部至对侧腋窝处，再将大毛巾整齐地压于小儿身下。

（4）另一侧约束：大毛巾另一边紧裹小儿另一侧手臂，经胸压于背下。如小儿活动剧烈，可用布带围绕双臂打活结系好。

（5）检查：结扎或包裹松紧适宜。避免过紧损伤小儿皮肤、影响血运，过松则失去约束意义。

（6）整理用物，洗手、记录。

3．操作后评价

（1）态度认真，有爱婴观念。

（2）松紧适宜，定时观察患儿情况。

（3）患儿安全、无不良反应。

【注意事项】

1．约束带捆扎松紧要适宜，过紧会损伤小儿皮肤、影响血运，而过松则失去约束意义。

2．定时观察局部皮肤血液循环状况（皮肤颜色、温度）。

3．避免皮肤损伤，必要时局部按摩或加厚棉垫。

【知识链接】

沙袋约束法：一般可用于静脉输液等局部部位约束。根据需约束固定的部位不同决定沙袋的摆放位置。如需固定头部，防止其转动时，用两个沙袋呈"人"字形摆放在头两侧；需保暖，防止小儿将被子踢开，可将两个沙袋分别放在小儿两肩旁，压在棉被上；需侧卧，避免其翻身时，将沙袋放于小儿背后。约束过程中应注意保持小儿姿势舒适，定时给予姿势改变。约束期间，随时注意观察约束部位皮肤颜色、温度，掌握血液循环情况。

【操作考核评分标准】

婴儿全身约束技术操作考核评分标准见表4-7。

表4-7 婴儿全身约束技术操作考核评分标准

年/班级：　　　　　　学号：　　　　　　姓名：　　　　　　得分：

项目	内容	分值	评分等级				得分
			A ×1.0	B ×0.8	C ×0.6	D ×0.4	
操作前（20分）	环境评估	5					
	患儿评估	5					
	护士准备	5					
	物品准备	5					
操作中（60分）	核对	5					
	折叠大毛巾	10					
	一侧约束	15					
	另一侧约束	15					
	检查	10					
	整理用物	5					

续表

项目	内容	分值	评分等级				得分
			A ×1.0	B ×0.8	C ×0.6	D ×0.4	
操作后 （20分）	操作熟练，动作轻柔	5					
	爱婴意识	5					
	松紧适宜，定时观察患儿情况	5					
	患儿安全，无不良反应	5					

【操作录像】

　　操作录像4-7：婴儿全身约束技术

操作录像4-7　请扫描二维码

（张　　敏）

八、小儿头皮静脉穿刺技术

小儿头皮静脉穿刺技术是为了给患儿补充液体、营养，维持机体内电解质平衡所采取的使药物快速进入体内的护理技术。由于婴幼儿头皮静脉丰富、表浅，所以婴幼儿静脉输液多采用头皮静脉，如额上静脉、颞浅静脉等，以方便患儿的肢体活动。

实训目标

通过本项技术操作规程的学习，学生应能够：

1. 描述小儿头皮静脉穿刺术的注意事项。

2. 解释小儿头皮静脉穿刺术的目的和重要性。

3. 记忆小儿头皮静脉穿刺术的步骤和方法。

4. 遵循医德规范及医学伦理原则，表现出对患儿的责任心、爱心及同理心。

【临床情境】

患儿，女性，3岁，因持续高热、咳嗽、气促2周入院。体检：T 39.8℃，P 150次/分，R 50次/分。精神差，气促，面色较苍白，鼻翼扇动，口周发绀。咽部充血，颈软。听诊有少许湿啰音。心率150次/分，心律齐，心音可，未闻及杂音。辅助检查：X线显示肺部阴影且肺纹理增多。肝肋下3 cm，质地软，脾未扪及。血象：WBC 13.5×10^9/L，N 0.70，L 0.30。医生诊断为小儿肺炎。**请思考：** 护士应如何为其建立静脉输液通道并进行药物护理？

【目的】

运用小儿头皮静脉穿刺术将药物静脉输入，达到治疗患儿疾病的目的。

【操作程序】

1. 操作前准备

（1）环境评估：舒适、安全、关闭门窗，调节室温为26～28℃。

（2）患儿评估：核对患儿的信息（床号、姓名、年龄、性别）；向家长解释操作目的、评估患儿的精神状态和合作程度，确认过敏史，事先可排尿排便。

（3）护士准备：着装整洁，洗手，戴口罩。

（4）物品准备：治疗卡、治疗巾、输液器、消毒用品、备皮刀、胶条、污物盒、利器盒，头皮针（4.5或5.5号），注射器2 ml、5 ml（齐全、有序）；医嘱执行单、笔。

2. 操作步骤

（1）核对及解释：操作前核对患儿床号、姓名，告知家属头皮静脉注射的目的、方法，询问过敏史，取得患儿家属的配合。

（2）输液准备：准备输液器，配药核对床号、姓名；医嘱、药名、剂量、浓度；时间、用法、有效期；连接、挂输液器、排气至滤网处；可另准备 2 ml 或 5 ml 注射器；检查各物品的消毒状态及有效日期（包括总有效期和开封后有效期）；检查输液瓶和沉淀：应正、侧、倒各检查一次，包装的密封性；连接输液器至输液瓶前消毒；消毒瓶塞、插入瓶塞、保证无菌。

（3）摆放体位：与家长合作，协助患儿摆体位、约束（固定头部）、充分暴露穿刺部位，再次确认过敏史，事先可排尿排便。

（4）定位穿刺点：区分动静脉，确定所选穿刺点，垫巾、湿润、剃发，选取向心方向穿刺；常规消毒皮肤范围、准备胶条。

（5）核对后穿刺：再次核对、去掉针头套管后再排气；进针前左手拇、示指固定皮肤；见回血后不再进针；胶条固定：贴好胶布前手不离针，直到贴第三块胶布时才可放松；穿刺过程及输液过程注意观察患儿反应，如有异常，立即停止；开止水阀、胶条固定，调整体位和滴速，最后核对，嘱咐家长并记录。

（6）整理用物，洗手、记录：输液结束后拔针，整理用物、废弃物的处理（生活垃圾和医疗垃圾分类、锐器处理），洗手并记录。

3．操作后评价

（1）态度认真，有爱婴观念。

（2）减少暴露，注意保暖。

（3）患儿安全、无损伤。

【注意事项】

1．注意区分头皮动、静脉。

2．密切观察输液是否通畅，局部是否肿胀，针头有无移动和脱出，特别是输注刺激性较强的药物时，应注意观察。

3．头皮针和输液管的固定应牢固，防止头皮针移动脱落。

【知识链接】

头皮浅静脉穿刺技术的禁忌证：①躁动不能合作者。②有穿刺禁忌的部位者，如并发感染、渗漏、血肿、坏死、硬化的局部及其附近和远端区域的静脉不能进行穿刺。③避免用于输注禁止在头皮静脉输注的药物，如钙剂、甘露醇等，以免发生不良后果。

【操作考核评分标准】

小儿头皮静脉穿刺技术操作考核评分标准见表4-8。

表 4-8　小儿头皮静脉穿刺技术操作考核评分标准

年/班级：　　　　　　学号：　　　　　　姓名：　　　　　　得分：

项目	内容	分值	评分等级				得分
			A ×1.0	B ×0.8	C ×0.6	D ×0.4	
操作前 （20分）	环境评估	5					
	患儿评估	5					
	护士准备	5					
	物品准备	5					
操作中 （60分）	核对及解释	5					
	输液准备	15					
	摆放体位	10					
	定位穿刺点	10					
	核对后穿刺	15					
	整理用物	5					
操作后 （20分）	操作流畅，动作轻柔	5					
	爱婴意识	5					
	有无菌观念	5					
	患儿安全、无损伤	5					

【操作录像】

操作录像 4-8：小儿头皮静脉穿刺技术

操作录像 4-8　请扫描二维码

（张　敏）

九、新生儿脐部护理技术

新生儿出生断脐后应密切观察脐部情况，由于脐带血管与新生儿血液直接相连，若引起脐部炎症，细菌很容易进入血液形成败血症。因此，脐部护理从出生后 24 小时开始，以预防脐炎的发生。

实训目标

通过本项技术操作规程的学习，学生应能够：

1. 描述新生儿脐炎的预防及脐部护理的目的。
2. 解释操作前的准备和注意事项，练习新生儿脐部护理的步骤。
3. 运用新生儿脐部护理对新生儿进行皮肤护理。
4. 遵循医德规范及医学伦理原则，表现出对新生儿的责任心和关爱。

【临床情境】

患儿，男，7 天，因"新生儿脐炎，败血症待查"收入新生儿病区。体检：反应好，哭声响，T 38.6℃，P 148 次 / 分，R 46 次 / 分，护士发现脐带已脱落、脐轮红肿、脐残端较多脓性分泌物、伴有臭味。医生诊断为新生儿脐炎。医嘱：脐部护理、脐部分泌物培养，补液、抗炎。**请思考：**应如何为该患儿进行脐部护理？

【目的】

对新生儿进行脐部护理，保持脐部清洁干燥，预防脐带炎。

【操作程序】

1. 操作前准备

（1）环境评估：舒适、安全、温度适宜。

（2）婴儿评估：评估婴儿的脐带有无红肿、渗血、渗液、异常气味。

（3）护士准备：着装整洁，洗手，戴口罩。

（4）物品准备：治疗盘内置：消毒物品（0.5% 聚维酮碘、75% 乙醇、无菌棉签）、生理盐水、无菌纱布；治疗卡、笔；必要时准备 10% 氯化钠，5%～10% 硝酸银，3% 过氧化氢溶液。

2. 操作步骤

（1）核对及解释：核对婴儿信息（床号、姓名、年龄、性别）；评估婴儿家属的合作程度，告知家属脐部护理的目的、方法，取得家属配合。

（2）常规消毒：每日沐浴后暴露脐部，用 75% 乙醇棉签先擦净脐带残端，然后提起脐带的结扎线，用 75% 乙醇棉签环形擦拭脐带根部（从脐窝中心向外转圈），擦拭干净后再将提过的结扎线进行消毒。

（3）暴露脐部：一般情况下不宜包裹，保持干燥使其易于脱落。

（4）局部处理：发现异常，遵医嘱给予处理。对脐部红肿有分泌物者，局部先用3%过氧化氢溶液及75%乙醇洗涤；脐带脱落处，如有红色肉芽组织增生，轻者用75%乙醇擦拭，重者用可用5%~10%硝酸银溶液点灼，并用生理盐水棉签擦洗局部，注意烧灼时勿触及正常组织，以免引起皮肤烧灼；有脐轮红肿的新生儿，用75%乙醇消毒后，覆盖75%乙醇纱布。

（5）患儿体位：将患儿衣着整理舒适，患儿处于安全、舒适卧位。

（6）物品处理：对物品进行分类处理。将棉签、纱布投入医疗垃圾筒内；剩余生理盐水倒入水池（空桶）内；其他未污染物品物归原处。洗手后记录；在治疗单（医嘱单）签执行时间与全名，再次核对；在护理记录单上记录脐部护理的日期、时间、脐部周围皮肤的状况，并签名。

3．操作后评价

（1）态度认真，有爱婴观念。

（2）减少暴露，注意保暖。

（3）患儿安全、无不良反应。

【注意事项】

1．脐部护理时，应严密观察脐带有无红肿、有无特殊气味及脓性分泌物，发现异常及时报告医师。

2．脐带未脱落前，勿强行剥落，结扎线如有脱落应重新结扎。

3．脐带应每日护理2次，直至脱落。

4．新生儿使用尿布时，注意勿让其超越脐部，以免尿粪污染脐部。脐带一旦被水浸湿或被尿液污染，马上用干棉球擦干，然后用乙醇棉签消毒。

【知识链接】

新生儿脐炎的临床表现

局部表现：①轻者表现为脐蒂根部或脐轮周围皮肤发红，脐窝湿润，伴少量浆液性分泌物。②重者表现为脐轮及脐周皮肤可有明显红肿、发硬，具有较多的脓性分泌物，常伴臭味，可形成局部脓肿。③少数危重患儿可向周围皮肤或组织扩散，引起腹壁蜂窝织炎、腹膜炎、败血症等。

全身表现：轻者仅有脐部改变，一般情况尚好；重者可有发热、吃奶少、精神不好、烦躁不安等非特异性的表现。

【操作考核评分标准】

新生儿脐部护理技术操作考核评分标准见表4-9。

表 4-9　新生儿脐部护理技术操作考核评分标准

年 / 班级：　　　　　　学号：　　　　　　姓名：　　　　　　得分：

项目	内容	分值	评分等级				得分
			A ×1.0	B ×0.8	C ×0.6	D ×0.4	
操作前 （20 分）	环境评估	5					
	婴儿评估	5					
	护士准备	5					
	物品准备	5					
操作中 （60 分）	常规消毒	10					
	核对解释	10					
	暴露脐部	10					
	局部处理	10					
	患儿体位	10					
	物品处理	10					
操作后 （20 分）	操作熟练，动作轻柔	5					
	爱婴意识	5					
	减少暴露，注意保暖	5					
	患儿安全，无不良反应	5					

【操作录像】

操作录像 4-9：新生儿脐部护理技术

操作录像 4-9　请扫描二维码

（张　　敏）

十、婴幼儿灌肠技术

婴幼儿灌肠法是为促进肠道蠕动，解除便秘或清洁肠道有害物质，减轻中毒而进行的儿科常见护理操作之一。

实训目标

通过本项技术操作规程的学习，学生应能够：

1. 描述婴幼儿灌肠法护理的目的。
2. 解释操作前的准备和注意事项，练习婴幼儿灌肠法护理的步骤。
3. 运用婴幼儿灌肠法护理对婴儿进行护理。
4. 遵循医德规范及医学伦理原则，表现出对婴幼儿的责任心、爱心及同理心。

【临床情境】

患儿，女，6个月，因化脓性脑膜炎入院。体检：T 37℃，P 108次/分，R 32次/分，体重8 kg。医嘱：头颅核磁共振检查。**请思考：**如何用10%水合氯醛溶液加等量生理盐水为该患儿进行灌肠？

【目的】

清除患儿肠道有害物质，减轻其中毒症状。

【操作程序】

1. 操作前准备

（1）环境评估：舒适、安全、温湿度适宜。

（2）婴幼儿评估：核对婴幼儿的信息（床号、姓名、年龄、性别）；评估婴幼儿家属的合作程度，告知家属灌肠的目的、方法，取得家属配合；了解婴幼儿腹胀和排泄情况。

（3）护士准备：着装整洁，洗手，戴口罩。

（4）物品准备：治疗盘、灌肠筒、玻璃接头、各种型号的肛管、血管钳、垫巾、弯盘、卫生纸、手套、润滑剂、量杯、水温计、输液架、便盆、尿布，根据医嘱备灌肠液，溶液温度为39～41℃。

2. 操作步骤

（1）核对并遮挡：携用物至床旁，关闭门窗，遮挡患儿，核对，挂灌肠筒于输液架上，灌肠筒底距患儿臀部所在平面30～40 cm。

（2）物品放置：将枕头竖放，使其厚度与便盆高度相等，下端放便盆。将垫巾一端放于枕头上，一端放于便盆之下防止污染床单位。

（3）固定体位：协助患儿脱去裤子，取仰卧于枕头上，护士温暖双手后解开尿布，如无大小便，可用尿布垫在臀部和便盆之间，患儿臀部放于便盆宽边上，双膝屈曲，约束固定患儿，适当遮盖为患儿保暖。

（4）插入肛管：再次核对，戴手套，连接肛管，排净空气，用止血钳夹闭橡胶管，润滑肛管前端，分开臀部，显露肛门，将肛管缓缓插入肛门，婴儿为 2.5~4 cm，幼儿为 5~7.5 cm，用手固定，可用一块尿布覆盖于会阴部，以保持床单清洁。

（5）灌肠：松开止血钳，使液体缓缓流入，护士一手持肛管，同时观察灌肠液下降速度和患儿情况。灌肠后夹紧肛管，用卫生纸包裹后轻轻拔出，放入弯盘内。让患儿保留数分钟后再排便，如果患儿不能配合，可用手夹紧患儿两侧臀部。

（6）协助排便：协助患儿排便，擦净臀部，取下便盆，包好尿布，整理床单位。

（7）洗手记录：整理用物，洗手，在治疗单（医嘱单）签执行时间与全名。

3．操作后评价

（1）态度认真，有爱婴观念。

（2）减少暴露，注意保暖。

（3）及时观察灌肠后的反应。

【注意事项】

1．肛门、直肠、结肠手术后患儿及腹泻、排便失禁患儿不宜进行保留灌肠。

2．灌肠过程中注意保暖，避免受凉。

3．选择粗细适宜的肛管，动作轻柔，如溶液注入或排出受阻，可协助患儿更换体位或调整肛管插入的深度，排出不畅时可以按摩腹部，促进排出。

4．灌肠过程中及灌肠后，应注意观察病情，发现面色苍白、异常哭闹、腹胀或排出液为血性时，应立即停止灌肠，并和医师联系。

5．准确测量灌入量和排出量，达到出入量基本相等或出量大于注入量。

【知识链接】

1．不同年龄小儿灌肠常用液量：婴幼儿需使用等渗液灌肠，灌肠液量遵医嘱而定，一般小于 6 个月约为每次 50 ml；6 个月~1 岁约为每次 100 ml；1~2 岁约为每次 200 ml；2~3 岁约为每次 300 ml。

2．肛管选择：新生儿 7~11 号；婴儿 9~12 号；幼儿 10~13 号。

【操作考核评分标准】

婴幼儿灌肠技术操作考核评分标准见表 4-10。

表 4-10　婴幼儿灌肠技术操作考核评分标准

年 / 班级：　　　　　　　学号：　　　　　　　姓名：　　　　　　　得分：

项目	内容	分值	评分等级				得分
			A ×1.0	B ×0.8	C ×0.6	D ×0.4	
操作前（20 分）	环境评估	5					
	患儿评估	5					
	护士准备	5					
	物品准备	5					
操作中（60 分）	核对并遮挡	5					
	物品放置	10					
	固定体位	10					
	插入肛管	10					
	灌肠	10					
	协助排便	10					
	洗手记录	5					
操作后（20 分）	操作熟练，动作轻柔	5					
	与婴幼儿有眼神对视，语言表情交流	5					
	及时观察灌肠后反应	5					
	减少暴露，注意保暖	5					

【操作录像】

操作录像 4-10：婴幼儿灌肠技术

操作录像 4-10　请扫描二维码

（张　敏）

十一、小儿经外周静脉置入中心静脉导管技术

经外周静脉置入中心静脉导管技术（peripherally inserted central catheters，PICC）是利用导管从外周浅静脉进行穿刺，循静脉（上肢贵要静脉、肘正中静脉、头静脉、肱静脉、颈外静脉）走向靠近心脏的大静脉的置管技术；具有成功率高、操作简单、不需要局部麻醉等特点，在儿科护理中应用日益广泛。

实训目标

通过本项技术操作规程的学习，学生应能够：
1. 描述经外周静脉置入中心静脉导管术的目的及注意事项。
2. 解释操作前的准备，练习经外周静脉置入中心静脉导管术的步骤，初步学会经外周静脉导入中心静脉置管术的方法。
3. 运用经外周静脉置入中心静脉导管术对患儿进行护理。
4. 遵循医德规范及医学伦理原则，表现出对儿童的责任心、同理心及爱伤意识。

【临床情境】

患儿，男性，11个月，因面色苍白、胃纳差3个月就诊。体检：T 37℃，P 110次/分，R 32次/分，体重8 kg，心脏无杂音，律齐，肝肋下2.5 cm，剑突下3 cm，质软，脾肋下刚触及。辅助检查：血常规：Hb 80 g/L，RBC 2.5×10^{12}/L，MCV 70 fl，MCH 18.5 pg，MCHC 23.1%，红细胞比容（HCT）26%。医生诊断该患儿为儿童白血病，需进行长期化学治疗。**请思考：** 如何为其进行PICC置管术护理？

【目的】

运用经外周静脉置入中心静脉导管术对患儿进行护理。

【操作程序】

1. 操作前准备

（1）环境评估：舒适、安全、温湿度适宜。

（2）婴幼儿评估：评估患儿身体和用药情况，静脉治疗方案、药物性质，观察穿刺部位皮肤和静脉情况；评估患儿的心理反应、合作程度；评估患儿的特殊需要（排尿、便等）。

（3）护士准备：着装整洁（手术衣、圆帽、鞋），洗手，戴口罩。

（4）物品准备：PICC专用无菌穿刺包（包含套管针、导管、孔巾、50 cm×70 cm无菌

防渗治疗巾、70 cm×70 cm 无菌治疗巾、100 cm×155 cm 治疗巾、1 ml 注射器、消毒液、无菌通明敷贴、纱布 3 块、止血带、测量尺、胶布和镊子）；无菌手套 2 副、100 ml 无菌生理盐水、2% 利多卡因、10 ml 注射器 2 支、无菌棉签、肝素生理盐水稀释液、可来福接头或肝素帽；弯盘、手消毒液、记号笔、污物桶；PICC 维护手册。

2．操作步骤

（1）核对及解释：确认置管医嘱，再次核对患儿床号、姓名，查看腕带和胸牌。评估婴幼儿家属的合作程度，告知家属 PICC 置管的目的、优点、方法、可能的并发症，询问过敏史，取得患儿家属的配合，并签署 PICC 置管知情同意书。

（2）选择穿刺部位：贵要静脉、肘正中静脉、头静脉、肱静脉、颈外静脉都可作为穿刺静脉，其中贵要静脉一般为最佳选择。

（3）固定体位：患儿平卧，约束固定患儿，将手臂外展与躯干呈 45°～90° 角，测量插管的长度（置管后拍片定位导管尖端位置）。测量并记录上臂中段臂围，用于监测可能出现的并发症，如渗漏和栓塞。置管过程给予心电监护。

（4）铺巾与消毒：打开 PICC 导管包，建立无菌区，戴无菌手套，按无菌技术在患儿手臂下垫治疗巾。按规定消毒，75% 乙醇以及葡萄糖酸氯己定乙醇溶液棉球分别消毒穿刺部位皮肤 3 遍（第一遍顺时针，第二遍逆时针，第三遍顺时针），范围以穿刺点为中心，直径 ≥20 cm 消毒皮肤。

（5）穿刺：更换无菌手套，铺孔巾，检查导管的完整性，冲洗管道。充分暴露穿刺部位。请助手扎止血带。穿刺，以 15°～30° 角度穿刺血管，与常规静脉穿刺相同见回血后再进少许，固定导引套管，让助手松开止血带，示指固定导引套管，中指压在套管尖端所处血管处减少出血，退出穿刺针。

（6）插管并固定：用镊子或手从导引管轻轻送入 PICC 导管，当导管进入肩部时，让患儿头转向穿刺侧，下颌贴向肩部，避免导管误入颈内静脉。将导管置入到预计刻度后，退出导引套管，同时注意固定导管。

（7）再次固定：用生理盐水注射器抽吸回血并注入生理盐水，确保管道通畅，无血液残留，连接可来福接头或肝素帽，用肝素盐水正压封管。清理穿刺点，再次消毒，固定导管（第 1 根交叉固定连接器，第 2 根固定无针街头，第 3 根贴在透明敷料上缘），注明穿刺日期、时间。

（8）输入药物：操作完毕行 X 线检查，观察导管尖端是否处在预计位置。确定导管的位置正确后，将输液装置与导管相连，即可输入药物。

（9）整理用物：交代患儿及家长注意事项，清理用物，洗手，记录置管过程。

3．操作后评价

（1）严格遵守无菌操作原则。

（2）态度认真，有爱婴观念。

（3）减少暴露，注意保暖。

（4）及时观察患儿反应。

【注意事项】

1．每次静脉输液结束后应及时冲管，减少药物沉淀。封管时应采取脉冲方式，并维持导管内正压，如为肝素帽接头，退针时应维持推注，以防止血液回流导致导管堵塞。

2．指导患儿和家长切勿进行剧烈活动，特别是穿脱贴身衣物时，应保护导管防止移位或断裂。

3．穿刺处透明敷贴应在24小时内更换，以后根据敷料及贴膜的使用情况决定更换频次；敷料潮湿、卷曲、松脱应立即更换。

4．每天测量上臂中段臂围，注意观察导管置入部位有无液体外渗、炎症等现象。

5．导管的留置时间应由医师决定。拔除导管时，动作应轻柔平缓，不能过快过猛。导管拔除后，立即压迫止血，创口涂抗菌药膏封闭皮肤创口以防止空气栓塞，用敷料封闭式固定后，每24小时换药至创口愈合。拔除的导管应测量长度，观察有无损伤或断裂。

【知识链接】

1．PICC置管时小儿哭闹的处理：置管时若遇到患儿哭闹，置管难度会大大增加，因此为尽量令患儿保持安静，可给予安慰奶嘴或遵医嘱使用镇静剂，待小儿哭闹停止后再置管，同时严密观察病情变化。

2．小儿置管时给予心电监护：由于测量体表静脉长度不能十分准确，0.5~1 cm的长度差异对于新生儿导管尖端的位置可能造成很大改变，故发生异位至右心房者多见，因此小儿PICC置管应给予心电监护。

3．小儿PICC置管后维护技术：①测量臂围并记录（肘窝上10 cm处），并在手臂下垫一次性无菌巾隔湿，暴露导管的穿刺部位。②打开PICC换药包，准备好乙醇棉球和聚维酮碘棉球，按无菌原则投递透明贴膜、肝素帽、10 ml或20 ml注射器于换药包内。③自下而上小心地撤除原有敷料，注意切忌将导管引出体外，查看导管刻度以及外露长度，观察穿刺点有无红、肿、硬结及渗出物。④以穿刺点为中心，环形消毒，上下直径约20 cm，两侧至臂缘，消毒时先用乙醇棉球消毒一遍。⑤用75%乙醇及葡萄糖酸氯己定乙醇溶棉球以穿刺点为中心、环形消毒3遍，正反交替，注意外露导管也要消毒，消毒完毕后待干。⑥根据患儿情况选择合适的敷料和贴膜固定导管，注意导管应呈"S"形或"C"形放置妥当。⑦更换肝素帽：将原有肝素帽取下消毒导管接头的外壁，连接新的肝素帽。⑧冲洗导管，若患儿已输液完毕，则另以2 ml稀释肝素钠溶液正压封管。

【操作考核评分标准】

小儿经外周静脉置入中心静脉导管技术考核评分标准见表4-11。

表4-11 小儿经外周静脉置入中心静脉导管技术考核评分标准

年/班级：　　　　学号：　　　　姓名：　　　　得分：

项目	内容	分值	评分等级				得分
			A ×1.0	B ×0.8	C ×0.6	D ×0.4	
操作前 （20分）	环境评估	5					
	患儿评估	5					
	护士准备	5					
	物品准备	5					

续表

项目	内容	分值	评分等级 A ×1.0	B ×0.8	C ×0.6	D ×0.4	得分
操作中 （60分）	核对	5					
	选择穿刺部位	5					
	固定体位	5					
	铺巾与消毒	5					
	穿刺	10					
	插管并固定	10					
	再次固定	10					
	输入药物	5					
	整理用物	5					
操作后 （20分）	操作熟练，动作轻柔	5					
	爱婴观念	5					
	及时观察患儿反应	5					
	减少暴露，注意保暖	5					

【操作录像】

操作录像 4-11：小儿经外周静脉置入中心静脉导管技术

操作录像 4-11 请扫描二维码

（张　敏　叶建亚）

十二、新生儿配奶技术

新生儿配奶法适用于母亲无法提供母乳、母亲经过慎重考虑不喂养母乳，或者母乳质量不能保证，例如母亲在服药期间禁止喂养母乳，或者母亲确诊为 HIV 阳性。同样地，一些出生体重较轻的新生儿也不宜直接母乳喂养，还有某些已知的情况是母亲可能完全不适于喂养，或母乳不足而无法喂养。不能进行母乳喂养的婴儿必须有合适的母乳替代品，例如婴儿配方乳粉。新生儿配奶法是新生儿科应用最广泛的操作技术之一。

> **实训目标**
> 通过本项技术操作规程的学习，学生应能够：
> 1. 描述新生儿配奶的目的和注意事项。
> 2. 解释操作前的准备，练习正确评估新生儿月龄、体重、奶粉的种类及配置的量（1 次量或 1 日量），初步学会根据评估结果计算新生儿奶量，选择合适的奶粉。
> 3. 正确运用新生儿配奶操作，并在执行操作中注意无菌观念。
> 4. 遵循医德规范及医学伦理原则，表现出对婴儿的责任心、爱心及同理心。

【临床情境】

女婴，出生后 3 周，体重 7 kg，因其母亲患有乳腺炎不能母乳喂养。**请思考：**如何为该新生儿配制每日每次的配方奶粉或 8% 糖牛奶？

【目的】

保证新生儿营养需要，促进新生儿生长发育。

【操作程序】

1. 操作前准备

（1）环境评估：清洁、干燥、宽敞、光线适宜，配奶间每日紫外线照射消毒。

（2）新生儿评估：评估新生儿吸吮能力；评估新生儿月龄、体重及生长发育情况；评估新生儿喂养情况及奶量；评估患儿是否排尿及排便。

（3）护士准备：着装整洁，洗手，戴口罩和帽子。

（4）物品准备：配方奶粉、无菌奶瓶及奶嘴、消毒搅拌棒、量勺、喂杯、小勺、刮板、水温计、试管刷、水壶或锅、温水、手消毒液；如配制 5% 糖牛奶或 8% 糖牛奶，则另备蔗糖和全牛奶。

2. 操作步骤

（1）核对及解释：根据医嘱确认，再次核对新生儿床号、姓名，查看腕带和胸牌。向新生儿家长解释操作的目的及配合要点。

（2）检查配方奶：检查奶粉罐（袋）中的奶粉的有效期，查看配制说明，明确冲调奶粉量、水量及水温的指示比例。

（3）计算：根据体重计算新生儿每日所需总热量和该新生儿本次喂养的配方奶粉量。

（4）加温水：取出奶瓶及奶嘴，先在奶瓶中加入温开水至本次需水量，并用水温计测量，水温为 40～50℃，无条件时也可将水滴至手腕内侧测试，温热即可。

（5）加奶粉：用专用小勺取本次喂养所需的奶粉量加入奶瓶中，每勺要用刮杆刮平。

（6）摇匀：拧上奶瓶盖，左右摇晃奶瓶混匀。

（7）喂奶：将新生儿抱起放在双膝上呈半坐位，头斜枕于喂养者的一侧手臂上，另一手拿奶瓶喂哺。

（8）拍背：喂奶后，将新生儿抱起，轻拍背部，排出胃内空气。

（9）整理用物：安置新生儿，整理床单位，再次进行核对。与新生儿母亲沟通。整理及消毒处理奶瓶、奶嘴及其他奶具容器，洗手，记录。

3．操作后评价

（1）态度认真，有爱婴观念。

（2）减少暴露，注意保暖。

（3）及时观察新生儿反应。

【注意事项】

1．取用奶粉的勺子应干燥存放，不得存放在奶粉中。

2．配奶必须使用温开水进行配制。

3．5% 或 8% 糖牛奶配制时，全牛奶要用巴氏灭菌法消毒，加热至 65～68℃，经过半小时以消灭致病菌，或煮沸消毒。

4．奶嘴不可太大，以防出奶太快，倒置奶瓶以瓶内液体连续滴出为宜。

5．喂奶时，奶液需完全浸没奶嘴，以减少空气的吸入，降低吐奶概率。

6．奶具使用后，统一回收清洗、消毒。特殊或不明原因感染患儿所用奶具优先选择一次性物品，非一次性物品必须专人专用专消毒，不得交叉使用。

7．消毒后奶具及配奶容器的保存时间不应超过 24 小时，未使用的剩余奶具应重新清洗消毒。盛放奶具的容器必须每日清洗消毒。

【知识链接】

如何计算配方奶粉量及 8% 糖牛奶量？

1．计算新生儿每日所需总热量

（1）婴儿能量需要约为 100 kcal/（kg·d）。

（2）每日所需总热量（kcal/d）=100 kcal/（kg·d）×体重（kg）。

2．计算配方奶粉量

（1）婴儿配方奶粉：20 g 婴儿配方奶粉可以提供 100 kcal 能量。

（2）每日婴儿配方奶粉量（g）=20 g×体重（kg）。

（3）每次婴儿配方奶粉量（g）=每日奶粉总量÷每日喂养次数。

（4）每次需要多少小勺奶粉=每次所需奶粉量÷一小勺奶粉克数（4.4 g 或 8.8 g）。

（5）每次所需温开水量：30 ml 或 60 ml×奶粉小勺数（按一小勺 4.4 g 加 30 ml 水，

一大勺 8.8 g 加 60 ml 水）；如果没有小勺，按容量比 1∶4 或重量比 1∶7 计算。

（6）婴儿配方奶粉加水后总液体量（ml）= 奶粉质量（g）×7.5。

3．计算 8% 糖牛奶量（100 ml 8% 糖牛奶可提供 100 kcal 能量）

（1）8% 糖牛奶（ml）=100 kcal/（kg·d）× 体重（kg）。

注：不满 2 周婴儿：用 2∶1 奶（即 2 份牛奶 +1 份水），2~4 周者 3∶1 奶或 4∶1 奶，满月后用全奶。

（2）总奶液量（ml）=8% 糖牛奶量 + 稀释所需水。

（3）每次所需 8% 糖牛奶量 = 每日 8% 糖牛奶量 ÷ 每日喂奶次数。

（4）每次稀释所需水量 = 每日稀释所需水量 ÷ 每日喂奶次数。

注：婴儿生理补水量为 150 ml/（kg·d），婴儿配方奶粉不需额外补水，因配制的奶液基本达到 150 ml/（kg·d）。8% 或 5% 糖牛奶的补水量（ml）=150 ml/（kg·d）× 体重（kg）- 总奶液量（ml）。

【操作考核评分标准】

新生儿配奶技术考核评分标准见表 4-12。

表 4-12 新生儿配奶技术考核评分标准

年 / 班级：　　　　　　学号：　　　　　　姓名：　　　　　　得分：

项目	内容	分值	评分等级				得分
			A ×1.0	B ×0.8	C ×0.6	D ×0.4	
操作前（20分）	环境评估	5					
	新生儿评估	5					
	护士准备	5					
	物品准备	5					
操作中（60分）	核对	5					
	检查配方奶	5					
	计算	5					
	加温水	10					
	加奶粉	10					
	摇均	5					
	喂奶	10					
	拍背	5					
	整理用物	5					
操作后（20分）	操作熟练，动作轻柔	5					
	爱婴观念	5					
	及时观察新生儿反应	5					
	减少暴露，注意保暖	5					

【操作录像】

操作录像 4-12：新生儿配奶技术

【综合考核案例】

综合考核案例 4-2：新生儿黄疸护理综合考核案例

操作录像 4-12 与综合考核案例 4-2　请扫描二维码

（张　敏）

第五章 急危重症护理技术

一、气管插管护理技术

气管插管是指将特制的气管导管经口腔或鼻腔通过声门直接插入气管内的技术。通过气管插管建立人工气道，可保持呼吸道通畅，进行有效人工通气或机械通气；也可清除呼吸道分泌物或异物，解除上呼吸道梗阻，便于吸痰及气管内给药。正确的气管插管护理可有效地预防呼吸机相关性肺炎，避免非计划性拔管和误吸。

> **实训目标**
> 通过本项技术操作规程的学习，学生应能够：
> 1. 解释气管插管避免误吸的原理，熟练掌握气管插管的护理方法。
> 2. 运用气管插管护理技术为气管插管后呼吸机辅助通气的患者进行评估与护理。
> 3. 遵循医德规范与医学伦理原则，表现出对患者的责任心、爱心及同理心。

【临床情境】

张先生，78岁，冠心病病史10年，近期反复发作心前区疼痛，含服硝酸甘油后可自行缓解，未就诊。今晨排便后再次出现心前区疼痛，伴胸闷、周身大汗，含服硝酸甘油无效。30分钟后出现意识不清，家属紧急拨打120急救电话将患者送至急诊科。分诊护士查体：昏迷状态，HR 30次/分，R 6次/分，呈叹息样，BP测不到，SpO_2 68%。口唇发绀。护士立即将患者送入急诊抢救室，配合医生气管插管，接呼吸机辅助呼吸。**请思考：**气管插管前，护士应做哪些准备工作？如何做好气管插管的护理？

【目的】

了解气管插管固定是否牢固、位置是否正确、是否会发生并发症。

【操作程序】

1. 操作前准备

（1）环境评估：舒适、安全、温暖，保护患者隐私。

（2）患者评估：评估患者生命体征、意识状态、气管插管深度、气囊压力，是否需要更换固定胶布，痰液颜色、性质、量，有无呛咳和痰鸣音，气管插管固定带的松紧度、面部皮肤有无破损，肢体活动度及配合能力等。

（3）护士准备：着装整洁，洗手，戴口罩。

（4）物品准备：气囊压力检测表、固定胶布、听诊器、5 ml 注射器、75% 乙醇、棉签、手电筒、吸痰管、负压吸引装置，必要时备口护包、氯己定。

2．操作步骤

（1）核对，对清醒患者解释操作目的及配合要点，以取得配合。

（2）床头抬高 30°～45°。

（3）检查气管插管距门齿的距离，成年男性为 22～24 cm，成年女性为 20～22 cm。听诊双肺呼吸音是否对称。

（4）检查牙垫位置，以患者咬合上下牙齿时不触碰气管导管为宜，牙垫固定牢固，无脱落。

（5）更换固定胶布 2 次 / 日，污染时随时更换。更换时将气管插管从一侧口角移向另一侧，以免长期压迫引起口角破损、糜烂和溃疡。更换胶布需两名医务人员合作，一人扶住气管插管保持深度不变，另一人用胶布缠绕气管插管和牙垫两圈后，粘在患者两侧颊部。如有原胶布痕迹可用 75% 乙醇去除胶痕。

（6）气囊压力检测：气囊放气前先吸引口腔及咽部的分泌物，每隔 4～6 小时检测一次，气囊压力维持在 25～30 cmH$_2$O。

（7）必要时吸痰，评估痰液的色、质、量、黏稠度及气味，注意无菌操作。吸痰前后吸入 3 min 纯氧。根据痰液情况调节湿化温度。

（8）口腔护理，1 次 /6 小时。

（9）整理用物，洗手及记录插管深度、气囊压力等。

3．操作后评价

（1）患者无不适感。

（2）气管导管固定完好，深度及气囊压力适宜，固定装置清洁干燥。

（3）口腔清洁无异味，口唇黏膜无破损。

（4）两肺无痰鸣音或痰鸣音减轻，呼吸音对称。

【注意事项】

1．交接班时要严格交接气管插管插入的深度，避免非计划性拔管。

2．吸痰时注意无菌操作，防止呼吸机相关性肺炎发生。

3．观察患者呼吸状况，防止管路扭曲、打折和牵拉。

4．烦躁的患者应当给予保护性约束或者镇静。

5．声门下吸引每 4 小时一次，防止误吸。

【知识链接】

确认气管插管在气管内的方法：采用最小闭合容积法或最小漏气技术对气囊进行充气，直至通气时气囊周围无漏气或测量气囊压力维持在 25～30 cmH$_2$O，以此决定注入气囊的气体量，一般需注入 5～10 ml 气体。轻压胸廓导管口感觉有气流，连接简易呼吸器压入气体，观察胸廓有无起伏，同时听诊两肺呼吸音是否存在和对称，有条件可将气管导管与二氧化碳探测器或呼气末二氧化碳监测仪相连，出现正常的呼气末二氧化碳波形是气管导管位于气管内的可靠指标。

【操作考核评分标准】

气管插管护理技术考核评分标准见表 5-1。

表 5-1　气管插管护理技术考核评分标准

年 / 班级：　　　　　　学号：　　　　　　姓名：　　　　　　得分：

项目	内容	分值	评分等级				得分
			A ×1.0	B ×0.8	C ×0.6	D ×0.4	
操作前 （20分）	环境评估	5					
	患者评估	5					
	护士准备	5					
	物品准备	5					
操作中 （60分）	指导配合	5					
	选取合适体位	5					
	确认导管深度	10					
	检查牙垫位置	10					
	更换胶布并固定	10					
	检测气囊压力	10					
	必要时吸痰和口护	5					
	整理用物并记录	5					
操作后 （20分）	患者感受	5					
	评估固定效果	5					
	评估口腔情况	5					
	操作熟练，检查结果准确	5					

【操作录像】

操作录像 5-1：气管插管护理技术

操作录像 5-1　请扫描二维码

（张为佳）

二、口咽通气管置入技术

上呼吸道包括鼻腔、咽部、扁桃体、喉部，其中咽部是最容易发生梗阻的部位，且梗阻后会带来严重后果。口咽通气管是一种由弹性橡胶或塑料制成硬质扁管形人工气道，呈弯曲状，其弯曲度与舌及软腭相似。使用时从患者口腔插入，在咽后壁与舌根之间建立起人工气道，从而保持呼吸道通畅，改善患者的通气功能。

实训目标

通过本项技术操作规程的学习，学生应能够：

1. 列举口咽通气管置入的适应证、禁忌证及注意事项。
2. 快速判断患者病情、正确实施口咽通气管置入术，抢救患者生命。
3. 关心、体贴患者，保证患者安全。

【临床情境】

张先生，68岁，晨起上厕所后出现恶心，言语不利，伴右侧肢体无力，来院就诊。急查头颅CT示：左侧丘脑出血，以"脑出血（左侧丘脑）"收住神经内科。入院后查体：T 36.5℃，P 56次/分，R 17次/分，BP 202/120 mmHg，血氧饱和度88%，患者意识不清，躁动，双侧瞳孔不等大，直径左：右3：5 mm，双侧瞳孔对光反射迟钝，呼吸困难伴鼾音，发绀。**请思考：**患者呼吸困难最可能的原因是什么？应采取何种急救措施？

【目的】

将口咽通气管插入口咽部，保持呼吸道通畅。

【操作程序】

1. 操作前准备

（1）环境评估：清洁、安静、光线充足。

（2）患者评估：评估患者意识、呼吸、缺氧情况，有无义齿、牙齿有无松动，配合能力。

（3）护士准备：着装整洁，洗手，戴口罩。

（4）物品准备：口咽通气管、纱布2块、弯盘、胶布（20～25 cm）2条，必要时准备压舌板、开口器、舌钳子、负压吸引装置。

2. 操作步骤

（1）携用物至患者床旁，核对、解释，取得合作。

（2）昏迷患者放平床头，协助患者取平卧位，头后仰，使口、咽、喉三轴线尽量重叠。

（3）检查口腔，有异物或义齿者取出，清除口腔及咽部分泌物。

（4）置入方法

1）反向插入法：把口咽通气管的咽弯曲凹面部分向腭部插入口腔，当其内口接近口咽后壁时，即将其旋转180°，顺势向下推送，弯曲部分凹面向下压住舌根，上面抵住口咽后壁，放置于口腔中央位置。

2）横向插入法：把口咽通气管的咽弯曲凹面部分朝向一侧的脸颊内部插入，然后在插入过程中朝着咽后壁旋转90°向下翻转口咽通气管，使口咽通气管弯曲部分凹面向下压住舌根进入。

（5）检测口咽通气管是否通畅：①以手掌放于口咽通气管外口，感觉有无气流。②以少许棉絮放于口咽通气管外口，观察是否随着患者呼吸而飘动。③观察胸壁运动幅度和听诊双肺呼吸音。

（6）固定：用1条长20~25 cm胶布的一端固定于右侧面颊，然后绕口咽通气管一周后固定于右侧面颊部；第二条胶布同法固定于左侧面颊。

（7）置管后检查口腔，以防止舌或唇夹置于牙和口咽通气管之间，用纱布清洁口面部。

（8）再次核对，协助患者取舒适卧位，整理床单位。

（9）处理用物，洗手，记录。

3．操作后评价

（1）置管顺利，患者呼吸道通畅。

（2）口咽通气管固定牢固，无非计划拔管。

【注意事项】

1．保持管道通畅：及时清理呼吸道分泌物，防止误吸或窒息。密切观察有无管道脱出而致气道阻塞。

2．加强呼吸道湿化：口咽通气管外口可盖一层生理盐水纱布，既湿化气道又防止吸入异物和灰尘。

3．监测生命体征：严密观察病情变化，随时记录，并备好抢救物品及仪器，必要时配合医生进行气管插管。

【知识链接】

1．口咽通气管置入的适应证：有自主呼吸的昏迷患者；舌后坠导致气道阻塞；气道分泌物多需随时吸引；抽搐时防止舌咬伤；气管插管时取代牙垫。

2．口咽通气管置入的禁忌证：口腔及上、下颌骨创伤；咽部气道占位性病变；喉头水肿、气管内异物；门齿有折断或脱落危险；呕吐频繁。

3．临床常用的口咽通气管类型

（1）柔软的口咽通气管（规格：55~115 mm）。

（2）口对口急救口咽通气管（规格：80~105 mm）。

（3）半硬式口咽通气管（规格：40~110 mm）。

（4）双通道半硬式口咽通气管（规格：40~100 mm）。

随着口咽通气管型号的增大，其形状和长度逐渐增加，以适应不同年龄和不同体型的患者使用。

4．口咽通气管长度的选择：相当于从门齿至耳垂或下颌角的距离。合适的口咽管应该是：口咽通气管末端位于上咽部，将舌根与口咽后壁分开，使下咽部到声门的气道通畅。选择时遵循宁长勿短、宁大勿小的原则。因为口咽通气管太短不能经过舌根，起不到开放气道的作用；太小容易误入气管。宽度以能接触上颌和下颌的 2～3 颗牙齿为最佳。

【操作考核评分标准】

口咽通气管置入技术操作考核评分标准见表 5-2。

表 5-2　口咽通气管置入技术操作考核评分标准

年 / 班级：　　　　　　　　学号：　　　　　　　姓名：　　　　　　　　得分：

项目	内容	分值	评分等级				得分
			A ×1.0	B ×0.8	C ×0.6	D ×0.4	
操作前 （15 分）	环境评估	3					
	患者评估	3					
	护士准备	3					
	物品准备	6					
操作中 （60 分）	核对及解释	5					
	放平床头，协助患者取平卧位	5					
	检查口腔，清除口腔及咽部分泌物	5					
	反向或横向插入法置管	20					
	检测人工气道是否通畅	10					
	固定导管	10					
	清洁口面部，协助患者取舒适卧位	5					
操作后 （25 分）	再次核对，协助患者整理床单位	5					
	处理用物，洗手、记录	5					
	操作熟练，动作轻柔	5					
	有抢救意识和紧迫性	5					
	导管固定牢固	5					

【操作录像】

操作录像 5-2：口咽通气管置入技术

操作录像 5-2　请扫描二维码

（郭全荣　郝习君）

三、喉罩置入技术

喉罩是一种特殊类型的通气管，其前端有一个硅胶或塑料制成的勺状套囊，充气后能在喉部周围形成一个密封圈，既可以让患者自主呼吸，又可以实施机械通气，是介于气管插管和面罩之间的通气工具。目前已经广泛应用于院前急救、危重患者气道建立和手术麻醉领域。

实训目标

通过本项技术操作规程的学习，学生应能够：

1. 描述喉罩置入术的适应证、禁忌证及注意事项。
2. 快速判断患者病情、准确实施喉罩置入术，抢救患者生命。
3. 关心、体贴患者，保证患者安全。

【临床情境】

张先生，42 岁，因车祸导致多发伤，家属拨打 120 急救电话，院前急救人员立即赶到现场。查体：P 130 次 / 分，R 10 次 / 分，BP 70/40 mmHg，SpO$_2$ 65%。患者深度昏迷，呼吸微弱，严重发绀。院前急救护士拟使用喉罩为患者建立人工气道实施简易呼吸器辅助呼吸。**请思考：**如何置入喉罩？置入喉罩后应如何做好病情观察？

【目的】

置入喉罩行短时机械通气，维持呼吸道通畅。

【操作程序】

1．操作前准备

（1）环境评估：清洁、安静、光线充足。

（2）患者评估：评估患者意识、呼吸、缺氧情况，有无义齿、牙齿有无松动，配合能力，是否进食，向患者家属解释目的、方法、注意事项，取得家属的配合。

（3）护士准备：着装整洁，洗手，戴口罩。

（4）物品准备：喉罩、牙垫、无菌手套、无菌油球、20 ml 注射器、听诊器、弯盘、纱布 2 块、胶布，必要时准备压舌板、开口器、舌钳子、负压吸引装置。

2．操作步骤

（1）携用物至患者床旁，核对，解释取得合作。

（2）协助患者取仰卧位，操作者站于床头用右手压住患者前额，使头部轻度后仰。检查口腔（有异物或义齿者取出）。

（3）按照无菌原则戴手套。

（4）喉罩排气：缓慢抽气，使气囊前端呈扁平状。

（5）喉罩润滑：用无菌油球润滑喉罩的背侧及边缘。

（6）置入喉罩

1）左手推患者下颌或下唇使其张口，右手持喉罩，罩口朝向患者下颌方向，将喉罩顶向患者硬腭方向置入口腔。

2）用示指保持对喉罩头侧的压力，送入喉罩至下咽基底部直至感到有明显阻力。

3）用另一手固定导管外端，退出示指。

（7）充气：用 20 ml 注射器向气囊内注气（根据套囊型号确定注气量），可见导管自行向外退出约 1.5 cm。

（8）固定：放入牙垫，用 1 条长 20～25 cm 的胶布的一端固定于右侧面颊，然后绕牙垫及喉罩一周后固定于右侧面颊部；第二条胶布同法固定于左侧面颊。

（9）置入喉罩后连接简易呼吸器施行正压通气进行判断；观察胸廓起伏的程度，听诊两侧呼吸音是否对称和清晰，听诊咽喉部是否有漏气杂音。

（10）检查喉罩与简易呼吸器或呼吸机管路连接是否紧密。

（11）用纱布清洁口面部。

（12）再次核对，协助患者取舒适卧位，整理床单位。

（13）处理用物，洗手，记录。

3．操作后评价

（1）置管顺利，患者呼吸道通畅。

（2）喉罩固定牢固，无非计划拔管。

【注意事项】

1．使用喉罩前禁食。

2．喉罩不能防止胃内容物误吸，使用过程中应及时清除气道内分泌物。

3．喉罩不适用于长期机械通气者。

4．注意观察喉罩使用后患者呼吸改善情况，听诊双肺呼吸音。

5．拔出喉罩前尽量避免咽喉部刺激。

【知识链接】

1．喉罩置入的适应证：短时间的外科手术；困难气道估计难以气管内插管的患者；紧急情况下人工气道的建立和维持。

2．喉罩置入的禁忌证：无绝对禁忌证，相对禁忌证包括张口度＜2.5～3.0 cm；咽部病变，如血管瘤、组织损伤等；喉部或喉以下气道梗阻者；肺顺应性下降或气道阻力增高者；存在增加胃内容物反流和呼吸道误吸危险者。

3．喉罩置入术的常见并发症及处理

（1）误吸预防：①气道内压不宜超过 20 cm H_2O，否则易发生漏气或气体入胃。②饱胃或胃内容物残留较多、误吸风险高的患者尽量避免使用。处理：气道内压尽量维持在 20 cm H_2O 以下，减少胃内残留食物。

（2）咽痛预防：①选择大小合适的喉罩。②注入气囊的气体量要适量，不能过多，防止咽部局部压痛。处理：尽量缩短置入时间，条件允许更换气管插管。

4. 喉罩型号的选择：建议按照表 5-3 为患者选择合适的喉罩。

表 5-3 常用喉罩型号选择参考列表

喉罩型号	患者体重（kg）	套囊容量（ml）	喉罩型号	患者体重（kg）	套囊容量（ml）
1	5	4	3	30～50	20
1.5	5～10	7	4	50～70	30
2	10～20	10	5	＞70	40
2.5	20～30	14			

【操作考核评分标准】

喉罩置入技术操作考核评分标准见表 5-4。

表 5-4 喉罩置入技术操作考核评分标准

年 / 班级：　　　　　　学号：　　　　　　姓名：　　　　　　得分：

项目	内容	分值	评分等级				得分
			A ×1.0	B ×0.8	C ×0.6	D ×0.4	
操作前（15 分）	环境评估	3					
	患者评估	3					
	护士准备	3					
	物品准备	6					
操作中（60 分）	核对及解释	5					
	协助患者取仰卧位	5					
	检查口腔，清除口腔及咽部分泌物	5					
	戴无菌手套，喉罩排气、润滑	10					
	置入喉罩	10					
	充气、固定	10					
	判断喉罩位置	5					
	检查各部位连接是否紧密	5					
	清洁口面部，协助患者取舒适卧位	5					
操作后（25 分）	再次核对，整理床单位	5					
	处理用物，洗手、记录	5					
	操作熟练，动作轻柔	5					
	有抢救意识和紧迫性	5					
	导管固定牢固，防止非计划性拔管	5					

【操作录像】

操作录像 5-3：喉罩置入技术

【综合考核案例】

综合考核案例 5-1：创伤急救护理综合考核案例

操作录像 5-3 与综合考核案例 5-1　请扫描二维码

（郭全荣　郝习君）

四、气管异物清除技术

气管异物常由食物引起，在进食或玩耍时发生，严重时因气道完全阻塞可导致患者窒息死亡。急救的关键就是准确识别气道异物阻塞的征象，尽早实施气管异物清除术。气管异物清除术又称 Heimlich 手法，是利用突然冲击腹部的压力，抬高膈肌，使肺部残留空气形成一股向上的、具有冲击性的气流，快速冲入气管，将阻塞物排出。

> **实训目标**
> 通过本项技术操作规程的学习，学生应能够：
> 1．描述气管异物清除术的适应证、禁忌证及注意事项。
> 2．快速判断气道异物征象、准确实施气管异物清除术，抢救患者生命。
> 3．关心、体贴患者，保证患者安全。

【临床情境】

张先生，70 岁，进餐过程中突然出现噎食，不能说话、不能咳嗽、不能呼吸，口唇严重发绀。**请思考：**张先生出现了什么情况？应立即采取何种急救措施？

【目的】

尽快清除气管异物，通畅气道。

【操作程序】

1．操作前评估

（1）环境评估：清洁、光线充足。

（2）患者评估：评估患者意识状态、呼吸情况、言语能力、缺氧程度和配合能力。①气道部分阻塞者，患者能用力咳嗽，但咳嗽停止时出现喘息声。气道完全阻塞者，患者不能说话和咳嗽，出现痛苦表情并用手掐住自己的颈部。②亲眼目睹患者吸入异物。③昏迷患者在开放气道后，仍无法进行有效通气。以上情况中，如患者出现特有的"窒息痛苦表情"（手掐咽喉部"V"形手势），此即 Heimlich 征象。

（3）护士准备：着装整洁。

（4）物品准备：必要时准备纱布、橡胶手套。

2．操作步骤

（1）判断并确定患者为气管内异物梗阻。

（2）清醒患者施救方法

1）腹部冲击法：清醒患者取站立姿势，双足分开与肩同宽。护士站于患者身后，用双臂环抱其腰部，一手握拳，以拇指侧紧顶患者腹部，位于剑突与脐的腹中线部位，另一手紧握该拳，用力快速向内、向上冲击腹部，反复冲击直至异物排出。

2）胸部冲击法：患者取站立姿势，双足分开与肩同宽。护士站在患者身后，上肢放于患者腋下，将患者胸部环抱。一只拳的拇指侧位于胸骨中线，避开剑突和肋骨下缘，另一只手握住拳头，向后冲击，直至把异物排出。

（3）意识丧失患者施救方法：患者平卧硬板床，使用气垫床者胸背部垫复苏背板。立即开始 CPR，同心肺复苏操作，按 30：2 的按压 / 通气比例操作。如通气时患者胸部无起伏，重新摆放头部位置，注意开放气道，再次尝试通气。

（4）1 周岁以下婴儿施救方法：采用拍背 / 冲胸法。护士取坐位，前臂放于大腿上，将患儿俯卧位于其上，手指张开托住患儿下颌并固定头部保持头低位；用另一只手的掌根部在婴儿背部肩胛区用力叩击 5 次，每次 1 秒钟。小心将婴儿翻转过来，使其仰卧于另一手的前臂上，前臂置于大腿上，仍维持头低位，实施 5 次胸部冲击，每次 1 秒钟。如能看到患儿口中异物，可小心将其取出；若不能看到异物，重复上述动作，直至异物排出。

3．操作后评价

气道异物排出，患者呼吸道通畅。

【注意事项】

1．腹部冲击法用于神志清楚的患者和 1 岁以上的儿童；当患者是妊娠末期或过度肥胖时，护士无法用双臂环抱患者腰部，可使用胸部冲击法。

2．意识丧失患者施救，每次打开气道进行通气时，观察喉咙后面是否有阻塞物，如果发现易于移除的异物，小心移除；如异物移除困难，通气仍未见胸廓起伏，应采取进一步的抢救措施（如环甲膜穿刺 / 切开术）开放气道。

3．1 周岁以下婴儿施救，翻转婴儿时注意保护婴儿颈部；胸部冲击位置与胸外按压相同。

【知识链接】

1．如果患者呼吸道部分梗阻，气体交换良好，可以咳嗽，不要应用 Heimlich 手法，应该鼓励患者用力咳嗽，并自主呼吸，一次有力的咳嗽通常可以排出异物。

2．Heimlich 手法的并发症包括腹腔或胸腔内脏的破裂、撕裂及出血、肋骨骨折等。故发生气道堵塞时，应首先采用其他方法排除异物，在其他方法无效且患者情况紧急时才可使用该法。需要控制好合适的力度，抢救成功后应检查有无并发症发生。

3．1~3 岁的婴幼儿气道异物阻塞发生率较高。一旦发生窒息，必须立即急救，几乎没有送医院抢救的机会。切忌将婴儿双脚抓起倒吊拍打背部，这样会增加颈椎受伤的危险。

4．部分气道阻塞的患者不要拍背，以免阻塞物落入更深的位置。

【操作考核评分标准】

气管异物清除技术操作考核评分标准见表 5-5。

表 5-5 气管异物清除技术操作考核评分标准

年 / 班级： 学号： 姓名： 得分：

| 项目 | 内容 | 分值 | 评分等级 | | | | 得分 |
			A ×1.0	B ×0.8	C ×0.6	D ×0.4	
操作前（20分）	判断异物阻塞呼吸道的征象	10					
	评估患者	10					
操作中（60分）	向清醒患者及家属解释	5					
	腹部冲击法	15					
	胸部冲击法	10					
	昏迷患者平卧位实施心肺复苏	15					
	婴儿采用拍背 / 冲胸法	15					
操作后（20分）	检查有无肋骨骨折等并发症	4					
	洗手，记录	4					
	操作熟练，力度适宜	4					
	有急救意识，反应迅速	4					
	操作后安慰患者，体现人文关怀	4					

【操作录像】

操作录像 5-4：气管异物清除技术

操作录像 5-4 请扫描二维码

（郭全荣 郝习君）

五、除颤技术

心脏电复律是用电能治疗异位性快速心律失常使之转为窦性心律的一种方法。根据发放脉冲是否与心电图的 R 波同步，分为同步电复律和非同步电复律。同步电复律用于转复心室颤动以外的各类异位性快速心律失常；非同步电复律主要用于转复心室颤动，亦称除颤。除颤是利用高能量的脉冲电流瞬间通过心脏，使全部或大部分心肌细胞在短时间内同时除极，使具有最高自律性的窦房结重新发出冲动，恢复窦性心律。

实训目标

通过本项技术操作规程的学习，学生应能够：

1. 描述除颤的适应证。
2. 解释除颤的原理。
3. 熟练运用除颤技术，及时挽救患者生命。
4. 关心、体贴患者，保证患者安全。

【临床情境】

李先生，58 岁，已婚，主因胸闷、胸痛 30 分钟由家属送至急诊科。来院时患者意识清楚，自述胸闷、胸痛，呼吸急促，口唇发绀。建立静脉通路过程中患者突发意识丧失伴短阵抽搐。辅助检查：心电图示心室颤动。**请思考：**请你为患者进行除颤，并判断除颤是否有效。

【目的】

通过电击终止心室颤动、心室扑动或无脉性室性心动过速等致命性心律失常，使心脏恢复有效灌注心律。

【操作程序】

1. 操作前准备

（1）环境评估：环境安全适合抢救，保护患者隐私。

（2）患者评估：评估患者的生命体征、意识状态、心电图波形、是否安装起搏器、是否接触金属物品。

（3）护士准备：着装整洁，洗手，戴口罩。

（4）物品准备：除颤仪、导电糊或 4~6 层生理盐水纱布、干纱布，吸痰器、氧气、气管插管以及各种抢救药物。

2. 操作步骤

（1）确认患者心电监护为心室颤动，摆复苏体位，左臂外展 90°。

（2）速携除颤仪及导电糊至患者床旁。

（3）开机，将旋钮调至手动除颤状态。

（4）选择能量：单波除颤仪选择 360 J，双波除颤仪选择 120～200 J 能量。儿童 2 J/kg，第二次可增至 4 J/kg。

（5）涂导电糊：将导电糊以 C 型或者 O 型涂抹在两个电极板上。

（6）放置电极板：两电极板充分接触皮肤并稍加压，使导电糊均匀涂布。电极板压力约 5 kg。A（Apex）电极板放在左腋前线第 5 肋间（心尖部），S（Sternum）电极板放在胸骨右缘锁骨下（心底部）。

（7）再次确认心电示波为室颤波。

（8）充电：按下充电按钮。

（9）放电：大声呼喊"大家都离开"，查看自己与病床周围，确保无人接触患者和病床后，同时按压放电按钮。

（10）立即胸外按压：给予 5 个循环的胸外按压。

（11）观察除颤效果：如仍为室颤波，可再次除颤。

（12）除颤后擦干患者胸壁的导电糊，整理床单位和用物，除颤仪充电备用。

（13）洗手，6 小时内补记抢救记录。

3．操作后评价

（1）患者未发生电灼伤。

（2）患者恢复窦性心律。

【注意事项】

1．除颤前要识别心电图类型，以正确选择电复律方式。

2．如戴有植入性起搏器，应避开起搏部位至少 10 cm。

3．导电糊涂抹均匀，两电极板之间距离应大于 10 cm，不可用耦合剂代替导电糊。

4．放电前应取下患者身上所有金属物品，并确保他人未接触床单位及患者。

5．除颤时电极板应与皮肤密切接触，以免皮肤灼伤。

6．除颤仪每班交接，保持完好备用状态，除颤结束后放回原处，充电备用。

【知识链接】

自动体外电除颤仪（automated external defibrillator，AED）是一种便携、易于操作、配置在公共场所、专为现场急救设计的急救设备，可自动识别、鉴别和分析心律失常，并根据分析结果自动除颤，是可被非专业人员使用的用于抢救心源性猝死患者的医疗设备。操作者在使用 AED 时首先将所附两个粘性电极板按指示分别贴于患者右锁骨下及心尖处，打开开关后按声音和屏幕文字提示完成简易操作，根据自动电分析系统提示，确认为可电击的心律后，即可按下电击或放电键。此后系统立即进入节律再分析阶段，以决定是否再次除颤。

【操作考核评分标准】

除颤技术考核评分标准见表 5-6。

表 5-6　除颤技术考核评分标准

年 / 班级：　　　　　　学号：　　　　　　姓名：　　　　　　得分：

| 项目 | 内容 | 分值 | 评分等级 | | | | 得分 |
			A ×1.0	B ×0.8	C ×0.6	D ×0.4	
操作前 （20分）	环境评估	5					
	患者评估	5					
	护士准备	5					
	物品准备	5					
操作中 （65分）	确认心室颤动，摆体位	5					
	准备除颤仪	5					
	开机	5					
	选择能量	5					
	涂导电糊	5					
	放置电极板	10					
	再次确认心室颤动	10					
	充电	5					
	放电	5					
	胸外按压	5					
	整理用物并记录	5					
操作后 （15分）	评估皮肤有无电灼伤	5					
	转为窦性心律	5					
	操作熟练，有抢救意识	5					

【操作录像】

操作录像 5-5：除颤技术

操作录像 5-5　请扫描二维码

（张为佳）

六、多功能心电监护仪护理技术

多功能心电监护仪现已广泛应用于临床，已成为医院手术、危重患者必需的监护手段，通过持续动态对患者心率或脉率、呼吸、血压、心电图等指标进行监测，可及时发现病情变化，给予积极处理和抢救，大大提高患者抢救成功率。

> **实训目标**
> 通过本项技术操作规程的学习，学生应能够：
> 1. 辨识多功能心电监护仪的各种指标、各种波形及其表达的意义。
> 2. 解释多功能心电监护仪监测指标的临床意义。
> 3. 熟练应用多功能心电监护仪对患者进行监测，正确设置报警值。
> 4. 在操作过程中体现出对患者的责任心、爱心及人文关怀。

【临床情境】

刘先生，66岁，2年前诊断为"慢性肾衰竭尿毒症期"，1周前血液透析后出现间断呕吐咖啡样物质，伴头晕、恶心、盗汗、乏力，为求进一步诊治，来院就诊。查体：T 36.7℃，P 102次/分，R 21次/分，BP 190/80 mmHg，心肺等查体未见异常。辅助检查：血、尿常规未见异常。**请思考**：如何为患者进行心电监测并判断心率、呼吸、血压、血氧饱和度指标是否正常？

【目的】

1. 顺利为患者实施心电监测。
2. 正确设置参数报警值并判断患者的监测指标是否正常。

【操作程序】

1. 操作前准备

（1）环境评估：光照充足、周围环境无电磁干扰等。

（2）患者评估：评估患者的心理社会状况、意识状态、皮肤情况、病情及配合能力。

（3）护士准备：着装整洁，洗手，戴口罩。

（4）物品准备：多功能心电监护仪、配套导联线、生理盐水（或75%乙醇棉球）、电极片5个、纱布等。

2. 操作中步骤

（1）备齐用物携至床旁。核对患者，向患者解释行心电监护的目的和意义，取得其配合。

（2）评估患者皮肤情况，清洁皮肤。

（3）接通电源，将各监护线插入"输入插座"。

（4）将电极片连接至监护仪导联线上，按照监护仪标识要求正确贴于患者胸部位置（RA 白色电极位于胸骨右缘锁骨中线第二肋间；LA 黑色电极位于胸骨左缘锁骨中线第二肋间；LL 红色电极位于左锁骨中线剑突水平处；RL 绿色电极位于右锁骨中线剑突水平处；V 棕色电极位于胸骨左缘第四肋间）。粘贴时要避开伤口，必要时避开除颤部位。在监护仪上选择合适导联。

（5）将血氧饱和度传感器套在示指指尖，手指甲向上紧贴，导线平放在手背上，用腕带固定导线。

（6）选取尺寸合适袖带安放到患者肘部以上 2～3 cm 处，松紧度以容纳 1 指为宜，将袖带与 NBP 管相连。

（7）打开监护仪开关（一般在显示器仪器左下角）。

（8）血压测量，按"Start/Stop"键启动一次即时测量。

（9）恢复标准显示：开始运行患者各参数的监测。

（10）监护仪监护参数调节见表 5-7。

表 5-7　监护仪监护参数调节

参数调剂	步骤
ECG 的调节	A．"滤波"或"诊断"模式设定 B．触发阈值调整模式—自动的设定 C．导联选择——一般选择 II 导联 D．设定波形大小 E．选择起搏脉冲抑制 F．设定心率报警阈值
NBP 的调节	A．设定自动和手动模式 B．设定快速模式 C．设定报警阈值
SpO$_2$ 的调节	A．设定 SpO$_2$ 报警阈值 B．调节 SpO$_2$ 信号波形幅度

3．操作后评价

（1）正确安装电极。

（2）成功进行心电、血压、SpO$_2$ 等的监测。

（3）根据患者病情正确设置报警值。

（4）及时巡视患者并记录。

【注意事项】

1．根据病情，协助患者取舒适体位。

2．观察心电波形，及时处理电磁干扰和电极脱落以及心电导联线老化等情况，过敏者及时更换电极片，避免患者皮肤破损。

3．嘱患者及家属勿擅自调节各参数，勿扯拉电极片和导联线。

4．选择合适袖带，袖带导管应在中指延长线上，测压时，手臂袖带位置应和心脏持平，嘱患者勿讲话、勿活动测压肢体。

5．观察患者局部皮肤及指（趾）甲的血液循环情况，保持局部皮肤清洁干燥。

6．下列情况可影响血氧饱和度监测结果：体温过低、休克、使用血管活性药物及贫血、周围环境光照太强、涂抹指甲油、传感器位置安放不到位、同侧手臂测量血压等。

【知识链接】

新型智能可穿戴医疗设备可以方便地实现随时随地监护患者，满足患者对日常生活中健康监护的需求。监护数据包括心电、脑电、血氧饱和度、体温、脉率、呼吸、血压等重要信息，最大限度地实现对人体生命体征参数的实时采集、储存和分析。随着人口老龄化进程的加快和国家医疗卫生水平的整体提升，医养结合的方式成为一种趋势，可穿戴智能化医疗检测仪器可以实现家庭医养结合，尤其对于心脏病、高血压、糖尿病等慢性病患者来说，随时随地检测能使患者动态掌握自身健康状态，并且在病情突发时为医生提供病情数据，指导治疗和用药。

【操作考核评分标准】

多功能心电监护仪护理技术操作考核评分标准见表5-8。

表5-8　多功能心电监护仪护理技术操作考核评分标准

年／班级：　　　　　　学号：　　　　　姓名：　　　　　　得分：

项目	内容	分值	评分等级				得分
			A ×1.0	B ×0.8	C ×0.6	D ×0.4	
操作前（20分）	环境评估	5					
	患者评估	5					
	护士准备	5					
	物品准备	5					
操作中（65分）	核对及解释	5					
	清洁皮肤	5					
	连接电源	3					
	贴电极片	10					
	血氧饱和度监测	5					
	血压监测	10					
	打开监护仪	2					
	手动测量血压	5					
	恢复标准显示	5					
	调节参数	15					
操作后（15分）	操作熟练，动作轻柔	5					
	操作中与患者有效沟通	5					
	保护患者隐私	5					

【操作录像】

　　操作录像 5-6：多功能心电监护仪护理技术

【综合考核案例】

　　综合考核案例 5-2：肾病综合征护理综合考核案例

操作录像 5-6 与综合考核案例 5-2　请扫描二维码

（王　超　郭全荣）

七、简易呼吸器护理技术

简易呼吸器又称为球囊 - 瓣膜 - 面罩装置（bag-value-mask，BVM）、人工手动呼吸器或便携式呼吸器，是给予人工呼吸最有效的方法之一，对呼吸暂停患者进行强迫通气，对通气障碍患者给予辅助呼吸。常用于呼吸暂停或呼吸衰竭的抢救及麻醉期间的呼吸管理，是一项需要经过专业培训才能掌握的技能。

实训目标

通过本项技术操作规程的学习，学生应能够：

1. 描述简易呼吸器的操作步骤和注意事项。
2. 阐述简易呼吸器对缺氧患者增加通气、改善换气的重要意义。
3. 运用简易呼吸器实施辅助呼吸，提供基础生命支持。
4. 在操作过程中体现出对患者的责任心、爱心及同理心。

【临床情境】

赵先生，52 岁，诊断为慢性肾衰竭，行血液透析治疗。在透析时患者突然主诉憋闷，面色苍白，呼吸急促，口唇发绀，继而意识丧失，呼吸心跳停止。护士立即给予心肺复苏，简易呼吸器辅助呼吸。**请思考**：如何实施简易呼吸器辅助呼吸，如何判断通气效果？

【目的】

1. 正确使用简易呼吸器辅助呼吸，增加机体通气量。
2. 纠正低氧血症。

【操作程序】

1. 操作前准备

（1）环境评估：舒适、安全、温暖。

（2）患者评估：评估患者缺氧状况、意识状态，有无自主呼吸及呼吸形态，有无简易呼吸器使用指征等。患者采取仰卧位，取下活动义齿，松解腰带，清除口腔分泌物。

（3）护士准备：着装整洁，洗手，戴口罩。

（4）物品准备：简易呼吸器 1 个，手消毒剂，治疗盘内放氧气装置、消毒纱布 2 块、压舌板、弯盘，必要时备开口器、吸痰装置、舌钳、呼吸机，鼻导管 1 根。连接简易呼吸器并检测其性能是否完好。

2. 操作步骤：

（1）携用物至床旁，核对，挪开床头桌，摇平床头，拉开床尾 40～50 cm。

（2）快速安置患者：取枕垫颈下，松解衣领，头中度后仰，开放气道。清除口腔分泌物，取出活动义齿。

（3）将简易呼吸器与氧气连接，调节氧流量为 8~10 L/min。

（4）操作者移位患者头部上方，将面罩紧扣患者口鼻，左手拇指与示指固定面罩，其余手指紧托下颌（"EC"手法），右手挤压呼吸气囊。

（5）当患者有自主呼吸时随其呼吸给予辅助通气，无自主呼吸患者为 10~12 次/分通气，每次送气 6~8 ml/kg 或 400~600 ml（时间 1 s，吸呼时间比成人为 1:1.5~2）。

（6）观察患者是否处于正常通气状态（口述有效指征）：①患者胸廓是否随着挤压球囊上下起伏。②通过面罩透明部分观察患者面色与嘴唇的颜色变化。③观察呼气时面罩内是否有雾气。

（7）患者病情好转（如上指征），暂停简易呼吸器使用，连接鼻导管，调低氧流量，持续吸氧 4~6 L/min（若呼吸不改善，请麻醉科行气管插管，给予呼吸机辅助呼吸）。

（8）协助患者取舒适体位，清醒患者给予安慰解释，行心电监护，密切观察患者病情。

（9）再次核对，整理用物，洗手，记录。

（10）简易呼吸器消毒，定点放置，备用。

3．操作后评价

（1）口唇发绀消失。

（2）面罩内有气雾。

（3）送气时看到患者胸廓随之起伏。

（4）鸭嘴阀随送气打开。

【注意事项】

1．简易呼吸器定时测试、检查、维修保养，随时处于完备完好使用状态，使用前检测各阀门的性能是否完好。

2．选择合适面罩，以便得到最佳使用效果（过小遮不住口鼻，过大漏气）。

3．挤压球囊时要压力、速度均匀，不可忽快忽慢，以免损伤肺组织，造成呼吸中枢紊乱，影响呼吸功能恢复。

4．当发现患者有自主呼吸时，应注意同自主呼吸频率保持同步，清醒患者鼓励其主动配合。

5．随时观察患者生命体征变化，注意胃胀气、胃扩张、呕吐常见并发症。

6．如遇传染病患者，特别注意要拆开呼吸器各部件，充分消毒。

【知识链接】

简易呼吸器工作原理

1．当挤压球体时产生正压，将进气阀关闭，内部气体强制性推动鸭嘴阀打开，并堵住出气阀，球体内气体即由鸭嘴阀中心切口送向患者。如用氧气，则氧气随球体复原，吸气动作暂存于球体内，在挤压球体时直接进入患者体内。

2．将被挤压的球体松开，鸭嘴阀即刻向上推，并处于闭合状态，以使患者吐出的气体由出气口放出。

3．与此同时，球体松开所产生的负压将进气阀打开，储气袋内的氧气送入球体，直到球体完全恢复挤压前的原状。

4．为避免过高的氧气流量及过低挤压次数而造成球体及储气袋内的压力过高，特设计储气安全阀释放过量气体，以保持低压的氧气供应，保障患者的安全。

【操作考核评分标准】

简易呼吸器护理技术操作考核评分标准见表 5-9。

表 5-9　简易呼吸器护理技术操作考核评分标准

年 / 班级：　　　　　　学号：　　　　　　姓名：　　　　　　得分：

项目	内容	分值	评分等级				得分
			A ×1.0	B ×0.8	C ×0.6	D ×0.4	
操作前 （20 分）	环境评估	5					
	患者评估	5					
	护士准备	5					
	物品准备	5					
操作中 （60 分）	核对患者，摆体位	5					
	连接简易呼吸器	5					
	调节氧流量	10					
	护士站位及"EC"手法	15					
	挤压球囊	10					
	口述通气量	5					
	观察效果，安置患者	5					
	再次核对，洗手，记录	5					
操作后 （20 分）	能够实现有效通气	10					
	操作熟练，有抢救意识	5					
	体现人文关怀	5					

【操作录像】

操作录像 5-7：简易呼吸器护理技术

【综合考核案例】

综合考核案例 5-3：急性心肌梗死抢救综合考核案例

操作录像 5-7 与综合考核案例 5-3　请扫描二维码

（王　超）

八、外伤止血技术

外伤出血可分为动脉出血、静脉出血和毛细血管出血三种类型。动脉出血由于血管压力高,出血时呈泉涌、搏动性,常在短时内引起大量失血,威胁患者生命;大静脉出血受呼吸运动的影响,吸气时流速较慢,呼气时流速加快。创伤患者伴有大血管损伤时必须及时采取止血措施,挽救患者生命。

实训目标

通过本项技术操作规程的学习,学生应能够:

1. 描述止血的操作步骤和注意事项。
2. 解释各种止血方法的止血原理。
3. 运用合适的止血方法给患者止血。
4. 遵循医德规范及医学伦理原则,表现出对患者的责任心、爱心及同理心。

【临床情境】

王先生,33 岁,未婚,主因 1 小时前遭人砍伤,左前臂血流不止来急诊科就诊。神志清楚,精神差,前臂受伤部位用浸透血液的衣物遮盖。体检:P 96 次 / 分,R 25 次 / 分,BP 100/66 mmHg,SpO_2 97%。受伤部位检查:左前臂有一 5 cm×1 cm×2 cm 的伤口,血液呈喷射状态。**请思考:**请你为患者进行止血处理,现场处理最好采用什么止血方法?

【目的】

控制出血、保持有效循环血量、防止休克、挽救生命。

【操作程序】

1. 操作前准备

(1)环境评估:舒适、安全、温暖,保护患者隐私。

(2)患者评估:评估患者生命体征、意识状态、周围循环情况,出血部位、失血量、血液流出方式、出血时间、是否存在危及生命的其他损伤、是否出现失血性休克。

(3)护士准备:着装整洁,洗手,戴口罩和手套。

(4)物品准备:无菌敷料、绷带、止血带、必要时准备气压止血带。

2. 操作步骤

(1)协助患者取坐位或仰卧位,对清醒患者解释操作目的及配合要点,以取得配合。

(2)戴橡胶手套。

(3)用手指、手掌或拳头压迫伤口近心端动脉经过骨骼表面的部位。常见部位如下:

1)头顶部出血:颞浅动脉。

2）颜面部出血：面动脉。

3）头颈部出血：颈总动脉。

4）头后部出血：枕动脉。

5）肩部、腋部出血：锁骨下动脉。

6）上臂出血：腋动脉。

7）前臂出血：肱动脉。

8）手部出血：尺、桡动脉。

9）大腿出血：股动脉。

10）小腿出血：腘动脉。

11）足部出血：胫前动脉和胫后动脉。

（4）将无菌敷料覆盖在伤口上，用手施以压力，持续5～15 min。抬高受伤部位。

（5）在截扎止血带的部位垫衬垫（或毛巾）缠绕肢体。

（6）以左手的拇指、示指和中指持止血带的头端，将长的尾端绕肢体一圈后压住头端，再绕肢体一圈，然后用左手示指和中指夹住尾端后将尾端从两圈止血带下拉出，形成一个活结。

（7）观察止血效果：远端动脉搏动消失、出血停止。

（8）在醒目位置注明开始止血时间。

（9）定时放松：每隔0.5～1 h放松一次，放松时用指压法止血，每次放松2～3 min，再在稍高位置扎止血带。

（10）洗手，记录。

3．操作后评价

（1）患者无活动性出血。

（2）末梢血运良好，无并发症发生。

【注意事项】

1．部位准确：应扎在伤口的近心端，并尽量靠近伤口。

2．压力适当：使用气压止血带时，标准压力为上肢250～300 mmHg，下肢300～500 mmHg，无压力表时以刚达到远端动脉搏动消失、出血停止，止血带最松状态为宜。

3．下加衬垫：止血带不能直接扎在皮肤上，应先用衬垫垫好再扎止血带，以防勒伤皮肤。切忌用绳索或铁丝直接扎在皮肤上。

4．控制时间：上止血带的总时间不应超过5 h。

5．定时放松：应每隔0.5～1 h放松一次，放松时可用指压法临时止血，每次松开2～3 min，再在稍高的平面上扎止血带，不可在同一平面上反复缚扎。

6．标记明显：上止血带的伤员要在手腕或胸前衣服上做明显标记，注明上止血带时间，以便后续救护人员继续处理。

7．做好松解准备：松解前要先补充血容量，做好纠正休克和止血用器材的准备。

【知识链接】

一般情况下，一个成年人失血量在500 ml时，可以没有明显的症状。当失血量在800 ml以上时，伤者会出现面色、口唇苍白、出冷汗、无力、呼吸急促、脉搏快而微弱等。

当出血量达 1 500 ml 以上时，会引起大脑供血不足，伤者出现视物模糊、口渴、头晕、神志不清或烦躁，甚至昏迷、死亡。

【操作考核评分标准】

外伤止血技术考核评分标准见表 5-10。

表 5-10　外伤止血技术考核评分标准

年 / 班级：　　　　　　学号：　　　　　　姓名：　　　　　　得分：

| 项目 | 内容 | 分值 | 评分等级 | | | | 得分 |
			A ×1.0	B ×0.8	C ×0.6	D ×0.4	
操作前 (20分)	环境评估	5					
	患者评估	5					
	护士准备	5					
	物品准备	5					
操作中 (60分)	指导配合	5					
	选取合适体位	5					
	指压止血	10					
	加压止血	5					
	放衬垫	5					
	扎止血带	10					
	观察止血效果	5					
	注明止血时间	5					
	定时放松	5					
	整理用物，洗手，记录	5					
操作后 (20分)	评估止血效果	5					
	评估末梢血运情况	5					
	无污染	5					
	操作熟练	5					

【操作录像】

操作录像 5-8：外伤止血技术

【综合考核案例】

综合考核案例 5-4：多发伤护理综合考核案例

操作录像 5-8 与综合考核案例 5-4　请扫描二维码

（张为佳）

九、呼吸机使用技术

呼吸机作为一项能人工替代自主通气功能的有效手段，已普遍应用于各种原因所致的呼吸衰竭、大手术期间的麻醉呼吸管理、呼吸支持治疗和急救复苏中，起到预防和治疗呼吸衰竭，减少并发症，挽救及延长患者生命的重要作用，在现代医学领域内占有十分重要的位置。

实训目标

通过本项技术操作规程的学习，学生应能够：

1．描述使用呼吸机的适应证和禁忌证。
2．阐述呼吸机操作常见的并发症，熟练掌握预防及处理措施。
3．运用呼吸机护理技术维持患者有效通气，预防和减少并发症的发生。
4．遵循医德规范及医学伦理学原则，对患者充满责任心、爱心及同理心。

【临床情境】

张先生，81岁，因"咳嗽、咳痰伴发热3天"入院治疗。入院时神志清楚，急性面容，T 38.5 ℃，HR 130 次 / 分，R 30 次 / 分，BP 170/96 mmHg，SpO_2 89%，双肺呼吸音粗，可闻及大量湿啰音。肺 CT 显示：双肺大量片状阴影。诊断为重症肺炎，呼吸功能衰竭。考虑患者低氧血症短时间内不易纠正，即行经口气管插管术，术毕接呼吸机辅助呼吸，抗感染、化痰等治疗。**请思考**：请你为患者使用呼吸机并采取措施预防呼吸机相关性肺炎。

【目的】

1．改善通气功能。
2．控制呼吸形态及呼吸道压力，改善换气功能。
3．减少呼吸肌做功，减轻心脏工作负荷。

【操作程序】

1．操作前准备

（1）环境评估：清洁、安静、光线充足。

（2）患者评估：协助患者取适宜体位。评估患者的病情、生命体征、血氧饱和度、意识状态、合作程度、痰液的量和黏稠度，人工气道情况：①气管插管者评估气管插管深度、气囊压力是否在正常范围内。②气管切开者评估气管切开导管是否通畅、气囊压力是否在正常范围内。

（3）护士准备：着装整洁，洗手，戴口罩。

(4) 物品准备：中心供氧系统（无中心供氧装置时备氧气瓶、减压表、扳手）、简易呼吸器、模拟肺、气囊压力表、灭菌注射用水、无菌手套。已经备好管路的呼吸机。

2．操作步骤

(1) 遵医嘱准备好呼吸机，正确连接呼吸机管路，湿化器内加入无菌注射用水。将呼吸机移至患者床旁，核对患者。

(2) 连接电源，呼吸机氧气阀连接中心供氧，连接模拟肺，检查呼吸机管路连接是否紧密，打开呼吸机主机开关（如有压缩机的呼吸机再打开压缩机开关），打开湿化器开关并调节温度。

(3) 遵医嘱进行呼吸机参数设置。

(4) 确认参数，并测量患者气囊压力值在正常范围内（20~30 cm H$_2$O）。

(5) 打开呼吸机"待机键"，让呼吸机在连接模拟肺状态下运转 2 min，检查呼吸机各连接处是否漏气，工作是否正常，各指标显示状态，确认呼吸机正常工作。

(6) 分离模拟肺，将 Y 型接头与人工气道相连，并固定好气道，以防脱落。

(7) 再次检查呼吸机工作是否正常，有无漏气现象，观察患者是否耐受。

(8) 再次核对，协助患者取舒适卧位，整理床单位，洗手，记录。

(9) 呼吸机使用过程中，注意报警识别并及时处理各种报警。

(10) 密切观察呼吸机是否正常工作、患者病情，观察缺氧情况有无得到改善。

(11) 接到停止呼吸机使用的医嘱，双人核对医嘱及 PDA 治疗单，了解患者血气分析指标。

(12) 将呼吸机与患者分离，先关湿化器开关，如有压缩机的呼吸机关闭压缩机开关，再关主机开关，切断氧气阀及空气阀，切断电源。

(13) 操作完毕再次核对，协助患者取舒适卧位。

(14) 给予患者健康指导。

(15) 整理床单位和用物，洗手并记录。

(16) 密切观察患者病情，观察缺氧情况有无得到改善。

3．操作后评价

(1) 患者使用呼吸机后能够维持呼吸，缺氧症状得到改善。

(2) 面罩固定带松紧适宜，无其他并发症。

(3) 患者和家属了解呼吸机对治疗疾病的必要性，配合治疗和护理工作。

【注意事项】

1．湿化罐内应使用灭菌注射用水或无菌蒸馏水，其他水质易产生水垢。

2．注意观察患者的血氧饱和度、呼吸机的方式、患者是否耐受、呼吸频率、有无人机对抗，分析呼吸机报警的原因，如有异常及时通知医生，准确记录。呼吸机常见生理报警包括：气道压力报警、分钟通气报警、潮气量报警、呼吸频率报警、窒息报警。呼吸机常见技术报警包括：电源故障、传感器故障、氧电池故障。

3．掌握开关机的顺序，开机：连接呼吸机电源→启动呼吸主机开关→开压缩机开关→打开湿化器开关。关机：关湿化器开关→关压缩机开关→关呼吸机主机开关→拔电源插头。

4．及时处理报警，如呼吸机发生故障，应断开呼吸机，给予简易呼吸器手动通气，待故障解除试机正常后再连接呼吸机。

【知识链接】

1. 呼吸机常用模式

（1）控制通气

1）容积控制通气（CMV 型）：潮气量、呼吸频率、吸呼比和吸气流速完全由呼吸机来控制。

2）压力控制通气（PCV 型）：预置压力控制水平和吸气时间。吸气开始后，呼吸机提供的气流很快使气道压达到预置水平，之后送气速度减慢以维持预置压力到吸气结束，之后转向呼气。

（2）同步间歇强制通气（SIMV 型）：SIMV 与 CMV 不同之处在于：前者的控制通气是"间歇"给，每一次"间歇"之外是自主呼吸，而后者每一次通气都是控制通气。

（3）压力支持通气（PS 型）：吸气努力达到触发标准后，呼吸机提供一高速气流，使气道压很快达到预置的辅助压力水平，以克服吸气阻力和扩张肺，并维持此压力到吸气流速降低至吸气峰流速的一定百分比时，吸气转为呼气。该模式由自主呼吸触发，并决定呼吸频率和吸呼比，因而有较好的人机协调。

（4）持续气道正压（CPAP 型）：气道压在吸气相和呼气相都保持相同水平的正压。

（5）呼气末正压（PEEP）：呼气末借助于呼气管路中的阻力阀等装置使气道压高于大气压水平。

2. 呼吸机参数设置

（1）潮气量（VT）：6~12 ml/kg，ARDS 时 6~8 ml/ideal kg，儿童 5~6 ml/kg。

（2）呼吸频率（RR）：12~20 次/分，儿童 16~25 次/分。

（3）每分通气量＝呼吸频率 × 潮气量，正常成人为 6~9 L。

（4）吸入气氧浓度（FiO_2）：能维持理想 PaO_2 的最低 FiO_2，从 21%~100% 可调。既要纠正低氧血症，又要防止氧中毒。一般不宜超过 50%~60%，如超过 60%，时间应小于 24 小时。

【操作考核评分标准】

呼吸机使用技术操作考核评分标准见表 5-11。

表 5-11　呼吸机使用技术操作考核评分标准

年/班级：　　　　　　学号：　　　　　　姓名：　　　　　　得分：

项目	内容	分值	评分等级				得分
			A ×1.0	B ×0.8	C ×0.6	D ×0.4	
操作前（20分）	环境评估	5					
	患者评估	5					
	护士准备	5					
	物品准备	5					

续表

项目	内容	分值	评分等级 A ×1.0	B ×0.8	C ×0.6	D ×0.4	得分
操作中 (60分)	查对床号、姓名，解释	2					
	连接电源	2					
	连呼吸机氧气阀连接中心供氧	2					
	连接模拟肺	2					
	检查呼吸机管道连接是否紧密	2					
	打开呼吸机和湿化器开关并调节温度	2					
	遵医嘱设置呼吸机参数	3					
	测量患者气囊压力值在正常范围内（20～30 cm H$_2$O）	3					
	检查呼吸机各部件并打开"待机键"	2					
	让呼吸机在连接模拟肺状态下运转 2 min	2					
	检查呼吸机确认正常工作	2					
	分离模拟肺	2					
	将 Y 型接头与人工气道相连	2					
	固定好管路，以防脱落	2					
	再次检查呼吸机工作是否正常	2					
	再次检查呼吸机有无漏气现象	2					
	观察患者是否耐受	2					
	呼吸机报警识别	2					
	密切观察患者病情、缺氧情况有无得到改善	2					
	密切观察呼吸机是否正常工作	2					
	遵医嘱停用呼吸机，核对	2					
	了解患者血气分析指标	2					
	将呼吸机与患者分离	2					
	按顺序关闭各个开关，拔出电源	3					
	操作完毕再次核对	3					
	指导清醒患者不适时使用肢体语言示意，进行呼吸功能锻炼及有效排痰	3					
	舒适卧位	3					
操作后 (20分)	整理用物	5					
	向患者及家属进行健康教育	5					
	洗手，在护理记录单上记录呼吸机使用参数、开机时间	5					
	记录患者生命体征及反应	5					

【操作录像】

操作录像 5-9：呼吸机使用技术

操作录像 5-9　请扫描二维码

（朱　颖　郭全荣）

十、气管插管患者口腔护理技术

气管插管是将一特制的气管内导管通过口腔或鼻腔，经声门置入气管或支气管内的方法，为呼吸道通畅、通气供氧、呼吸道吸引等提供最佳条件，是抢救呼吸功能障碍患者的重要措施。气管插管口腔护理是预防呼吸机相关性肺炎的有效措施，在实施过程中容易出现血氧饱和度下降、非计划性拔管等并发症，故保证患者安全尤显重要。

实训目标

通过本项技术操作规程的学习，学生应能够：

1. 列举气管插管的适应证和禁忌证。
2. 解释气管插管口腔护理的目的及注意事项，熟练掌握并发症的处理措施。
3. 运用气管插管口腔护理技术保证患者口腔清洁，防止口腔感染，预防呼吸机相关性肺炎。
4. 遵循医德规范及医学伦理原则，表现出对患者的责任心、爱心及同理心。

【临床情境】

李先生，30 岁，因急性胰腺炎入院。一周后出现多脏器功能衰竭，表情淡漠，烦躁，T 38.5℃，HR 120 次 / 分，R 35 次 / 分，BP 80/50 mmHg，SpO$_2$ 75%，吸氧后无明显改善，咳嗽反射弱，自主排痰困难，行气管插管术，接呼吸机辅助呼吸。**请思考：**请你为患者进行口腔护理，实施过程中如何保证患者安全？

【目的】

保证患者口腔卫生，促进有效通气，降低呼吸机相关性肺炎的发生率。

【操作程序】

1. 操作前准备

（1）环境评估：清洁、安静、光线充足，保护患者隐私。

（2）患者评估：评估患者生命体征、意识状态、气管插管深度、气囊压力，气管插管固定带的松紧度，口腔黏膜有无破损、感染、渗血、口腔异味，面部皮肤有无破损，肢体活动度及配合能力。清醒患者做好解释，讲解口腔护理的目的、方法、注意事项及配合要点。

（3）护士准备：着装整洁，洗手，戴口罩。

（4）物品准备：一次性口腔护理包、卷胶布 2 条、20 ml 无菌注射器、生理盐水（或漱口液）、一次性吸痰管、一次性手套、手电筒、必要时准备开口器、牙垫、布带、石蜡油、听诊器、垃圾桶、锐器盒。

2．操作步骤

（1）携带用物至患者床旁，核对患者床号、姓名，确认患者身份无误。

（2）协助患者侧卧或平卧，头偏向一侧。两名护士分别站在患者的左右两侧，一名护士负责固定气管插管，并观察患者生命体征、血氧饱和度情况，如患者使用呼吸机应固定好管路；另一名护士负责操作。

（3）检查气囊压力（20～30 cm H$_2$O）。吸净气管内和口腔内的痰液。将治疗巾围于颌下，置弯盘于患者口角旁，注意防止污染患者衣服和枕头。记录气管插管与门齿咬合处的刻度，取下旧的气管插管固定胶布。

（4）保持原刻度不变，以门齿距插管距离为准，用手电筒观察口腔有无溃疡、出血、真菌感染及舌苔性质等情况。牙关紧闭者用开口器协助张口。口角干裂时先用石蜡油润滑。

（5）打开无菌血管钳，湿润棉球（留2个干棉球）并清点棉球数量。用镊子和血管钳配合拧干湿棉球，用压舌板轻轻撑开颊部，用镊子夹取清洁棉球，血管钳夹紧棉球按顺序擦洗。

（6）用手电筒检查是否擦洗干净及有无遗漏棉球，必要时遵医嘱口腔用药，口唇干裂时涂石蜡油。

（7）再次清点棉球数量，更换牙垫置于插管的一侧，用胶布将牙垫与气管插管固定在一起，检查气管插管的刻度。用固定带从患者颈后向前固定好气管插管，松紧适宜，牢固美观。观察两侧胸廓起伏是否对称，听诊双肺呼吸音是否一致。撤去治疗巾及用物，协助患者恢复舒适体位，整理床单位。

（8）再次核对。

（9）整理用物，分类处理，洗手，记录。

3．操作后评价

（1）患者口腔护理后口腔清洁，无异味。

（2）气管插管长度适宜，气囊压力在正常范围，固定带松紧适宜。

（3）患者未发生误吸、窒息、非计划性拔管等并发症。

【注意事项】

1．操作前检查气囊压力。

2．擦洗动作轻柔，避免损伤黏膜及牙龈，对凝血功能障碍者应特别注意。

3．进行口腔护理过程中密切观察生命体征、SpO$_2$及瞳孔变化，保证患者安全。

4．擦洗时需血管钳夹紧棉球，每次一个，防止棉球遗留在口腔内。棉球不可过湿，以防患者将液体吸入呼吸道。

5．对于兴奋、躁动的患者尽量在其较安静的情况下进行口腔护理，必要时保护性约束。操作时，床头抬高至少30°。口腔护理应由两人操作完成，一人观察生命体征变化，另一人操作。

6．长期应用抗生素者，注意观察有无真菌感染。

7．操作后检查口腔每个部位，防止棉球遗漏；注意保护气管插管，防止移位和非计划性拔管。

【知识链接】

口腔护理的常用溶液

（1）生理盐水溶液：清洁口腔，预防感染。口腔 pH 为中性时适用。

（2）朵贝尔溶液（复方硼酸溶液）：轻微抑菌，消除口臭。口腔 pH 为中性时适用。

（3）0.02% 呋喃西林溶液：清洁口腔，有广谱抗菌作用。口腔 pH 为中性时适用。

（4）1%～3% 过氧化氢溶液：遇有机物时放出新生氧，有抗菌、防臭作用。口腔 pH 偏酸性时适用。

（5）1%～4% 碳酸氢钠溶液：属碱性药剂，用于真菌感染。口腔 pH 偏酸性时适用。

（6）2%～3% 硼酸溶液：属酸性防腐剂，可改变细菌的酸碱平衡，起抑菌作用。口腔 pH 偏碱性时适用。

（7）0.1% 醋酸溶液：用于铜绿假单胞菌感染时。口腔 pH 偏碱性时适用。

【操作考核评分标准】

气管插管患者口腔护理技术操作考核评分标准见表 5-12。

表 5-12　气管插管患者口腔护理技术操作考核评分标准

年 / 班级：　　　　　学号：　　　　　姓名：　　　　　得分：

| 项目 | 内容 | 分值 | 评分等级 | | | | 得分 |
			A ×1.0	B ×0.8	C ×0.6	D ×0.4	
操作前（20 分）	环境评估	5					
	患者评估	5					
	护士准备	5					
	物品准备	5					
操作中（60 分）	查对床号、姓名，解释	3					
	协助患者取合适体位	3					
	检查气囊	3					
	检查气管插管长度	3					
	检查口腔	3					
	协助张口	2					
	湿润棉球	3					
	清点棉球数量	4					
	擦洗动作轻柔	2					
	擦洗顺序	4					
	检查口腔是否干净	4					
	再次清点棉球数量	4					
	再次检查气管刻度	4					

续表

项目	内容	分值	评分等级 A ×1.0	B ×0.8	C ×0.6	D ×0.4	得分
操作中 (60分)	定期更换牙垫位置	4					
	固定带松紧适宜	4					
	再次测量气管插管长度	3					
	检查气囊压力	3					
	听诊双肺呼吸音	3					
	舒适卧位	1					
操作后 (20分)	整理用物	5					
	向患者及家属进行健康教育	5					
	洗手，填写口腔护理记录	5					
	操作熟练，口腔护理液选择准确	5					

【操作录像】

操作录像 5-10：气管插管患者口腔护理技术

【综合考核案例】

综合考核案例 5-5：电击伤护理综合考核案例

操作录像 5-10 与综合考核案例 5-5　请扫描二维码

（朱　颖　郭全荣）

第六章　五官科护理技术

一、视力测量技术

视力是指分辨细小的或遥远物体及细微部分的能力，包括中心视力和周边视力。中心视力反映视网膜黄斑中心凹的视觉敏锐度；周边视力反映视网膜黄斑中心凹以外的视细胞功能。视力测量是协助眼科疾病诊断的重要操作技术，采用视力表测量即为中心视力测量，分为远视力和近视力测量；周边视力检查要借助视野检查法。

实训目标

通过本项技术操作规程的学习，学生应能够：

1. 描述视力的概念，视力检查的顺序；屈光不正的概念及症状和体征。
2. 阐释视力又称为中心视力，分为远、近视力，是形觉的主要标志，代表视网膜黄斑中心凹处的视觉敏锐度。
3. 运用视力检查法解释被检者屈光状态，辅助眼科疾病诊治。
4. 遵守医德规范，表现出对低视力患者的责任心、爱心及同理心。

【临床情境】

王女士，62岁，视物模糊3个多月来门诊就诊，主诉3个月前自觉渐进性视力下降，无眼痛、眼胀，否认全身疾病。在进行其他检查之前，请为其检查视力。**请思考：**如何为该患者进行视力检查？

【目的】

判断被检者视力状态。

【操作程序】

1．操作前准备

（1）环境评估：自然光线，环境安静。

（2）患者评估：眼部清洁，认识视力表。

（3）护士准备：仪表端庄，着装整齐。

（4）物品准备：标准对数视力表、标准近视力表、挡眼板、指示棒、75% 乙醇棉球。

2．操作步骤

（1）检查顺序：先右眼，后左眼。先健眼，后患眼。

（2）远视力检查

1）被检者距离视力表5米，双眼高度与1.0行视标高度基本一致，用挡眼板遮挡左眼，右眼注视视力表视标。检查时，先让被检者看清第一行最大视标，如能辨认，则从上到下，由大至小，逐级将视标指示给被检者，直至查出能清楚辨认的最小一行视标，记录该行对应的视力数值。

2）如站在距离视力表5米远处不能辨别最大视标，则嘱被检者向视力表缓慢移近，直至看清最大视标时停止移动，并记录此刻距离视力表的距离，计算出该眼视力（实际距离/5 m×0.1）。

3）如果被检者站在视力表前1米处仍无法看清最大视标，则嘱其背光而坐，辨认检查者手指数，记录其能够辨别出指数的最远距离，如果在30 cm处能看清检查者手指数，则该眼视力记为"指数/30 cm"或"CF/30 cm"。

4）如果检查者将手指移近被检眼，仍不能辨别指数，则要被检者辨别眼前手动情况。记录能够辨别手动的最远距离。如在20 cm处能辨别手动，则记为"手动/20 cm"或"HM/20 cm"。

5）对于不能辨别眼前手动的被检者，则需要检查光感。在暗室内，距离被检眼5米处，检查者手持光源时开时关，询问被检者是否看到光亮。如不能辨别，则将光源移近，依旧手持光源时开时关，询问被检者是否看到光亮，直至能辨别光源，并记录为"光感"。仍无法辨别光亮者记为"无光感"。

6）有光感者，需进一步做视网膜光定位检查。在暗室内，嘱被检眼固视不动，帮助患者或嘱其家属辅助遮挡另一眼，不得透光。在距离被检眼1 m处，检查者将光源分别置于被检眼正前方的上、中、下，颞侧的上、中、下，鼻侧的上、中、下，共9个方位，并嘱被检者用手指明确指出光源的方向。能辨别的位置记做"+"，不能辨认的位置记做"–"，并在病历本上注明相应眼别的9方位检查结果。

（3）近视力检查：常用标准近视力表或耶格视力表，方法及注意事项与远视力检查基本相同。检查距离常为30 cm，无法看清楚的可以调整距离至舒适阅读距离，记录视力值和距离。如1.0/40 cm或J1/40 cm。

（4）消毒挡眼板，规范处理用物。

3．操作后评价

（1）评估全面。

（2）物品准备齐全，环境符合要求。

（3）被检者及其家属理解检查目的和意义，配合检查。

（4）操作熟练规范，符合要求。

（5）全程关心患者，给予科学适当的健康宣教。

（6）检查结果记录规范准确。

【注意事项】

1．初诊者先检查裸眼视力，再检查戴镜视力；复诊者只检查戴镜视力。

2．眼部涂抹眼膏或有分泌物的，先清洁处理，再行检查。

3．4岁以下婴幼儿免检。

4．对于欠合作者，如认知障碍患者，需在检查记录单上注明"欠合作"。

【知识链接】

视力障碍，包括视力下降、视物模糊、眼前黑影飘动、视野缩小、复视等。常见于白内障、视网膜脱离、青光眼、玻璃体混浊、视网膜血管阻塞、视神经病变、眼外伤、角结膜炎、葡萄膜炎等。视力障碍患者生活受到不同程度影响，并常伴随恐惧、焦虑情绪，甚至失去自理能力，存在自卑、抑郁等心理问题，因此在视力检查时，要特别关心患者，协助做好各项准备，告知检查结果。

【操作考核评分标准】

视力测量技术操作考核评分标准见表6-1。

表6-1 视力测量技术操作考核评分标准

年 / 班级： 学号： 姓名： 得分：

项目	内容	分值	评分等级				得分
			A ×1.0	B ×0.8	C ×0.6	D ×0.4	
操作前（20分）	环境评估	5					
	患者评估	5					
	护士准备	5					
	物品准备	5					
操作中（60分）	核对及沟通	10					
	检查顺序	10					
	远视力检查	20					
	近视力检查	20					
操作后（20分）	告知患者检查结果	5					
	整理用物，洗手，记录	5					
	操作熟练，检查结果准确	5					
	规范处理用物	5					

【操作录像】

操作录像6-1：视力测量技术

操作录像6-1 请扫描二维码

（郝 晶 陈长香）

二、眼药应用技术

滴眼药水法和涂眼药膏法是临床护理常用的技术，是将少量眼药滴入或涂入结膜囊以进行眼部治疗或检查的方法，如滴入抗生素眼药液、散瞳或缩瞳药、表面麻醉药等。

实训目标

通过本项技术操作规程的学习，学生应能够：

1. 描述滴眼药水和涂眼药膏的方法与注意事项。
2. 阐释应用眼药治疗眼部常见病、多发病的作用机制。
3. 运用滴眼药水法和涂眼药膏法治疗常见眼病、围手术期护理、眼部包扎前保护角膜，以及需要睑球分离的患者。
4. 遵守医德规范，表现出对患者的责任心、爱心及同理心。

【临床情境】

张先生，27岁，因双眼结膜红、烧灼痛、异物感，伴大量黄色分泌物就诊。主诉2日前去公共游泳池游泳后逐渐感到眼烧灼感、异物感、疼痛、畏光、流泪，伴大量分泌物，尤以早晨为甚。既往体健，无结核或肝炎病史，无精神病或高血压病史。查体：视力 OD：0.9，OS：1.0。双眼睑轻度肿胀，结膜中度充血、水肿，结膜囊内大量脓性分泌物，角膜透明。门诊诊断为"急性细菌性结膜炎"。**请思考：**如何为该患者滴眼药水或涂眼药膏。

【目的】

正确为患者滴眼药水和涂眼药膏进行眼部疾病治疗。

【操作程序】

1. 操作前准备

（1）环境评估：清洁，舒适，光线充足。

（2）患者评估：评估患者眼部状况，询问患者有无药物过敏史。

（3）护士准备：着装整齐，洗手，戴口罩。

（4）物品准备：眼药水（膏）、无菌棉签、生理盐水、治疗盘。

2. 操作步骤

（1）核对：核对床号、姓名、眼别，核对药物名称、浓度、用途、有效期，向患者说明操作目的、方法及配合要点，取得患者合作。

（2）评估患者眼部情况，用生理盐水清洁眼周，观察有无分泌物，有分泌物则要先清洁干净，有假膜者要先予以撕除。

（3）协助患者取仰卧位，或取坐位头略向后仰。

（4）嘱患者向上看，一手持棉签轻轻拉开下睑，充分暴露下方结膜囊。

（5）另一手持眼药瓶，将眼药水（膏）滴入（挤入）下穹隆部结膜囊内。恢复下眼睑，轻轻提起上眼睑，让尽量多的眼药保留在结膜囊内。滴入特殊眼药水时，需常规压迫泪囊2～3 min。

（6）嘱患者轻轻转动眼球，以助药物在结膜囊内均匀分布，用棉签擦净眼睑周围的眼药。

（7）分类处理用物，洗手。

（8）准确进行护理记录。

3．操作后评价

（1）患者用眼药后有无不良反应。

（2）所用眼药的药名、浓度、时间记录准确。

【注意事项】

1．滴药时，眼药瓶口距离眼睑2～3 cm，不可触及眼睑及睫毛，以免污染。

2．操作时，切勿压迫眼球，尤其是角膜溃疡、角膜有伤口的患者，要特别防止角膜穿孔。

3．滴用散瞳剂、缩瞳剂、腐蚀性药物时，需要反复核对眼别，切忌滴错造成严重后果。滴入药物后，应按压泪囊2～3 min，防止药物经鼻黏膜吸收导致全身反应，如口干、颜面潮红、脉搏加速等。且要告知患者和家属药物的性质、可能的不良反应。

4．同时滴用多种药物时，先滴刺激性弱的，再滴刺激性强的。眼药水、眼药膏同时应用时，先滴眼药水，再涂眼药膏。不同药物间要间隔5 min以上。

【知识链接】

传染性眼病局部用药，重视预防消毒与隔离：①注意洗手和个人卫生，生活用品如毛巾、脸盆、化妆品等专人专用，并定期煮沸消毒。②患者尽量不要触摸公用物品，应做到触摸前先洗手。③眼部用药做到一人一眼一瓶眼水（膏），防止健眼被传染。

【操作考核评分标准】

眼药应用技术操作考核评分标准见表6-2。

表6-2　眼药应用技术操作考核评分标准

年/班级：　　　　　　学号：　　　　　　姓名：　　　　　　得分：

项目	内容	分值	评分等级				得分
			A ×1.0	B ×0.8	C ×0.6	D ×0.4	
操作前（20分）	环境评估	5					
	患者评估	5					
	护士准备	5					
	物品准备	5					

续表

项目	内容	分值	评分等级				得分
			A ×1.0	B ×0.8	C ×0.6	D ×0.4	
操作中 (60分)	核对及沟通	5					
	体位及眼位指引	10					
	滴眼药水（膏）	35					
	解释用药感受	10					
操作后 (20分)	告知操作结果	5					
	整理用物，洗手，记录	5					
	操作准确、熟练、轻柔	5					
	分类处理用物	5					

【操作录像】

操作录像 6-2：眼药应用技术

操作录像 6-2　请扫描二维码

（郝　晶　陈长香）

三、剪睫毛技术

剪睫毛是常规用于内、外眼手术术前准备中的一项操作。

实训目标

通过本项技术操作规程的学习，学生应能够：

1. 描述剪睫毛的操作技术要领及注意事项。
2. 解释剪睫毛作为眼科内眼手术常规术前准备的原因。
3. 运用剪睫毛技术完成眼科相关术前准备。
4. 遵守医德规范，体现对患者的责任心、爱心及同理心。

【临床情境】

李先生，57岁，因右眼渐进性无痛性视力下降1年余就诊，查体：VOD 0.2，VOS 0.8。眼压：OU 12 mmHg。双眼晶状体混浊，右眼重，眼底未见明显异常。门诊以"双眼白内障（右眼成熟期，左眼初发期）"收入院。完善各项检查后次日拟行"右眼白内障超声乳化吸除联合人工晶状体植入术"。**请思考**：如何为患者做术前剪睫毛？

【目的】

通过术前剪睫毛准备，利于手术术野、减少术中和术后污染机会。

【操作程序】

1. 操作前准备

（1）环境评估：舒适安全，光线明亮，安静。

（2）患者评估：评估患者眼部情况。

（3）护士准备：着装整洁规范，操作前洗手。

（4）物品准备：治疗盘、眼科弯剪、无菌纱布、红霉素眼膏、无菌棉签、医嘱执行单、污物桶。

2. 操作步骤

（1）核对床号、姓名、眼别，向患者说明剪睫毛的目的、方法及配合要点，取得患者及家属的理解和配合。

（2）协助患者取仰卧位。

（3）在剪刀两片刀刃上涂一层红霉素软膏，剪上眼睑睫毛时，嘱患者向下看，左手持无菌纱布按压住上睑皮肤，使睑缘稍向外翻；剪下眼睑睫毛时，嘱患者向上看，左手持无菌纱布按压住下睑皮肤，使睑缘稍向外翻。右手持弯剪沿睑缘剪睫毛。将剪下的睫毛不断用棉签擦拭干净，避免落入结膜囊内。

（4）协助患者取舒适卧位。询问患者有无不适。

（5）再次核对患者姓名、眼别。

（6）分类处理用物，洗手。

（7）记录结果。

3．操作后评价

（1）物品准备齐全，环境符合要求。

（2）患者及其家属理解操作的目的、意义，配合操作。

（3）操作规范，轻柔。

（4）全程关心患者，并能及时宣教，解除患者紧张情绪。

（5）效果良好，无睑缘损伤。

（6）物品处置得当，护理记录准确全面。

【注意事项】

1．动作轻柔，操作规范。避免伤及眼球。

2．避免损伤睑缘，避免眼睫毛掉入结膜囊。

3．操作中给予安慰，得到配合，避免心理紧张。

【知识链接】

角膜移植手术介绍

角膜移植手术分两种：①全层（穿透性）角膜移植术。适应证包括中央性角膜白斑、角膜变性、圆锥角膜、顽固性角膜炎或溃疡及角膜瘘等，这种手术要求移植片内皮细胞有良好活性，故最好取自死后数小时内摘时的眼球。手术成功的关键是不伤害术眼眼内组织及移植片内皮。并使移植片与移植床对位吻合良好。②板层角膜移植术。将浅层角膜病变组织切除，留下一定厚度的角膜作移植床，用一块同样大小和厚度的板层移植片放在受眼角膜床上。适应证包括中浅层的角膜斑翳或营养不良性混浊、进行性角膜炎或溃疡、角膜瘘、角膜肿瘤等。因手术不穿通眼球，故较安全，并发症少，但光学效果不如穿透性角膜移植术。

【操作考核评分标准】

剪睫毛技术操作考核评分标准见表6-3。

表6-3　剪睫毛技术操作考核评分标准

年/班级：　　　　　　学号：　　　　　　姓名：　　　　　　得分：

项目	内容	分值	评分等级				得分
			A ×1.0	B ×0.8	C ×0.6	D ×0.4	
操作前 （20分）	环境评估	5					
	患者评估	5					
	护士准备	5					
	物品准备	5					

续表

| 项目 | 内容 | 分值 | 评分等级 | | | | 得分 |
			A ×1.0	B ×0.8	C ×0.6	D ×0.4	
操作中 (60分)	核对及沟通	5					
	体位及评估	10					
	剪上睑睫毛	15					
	剪下睑睫毛	15					
	患者配合引导	10					
	睫毛处理方法	5					
操作后 (20分)	告知患者操作结果	5					
	规范处理用物	5					
	洗手，记录	5					
	提问：注意事项	5					

【操作录像】

操作录像 6-3：剪睫毛技术

操作录像 6-3　请扫描二维码

（郝　晶　陈长香）

四、结膜囊冲洗技术

结膜囊冲洗可以清除结膜囊内异物、分泌物，是内眼手术术前的护理常规，可以杀灭结膜囊病原体，也是防止术后眼内炎的重要措施。同时，也是眼部酸碱化学伤急救护理措施之一，可以有效降低眼组织受损程度。

实训目标

通过本项技术操作规程的学习，学生应能够：

1. 描述结膜囊冲洗的操作技术要领及注意事项。
2. 解释内眼手术术前冲洗结膜囊的必要性。
3. 运用结膜囊冲洗技术为内眼手术患者行术前准备。
4. 遵守医德规范，表现出对患者的责任心、爱心及同理心。

【临床情境】

李女士，72岁，因双眼渐进性无痛性视力下降就诊，查体：VOU 0.2，眼压：OD 17 mmHg，OS 19 mmHg，双眼晶状体混浊，眼底窥不入。门诊以"双眼白内障（成熟期）"收入院，完善术前检查，次日拟先行"右眼白内障超声乳化吸除联合人工晶状体植入术"。**请思考：**如何为患者进行结膜囊冲洗的术前准备？

【目的】

应用结膜囊冲洗术清洁术眼结膜囊，为内眼手术患者行术前准备，对眼部化学伤行急救护理。

【操作程序】

1. 操作前准备

（1）环境评估：环境明亮、舒适安全，无噪音。

（2）患者评估：评估患者有无眼部感染，有无角膜病变尤其是角膜穿孔，有无分泌物、假膜等，询问药物过敏史。

（3）护士准备：着装整洁（口罩、衣、帽、鞋），操作前洗手。

（4）物品准备：生理盐水（每支10 ml）、受水器、消毒棉球/纱布、无菌棉签、治疗盘。

2. 操作步骤

（1）核对：核对床号、姓名、眼别，向患者说明操作方法及配合要点，取得合作。

（2）体位：协助患者取坐位或仰卧位，头稍后仰并稍偏向冲洗侧，清洁眼部分泌物或眼膏。

（3）安放受水器：协助患者紧贴患侧面颊部（颧突下方）安放受水器。

（4）冲洗：取 10 ml 塑封生理盐水（也可用注射器抽取适量生理盐水，进行冲洗），旋开瓶口。操作者一手持生理盐水瓶，在距眼 3 cm 高度处，先以少量生理盐水冲洗眼睑皮肤，使其适应。再分别用另一手拇指和示指轻轻拉开上下眼睑，并固定于眶缘，缓慢冲洗结膜囊，嘱患者转动眼球，以便于彻底冲洗。

（5）清洁：冲洗完毕用消毒棉球 / 纱布擦干眼睑及面颊皮肤，洗手。

（6）核对：再次核对，告知患者注意事项。

（7）记录：准确做好护理记录。

3．操作后评价

（1）物品准备齐全，环境符合要求。

（2）患者及其家属理解操作的目的及意义，从而配合操作。

（3）操作规范，轻柔，无压迫眼球。

（4）冲洗彻底，无异物、分泌物残留。

（5）无交叉感染发生。

（6）物品处置得当，护理记录准确全面。

【注意事项】

1．关心患者感受，冬季操作时要将冲洗液适当加温，接近体温再行冲洗。

2．冲洗时，动作要轻柔，切勿压迫眼球。避免直接冲洗角膜。

3．冲洗时，努力暴露穹隆部结膜，并嘱患者转动眼球，从而避免结膜囊内分泌物、异物、酸碱化学物质残留。

4．深层角膜溃疡、眼球穿通伤患者切勿冲洗。

5．传染性眼病患者接触的物品要严格消毒。

【知识链接】

聚维酮碘结膜囊消毒知识

术前应用聚维酮碘消毒结膜囊是目前最被推崇的有效预防眼内炎的方法。白内障术前应用聚维酮碘冲洗结膜囊较等渗盐水及抗生素冲洗能显著降低术后结膜囊细菌培养阳性率，预防眼内炎症的发生。能够使眼睑及结膜囊细菌培养阳性率由术前的 90.2% 降低到 19.6%。然而，聚维酮碘的角膜毒性曾一度成为大家关心的焦点。结膜囊内使用 5% 聚维酮碘后，有极少数患者有眼部刺激感，因此临床上建议应用聚维酮碘结膜囊消毒后用无菌生理盐水冲洗结膜囊直至无棕黄色液体残留，避免角膜损伤。术前结膜囊冲洗，无痛碘结膜囊消毒，生理盐水冲洗，贴好眼贴膜，再次用无痛碘结膜囊消毒，生理盐水冲洗，开始手术。这是目前临床广泛使用的白内障术前结膜囊冲洗方案。

【操作考核评分标准】

结膜囊冲洗技术操作考核评分标准见表 6-4。

表 6-4　结膜囊冲洗技术操作考核评分标准

年 / 班级：　　　　　　　　学号：　　　　　　　　姓名：　　　　　　　　得分：

项目	内容	分值	评分等级				得分
			A ×1.0	B ×0.8	C ×0.6	D ×0.4	
操作前 （20分）	环境评估	5					
	患者评估	5					
	护士准备	5					
	物品准备	5					
操作中 （60分）	核对及沟通	5					
	体位正确，取得配合	10					
	结膜囊冲洗，心理安抚	30					
	洗毕处理得当	10					
	告知注意事项	5					
操作后 （20分）	告知患者操作结果	5					
	分类处理用物	5					
	洗手，记录	5					
	提问：注意事项	5					

【操作录像】

操作录像 6-4：结膜囊冲洗技术

操作录像 6-4　请扫描二维码

（郝　晶　陈长香）

五、泪道冲洗技术

泪道冲洗术是眼科最常见的诊断和治疗手段，也是眼科护士必须掌握的基本操作技能。泪道冲洗术是将生理盐水或者药物注入泪道，通过生理盐水冲洗辅助诊断泪道是否通畅，通过药物冲洗治疗慢性泪囊炎、新生儿泪囊炎等，还常规用于内、外眼手术前准备及泪囊摘除前的清洁等。

> **实训目标**
> 通过本项技术操作规程的学习，学生应能够：
> 1. 描述泪道冲洗术的操作技术要领及注意事项。
> 2. 解释冲洗泪道术作为眼科检查和治疗操作的原理。
> 3. 运用泪道冲洗技术完成眼科相关术前准备、辅助检查及治疗。
> 4. 遵守医德规范，表现出对患者的责任心、爱心及同理心。

【临床情境】

李先生，57 岁，因右眼渐进性无痛性视力下降 1 年余就诊，查体：VOD 0.2，VOS 0.8。眼压：OU 12 mmHg。双眼晶状体混浊，右眼重，眼底未见明显异常。门诊以"双眼白内障（右眼成熟期，左眼初发期）"收入院。完善各项检查后次日拟行"右眼白内障超声乳化吸除联合人工晶状体植入术"。**请思考：如何为患者做术前泪道冲洗？**

【目的】

应用泪道冲洗术进行疾病治疗和术前准备。

【操作程序】

1．操作前准备

（1）环境评估：舒适安全，光线明亮，安静。

（2）患者评估：评估患者眼部情况，如结膜有无炎症、充血、肿胀，泪点大小，有无闭锁，有无分泌物，用药史及手术史。

（3）护士准备：着装整洁规范，操作前洗手。

（4）物品准备：治疗盘、泪道冲洗针头、一次性注射器（5 ml）、泪点扩张器、生理盐水（或遵医嘱备药液）、表面麻醉药、无菌棉签、消毒纱布、污物桶。

2．操作步骤

（1）核对床号、姓名、眼别，向患者说明泪道冲洗的目的、方法及配合要点，取得患者及家属的理解和配合。

（2）协助患者取坐位或仰卧位，评估患者眼部情况（结膜情况、泪点大小、是否有泪囊炎、是否做过泪道手术等），用棉签按压泪囊部位，观察有无分泌物溢出，如有分泌物，则需要挤出泪囊内分泌物后再行后续操作。

（3）询问患者有无药物过敏史。在患眼泪小点处滴表面麻醉剂（0.4% 盐酸奥布卡因滴眼液）1 次，或以棉签浸表面麻醉药后夹于上下泪点之间，保持数分钟后取下，询问患者泪小点麻醉情况。

（4）使用注射器正确抽取生理盐水适量，更换泪道冲洗针头，检查注射器和冲洗针头连接是否紧密，防止冲洗过程中针头滑脱。排尽针头内空气。

（5）嘱患者头部稍向后仰固定不动，双眼向上方注视，操作者用左手轻轻拉开下眼睑，充分暴露泪小点，如果泪小点过小，可以用泪点扩张器扩张泪小点。

（6）将泪道冲洗针头轻轻插入约 1 mm，然后向鼻侧转为水平方向，进入泪小管内 3～5 mm，缓慢推注冲洗液，仔细观察泪点溢液情况，同时嘱患者不必紧张，恰当解释后续将出现的感受。如果泪点通畅，仰卧位患者会感觉冲洗液进入咽喉部，可嘱其将冲洗液缓慢咽下，或者协助吐出；坐位的患者会有冲洗液从鼻腔流出，用纱布为患者擦拭。如果冲洗不畅，要认真分析狭窄或阻塞部位。

（7）冲洗后及时擦拭眼部及脸部多余冲洗液，结膜囊内滴注抗生素眼液 1～2 滴。询问患者有无疼痛等不适。对于出现呛咳者，帮助叩背，缓解不适症状。

（8）再次核对信息，告知冲洗情况。交代术后注意事项；嘱患者不要揉眼。

（9）分类处理用物，洗手。

（10）准确记录冲洗结果，包括进针部位、冲洗情况，详细描述冲洗液反流情况及可疑狭窄或阻塞部位。

3．操作后评价

（1）物品准备齐全，环境符合要求。

（2）患者及其家属理解操作的目的、意义，配合操作。

（3）操作规范，轻柔。

（4）全程关心患者，并能及时宣教，解除患者紧张情绪。

（5）能够根据冲洗过程，判断泪道有无阻塞或狭窄。

（6）无针头脱落或污染。

（7）无假道生成或其他损伤等不良后果。

（8）物品处置得当，护理记录准确全面。

【注意事项】

1．慢性泪囊炎患者，需要先挤压泪囊部排出分泌物后再行冲洗。

2．冲洗时切勿加压过猛，防止针头脱落冲洗液外流；防止黏膜破损假道形成。

3．进针时，针头朝内眦部水平进入 4～6 mm 后达到泪小管顶端稍回退 1～2 mm，防止冲洗时阻力过大误诊为泪小管阻塞。

4．进针时动作要轻柔，顺着管壁走向缓慢进针，防止刺破泪小管形成假道。

5．发现冲洗液进入皮下组织后，应立即停止冲洗，通知医生。

【知识链接】

新生儿泪囊炎

新生儿泪囊炎系胎儿时期鼻泪管下端被上皮碎屑或一薄膜所阻塞，此膜应于出生前消失，如出生后此膜仍然存在，则泪液储留在泪囊内引起泪囊炎继发感染，形成慢性病灶。少数病例可由于骨部狭窄或鼻部畸形造成泪道阻塞。于出生后患眼即有泪溢及少量分泌物，常被误诊为结膜炎。压迫泪囊部有黏液或脓性分泌物自泪点溢出，如治疗护理不当可引起急性泪囊炎、泪囊瘘、角膜感染等后果。长期以来，对于先天性鼻泪管阻塞的治疗方法与治疗时间均有争论，有的观点认为这种鼻泪管阻塞常在出生后 1 岁可自行消失，因而可先行保守治疗。近年来，许多学者主张尽早治愈此病，以防病程拖延而增加治疗难度。

【操作考核评分标准】

泪道冲洗技术操作考核评分标准见表 6-5。

表 6-5　泪道冲洗技术操作考核评分标准

年 / 班级：　　　　　　学号：　　　　　　姓名：　　　　　　得分：

项目	内容	分值	评分等级				得分
			A ×1.0	B ×0.8	C ×0.6	D ×0.4	
操作前 （20 分）	环境评估	5					
	患者评估	5					
	护士准备	5					
	物品准备	5					
操作中 （60 分）	核对及沟通	5					
	体位及评估	10					
	麻醉及宣教	10					
	泪道冲洗	25					
	冲洗感受解释	10					
操作后 （20 分）	告知患者操作结果	5					
	规范处理用物	5					
	洗手，记录	5					
	提问：注意事项	5					

【操作录像】

操作录像 6-5：泪道冲洗技术

操作录像 6-5　请扫描二维码

（郝　晶　陈长香）

六、眼部湿热敷技术

眼部湿热敷技术在眼科护理中应用较为广泛，能够扩张局部毛细血管，加速血液循环，起到消炎、消肿、减轻疼痛、消除眼部疲劳、促进睑板腺腺体分泌的作用。例如，睑板腺炎初期热敷护理，能够有效减轻患者疼痛，加快炎症消散；脂质分泌过少或脂质异常导致泪液蒸发过快引起的脂质缺乏性干眼症采用热敷法，联合按摩和清洁眼睑，促进睑板腺的脂质排出，缓解干眼症状。

实训目标

通过本项技术操作规程的学习，学生应能够：

1. 描述眼科疾病患者湿热敷的操作要领。
2. 阐释湿热敷的治疗原理。
3. 运用湿热敷技术护理初发期睑腺炎患者。
4. 遵守医德规范，表现出对患者的责任心、爱心及同理心。

【临床情境】

患者女，18 岁，因右眼上睑红肿疼痛 3 日来门诊就诊。既往体健，否认外伤史及慢性病史。眼科体检：T 36.5℃，P 90 次 / 分，R 20 次 / 分，BP 110/70 mmHg。双眼视力 0.8，矫正视力 1.0。查体：右眼上睑皮肤肿胀，扪及硬结，结膜轻度充血，角膜透明，其余正常。

请思考：该患者主要的护理问题是什么？如何处理？

【目的】

通过湿热敷改善局部血液循环，促进局部代谢，促进患眼康复。

【操作程序】

1. 操作前准备

（1）环境评估：室温适宜，必要时屏风或窗帘遮挡。

（2）患者评估：评估年龄、病情、意识、治疗情况、局部皮肤状况、活动能力、心理状态及合作程度。

（3）护士准备：衣帽整洁，修剪指甲，洗手，戴口罩。

（4）物品准备：无菌纱布（约 10 cm×10 cm）、热水（50~60℃）、干毛巾、脸盆、镊子、消炎眼膏 / 凡士林、治疗盘。

2. 操作步骤

（1）核对患者姓名、眼别，询问患者过敏史、糖尿病史，查看眼药膏有效日期。

（2）给患眼结膜囊内和眼睑皮肤面涂眼药膏。

（3）镊子夹取纱布，用热水浸湿，拧干敷于患眼。表面干毛巾覆盖。

（4）湿热敷全程约 15 min，期间观察纱布温度变化，及时更换，使温度维持在 40～50℃患者可承受的范围内。

（5）告知患者湿热敷的治疗作用、操作方法及注意事项。

（6）整理用物，洗手，记录。

3．操作后评价

（1）物品准备齐全，环境符合要求。

（2）患者及其家属理解操作的目的及意义，从而配合操作。

（3）操作规范，未发生烫伤。

（4）物品处置得当，护理记录准确全面。

【注意事项】

1．温度不宜过高，以患者能够承受为标准，特别观察局部皮肤，尤其是糖尿病患者，防止烫伤。

2．新鲜出血，急性角、结膜炎和眼睑皮肤湿疹患者不宜湿热敷。

3．热敷时，局部涂眼膏或凡士林，能起到消炎和防止烫伤的双重作用。

4．热敷时，嘱患者闭合双眼，防止损伤角膜。

【知识链接】

热敷方法拓展：①气热敷，将一层消毒纱布覆盖在装满开水的保温瓶上，患眼由远及近慢慢靠近瓶口，同时用干净的双手围成筒状，使热气集中于眼部，以到达能够接受的温度距离进行治疗，时间为 15～20 min。②干热敷，2/3 容量的 40℃热水袋外裹多层消毒纱布，直接置于患眼，时间为 15～20 min。③内含亚麻籽的微波加热眼罩，内含铁粉、发热结晶等的一次性恒温发热眼罩。④远红外光加热眼罩以及可通电加热的湿热眼罩。

【操作考核评分标准】

湿热敷技术操作考核评分标准见表6-6。

表 6-6 湿热敷技术操作考核评分标准

年/班级： 学号： 姓名： 得分：

项目	内容	分值	评分等级				得分
			A ×1.0	B ×0.8	C ×0.6	D ×0.4	
操作前（20分）	环境评估	5					
	患者评估	5					
	护士准备	5					
	物品准备	5					

续表

项目	内容	分值	评分等级 A ×1.0	B ×0.8	C ×0.6	D ×0.4	得分
操作中 (60分)	核对及沟通	10					
	评估患者疾病状况	10					
	体位合适，取得配合	10					
	湿热敷方法准确，防止烫伤	30					
操作后 (20分)	告知患者操作结果	5					
	规范处理用物	5					
	记录，洗手	5					
	提问：注意事项	5					

【操作录像】

操作录像 6-6：眼部湿热敷技术

操作录像 6-6　请扫描二维码

（郝　晶　陈长香）

七、非接触式眼压测量技术

眼压测量是眼科常用的检查技术，有指测法、压平式眼压计测量法和非接触式眼压计测量法。非接触式眼压计因其方便、快捷、副作用少，在临床检查中被广泛应用。

实训目标

通过本项技术操作规程的学习，学生应能够：

1. 描述眼压测量方法。
2. 阐释眼压变化的机制及测量结果影响因素。
3. 运用眼压测量法检测病情，并做好健康教育。
4. 遵守医德规范，表现出对患者的责任心、爱心及同理心。

【临床情境】

王女士，45岁，双眼胀痛伴视力下降3小时入院。患者近2个月来工作紧张劳累，间断出现雾视、头痛现象，入院前3小时突感眼胀痛剧烈，伴视力严重下降。既往体健，无高血压、糖尿病史。发病后曾在家自行口服止痛药一次。护理体检：视力：OD 0.1，OS 光感，双眼结膜水肿，混合充血，角膜水肿成雾状，角膜后色素沉着，前房浅，窄房角，房水闪辉（+），瞳孔成竖椭圆形，对光反射迟钝，眼底不清。**请思考：**如何用非接触式眼压计测量眼压？

【目的】

通过非接触式眼压计检测患者眼压，了解患者眼压状况，为进一步明确诊断提供依据。

【操作程序】

1. 操作前准备

（1）环境评估：清洁，安静。

（2）患者评估：评估患者眼部有无开放性损伤，有无分泌物，能否合作。

（3）护士准备：着装整洁（口罩、衣、帽、鞋），洗手。

（4）物品准备：非接触式眼压计、诊查椅、75%乙醇棉球、无菌棉签、污物桶。

2. 操作步骤

（1）测量前摘掉非接触式眼压计探头护帽，打开电源开关。确认仪器运行正常，诊查椅安全稳定。

（2）核对患者姓名、眼别，向患者说明操作目的、方法及配合要点，取得合作。特别提示说明检查中会有气流冲击眼睛，稍有不适，但不会疼痛，以消除患者紧张情绪配合检查。

（3）用 75% 乙醇棉球擦拭仪器的下颌托和额架。

（4）协助患者正对眼压计探头取坐位（婴幼儿可站立或由家长抱持），下颌和额头分别紧贴下颌托和额架，调整下颌托的高度使患者被检眼位于额架侧面眼位高度标志的水平线。调整仪器高度使患者感到坐姿舒适、稳定。

（5）嘱患者注视固视目标（视力低下者嘱其向前方注视不动），检查者转动万向球，同时通过监视器观察被检眼瞳孔与屏幕中圆环重合，转动滚轮直至监视器中出现两个亮点，对焦至亮点小而清晰且处于垂直位置，按动气体触发器。选用自动测量模式时，对焦成功会自动启动气体触发器。

（6）分类处理用物，洗手。

（7）准确进行护理记录。

3．操作后评价

（1）评估全面。

（2）物品准备齐全，环境符合要求。

（3）被检者及其家属理解检查的目的和意义，从而配合检查。

（4）操作熟练规范，符合要求。

（5）全程关心患者，给予科学适当的健康宣教。

（6）操作后处理妥当，护理记录准确全面。

【注意事项】

1．检查前务必告知患者检查过程中的注意事项，取得患者及其家属配合。

2．眼部有急性炎症（如结膜炎、角膜炎等）和穿孔伤者禁忌测眼压。

3．测量前严格消毒测压头、下颌托额架，防止交叉感染。消毒后，应用干棉球擦干，或等待自然干燥后再行检查，以免乙醇损伤患者角结膜或皮肤。

【知识链接】

非接触式眼压计测量结果的影响因素

非接触式眼压计是临床上普遍使用的眼压测量设备，与接触式眼压计相比，可以避免接触角膜所致的交叉感染，亦可用于角膜表面麻醉剂过敏的患者，但缺点是影响准确性的因素较多。影响因素包括：①角膜干燥：老年人、结膜炎、睑板腺炎症以及眼部手术后的患者均容易伴随角膜干燥症状，会使眼压测量结果略偏高，建议这些患者在测量前闭眼休息 2 min，再行测量。②角膜表面不光滑：除角膜瘢痕外，角膜表面不光滑的主要原因是有眼药膏或分泌物附着。建议滴抗生素眼药水，清除角膜表面的眼药膏、分泌物和异物。对有陈旧性角膜瘢痕的患者，测量时尽可能避开瘢痕区，选择手动测量模式。③角膜表面泪液过多：由于泪液具有液面张力，可减弱眼压计气流的冲击力，影响结果的准确性。建议检查前先用棉签吸干泪湖处的泪液。④角膜中央与仪器探头的角度偏移：如果眼球偏离正位，非接触式眼压计探头与角膜中央不处于垂直方向，则测量结果亦会不准确。多发生在婴幼儿、低视力无法固视或老年认知障碍者。检查时护理人员应指导患者双眼自然睁开目视前方探头内的光标，或引导患者注视视标，头部固定于颌托和额架上不要移动。⑤患者紧张、挤眼、憋气：会影响眼压测量结果，应该在测量前详细讲解测量原理、过程及注意事项，时时给予心理安抚，进行过程指导。对于睑裂小、频繁眨眼、术后早期眼睑肿胀者，可用无菌棉签轻轻抬起上睑并把上睑固定在上方眶缘，切勿加压于眼球。

【操作考核评分标准】

非接触式眼压测量技术操作考核评分标准见表6-7。

表6-7 非接触式眼压测量技术操作考核评分标准

年/班级： 学号： 姓名： 得分：

项目	内容	分值	评分等级				得分
			A ×1.0	B ×0.8	C ×0.6	D ×0.4	
操作前 （20分）	环境评估	5					
	患者评估	5					
	护士准备	5					
	物品准备	5					
操作中 （60分）	测量前仪器准备	10					
	核对及沟通	10					
	体位及配合	10					
	测量眼压，适时安抚	30					
操作后 （20分）	告知患者操作结果	5					
	分类处理用物	5					
	洗手，记录	5					
	提问：注意事项	5					

【操作录像】

操作录像6-7：非接触式眼压测量技术

【综合考核案例】

综合考核案例6-1：老年性白内障护理综合考核案例

操作录像6-7与综合考核案例6-1 请扫描二维码

（郝 晶 陈长香 曹凤英）

八、外耳道滴药技术

外耳道是一条自外耳门至鼓膜的弯曲管道，全长为2.1~2.5 cm。外1/3为软骨部，内2/3为骨性部。外耳道内表面覆有一层皮肤，与下方的软骨膜或骨膜紧贴，不易移动。外耳道滴药技术是一种耳鼻喉科的常用治疗手段，是将药液滴入外耳道从而达到所需治疗作用的技术。常用于软化耵聍，治疗外耳道炎症或鼓膜疾病。

实训目标
通过本项技术操作规程的学习，学生应能够：
1．描述外耳道滴药的目的和意义。
2．解释外耳道滴药的注意事项。
3．运用外耳道滴药技术进行相关疾病的治疗和护理。
4．遵守医德规范，尊重、爱护患者。

【临床情境】

李先生，48岁，因近日突感耳闷，自觉听力下降来门诊就诊。无既往史，耳镜检查可见耳道耵聍栓塞，听力检查提示有传导性耳聋。体检：BP 130/90 mmHg，体重73 kg，身高172 cm，心肺等查体未见异常。辅助检查：耳镜可见耵聍栓子，听力检查提示传导性耳聋。
请思考：如何进行外耳道滴药软化耵聍？

【目的】

了解外耳道滴药对软化耵聍，治疗外耳道疾病的作用。

【操作程序】

1．操作前准备
(1) 环境评估：清洁，安静，舒适。
(2) 患者评估：评估外耳道、鼓膜情况、患者配合程度。
(3) 护士准备：着装整洁（口罩、衣、帽、鞋），洗手。
(4) 物品准备：耳镜、滴耳液、卷棉子、滴管及棉签等。
2．操作步骤
(1) 核对床号、姓名、耳别，向患者说明操作目的、方法及配合要点。
(2) 患者取侧卧位，患耳朝上，评估患耳外耳道及鼓膜情况。
(3) 左手向后上方牵拉耳廓将外耳道拉直（小儿向后下方牵拉）。
(4) 清洁外耳道分泌物。
(5) 操作者将药液稍加温后，向外耳道内滴入药液2~3滴。将药液滴入耳廓耳甲腔内，使药液由此进入外耳道，并沿外耳道壁流入耳道深部。

（6）用手指反复按压耳屏，使药液流入耳道四壁及中耳腔内。

（7）嘱患者保持侧卧体位至少 5 min。

（8）向外耳道口塞入干棉球，以免药液流出。并告知患者，一侧滴药后侧卧 20 min 左右再滴另一侧。

（9）分类处理用物，洗手。

（10）准确进行护理记录。

3．操作后评价

（1）评估全面。

（2）物品准备齐全，环境符合要求。

（3）患者理解外耳道滴药的目的和意义，从而配合滴药。

（4）操作熟练规范，符合要求。

（5）全程关心患者，给予科学适当的健康宣教。

（6）患者无不适感。

（7）操作后处理妥当，护理记录准确全面。

【注意事项】

1．滴药前清洁外耳道，注意询问过敏史。

2．药液温度以接近体温为宜，以免刺激迷路引起眩晕、恶心、呕吐等不适症状。

3．根据滴药情况，解释相应感受，如滴软化耵聍药液，因所需滴入药液量较多，滴药后可能加重耳塞感或闷胀感，防止患者紧张不安。

4．滴药后需保持体位，不可改变体位，以免药液流出。

【知识链接】

鼓膜穿孔的健康指导：患者因外伤造成鼓膜穿孔者，告知患者外伤后 3 周内，洗澡或洗头时应注意防止水进入外耳道内，如填塞外耳道的棉球污染应及时更换；不可进行外耳道滴药；避免感冒；使用正确的擤鼻方法；严禁用发夹、火柴杆等锐器挖耳；避免用力擤鼻、咳嗽、打喷嚏，以免鼓膜穿孔修补片脱落。

【操作考核评分标准】

外耳道滴药技术操作考核评分标准见表 6-8。

表 6-8　外耳道滴药技术操作考核评分标准

年 / 班级：　　　　　　学号：　　　　　　姓名：　　　　　　得分：

| 项目 | 内容 | 分值 | 评分等级 | | | | 得分 |
			A ×1.0	B ×0.8	C ×0.6	D ×0.4	
操作前 (20分)	环境评估	5					
	患者评估	5					

续表

项目	内容	分值	评分等级				得分
			A ×1.0	B ×0.8	C ×0.6	D ×0.4	
操作前 （20分）	护士准备	5					
	物品准备	5					
操作中 （60分）	核对及解释	5					
	体位正确，取得配合	10					
	外耳道滴药	35					
	滴药后处理	10					
操作后 （20分）	告知患者操作结果	5					
	分类处理用物	5					
	洗手，记录	5					
	提问：注意事项	5					

【操作录像】

操作录像6-8：外耳道滴药技术

操作录像6-8　请扫描二维码

（王尚书）

九、外耳道冲洗技术

外耳道冲洗法是耳鼻喉科常用的治疗方法。用于清除已软化的耵聍栓塞，清除耵聍碎屑，用于清除耳道异物、分泌物或脓液。

实训目标

通过本项技术操作规程的学习，学生应能够：

1. 描述外耳道冲洗的目的、意义。
2. 解释外耳道冲洗治疗外耳道常见疾病的原理。
3. 运用外耳道冲洗法清洁外耳道，解除外耳道阻塞状态。
4. 遵循医德规范及医学伦理原则。

【临床情境】

李先生，48岁，因突感耳闷，自觉听力下降来门诊就诊后滴药软化耵聍一周，现在按照预约进行复诊，并对软化后的耵聍进行冲洗。体检：BP 130/90 mmHg，体重73 kg，身高172 cm，心肺等查体未见异常。辅助检查：耳镜可见耵聍栓子，听力检查提示传导性耳聋。

请思考：如何为患者进行外耳道冲洗？并对耵聍软化情况做出判断。

【目的】

通过外耳道冲洗，清除已软化的耵聍栓、外耳道异物或脓液。

【操作程序】

1. 操作前准备

（1）环境评估：清洁，安静，舒适。

（2）患者评估：观察外耳道和鼓膜情况，评估患者病情、年龄、意识、配合程度。

（3）护士准备：着装整洁（口罩、衣、帽、鞋），洗手。

（4）物品准备：弯盘、治疗碗、冲洗器、温生理盐水、纱布、额镜、耳镜、枪状镊、无菌棉签、消毒棉球。

2. 操作步骤

（1）核对床号、姓名、耳别，向患者说明外耳道冲洗目的、方法及配合要点。

（2）患者取坐位，头向患侧倾斜。

（3）将弯盘置于患耳耳垂下方，紧贴皮肤，头稍向患侧倾斜。

（4）一手向后上方牵拉耳廓，将外耳道拉直（小儿向后下方牵拉）。

（5）耳道冲洗器吸满温生理盐水，另一手持该装置对准外耳道后上壁方向冲洗，使水沿着外耳道后上壁进入外耳道深部，借回流力量冲出耵聍或异物。

（6）冲洗完毕，用纱布擦干耳廓。

（7）用棉签擦净耳道内残留的液体，或用枪状镊夹棉球擦净、擦干外耳道。用额镜及耳镜检查外耳道是否清洁，如不清洁需要重复清洗直至彻底清洁。

（8）告知患者冲洗结果，询问患者感受。

（9）规范处理用物，规范洗手。

（10）准确进行护理记录。

3．操作后评价

（1）评估全面。

（2）物品准备齐全，环境符合要求。

（3）患者理解外耳道冲洗的目的和意义，配合良好。

（4）操作熟练规范，符合要求。

（5）全程关心患者，给予科学适当的健康宣教。

（6）患者无不适感。

（7）操作后处理妥当，护理记录准确全面。

【注意事项】

1．中耳炎鼓膜穿孔、急性中耳炎、急性外耳道炎、大而坚硬的耵聍、尖锐的异物，不宜做外耳道冲洗。

2．冲洗液温度不宜过冷或过热，以接近体温为宜，以免刺激迷路，产生眩晕、恶心、呕吐等不良反应。

3．冲洗液方向应该沿着外耳道后上壁进入外耳道深部，借回流力量冲出耵聍或异物。切不可对准鼓膜，以免造成鼓膜损伤；亦不可对准耵聍或异物，以免将其冲至深部，更难取出。

4．若耵聍尚未软化，不得强行冲洗。可嘱患者滴注3%的碳酸氢钠溶液5~7日后冲洗。

5．冲洗过程中关心患者感受，出现任何不适，如头晕、恶心、呕吐或突然耳部疼痛等，应立即停止冲洗，通知医生。

【知识链接】

外耳道冲洗发生眩晕的原因及处理方法

1．空腹：实施外耳道冲洗法可因为低血糖发生眩晕，嘱患者操作前进食。

2．更年期患者：实施外耳道冲洗法可因为内分泌紊乱发生眩晕。

3．精神因素：患者表现过于紧张、恐惧，叙述害怕，全身颤抖而发生眩晕。

4．环境因素：诊室过于嘈杂，或过冷过热，均可导致眩晕。

5．药物因素：冲洗液过热过冷，液量过多、压力过大，可刺激内耳前庭，发生眩晕。处理：使患者平卧，闭目，辅以心理护理，即可缓解。

【操作考核评分标准】

外耳道冲洗技术操作考核评分标准见表6-9。

表 6-9 外耳道冲洗技术操作考核评分标准

年 / 班级： 学号： 姓名： 得分：

项目	内容	分值	评分等级				得分
			A ×1.0	B ×0.8	C ×0.6	D ×0.4	
操作前 （20分）	环境评估	5					
	患者评估	5					
	护士准备	5					
	物品准备	5					
操作中 （60分）	核对及解释	5					
	协助患者取合适体位	5					
	外耳道冲洗	40					
	操作后处理	10					
操作后 （20分）	告知患者操作结果	5					
	分类处理用物	5					
	洗手，记录	5					
	提问：注意事项	5					

【操作录像】

操作录像 6-9：外耳道冲洗技术

操作录像 6-9 请扫描二维码

（王尚书）

十、鼻腔滴药技术

鼻腔滴药技术是通过鼻腔内滴入药物，湿润或收缩鼻腔黏膜，改善鼻腔黏膜状况，从而达到引流、消炎、润滑、通气或是辅助鼻腔内镜检查的作用。主要用于急慢性鼻炎、鼻中隔偏曲等疾病的治疗或术前常规准备。

实训目标

通过本项技术操作规程的学习，学生应能够：

1. 描述鼻腔滴药的目的、意义。
2. 解释滴鼻剂的作用机制。
3. 运用鼻腔滴药技术治疗或解决常见的问题。
4. 尊重、关心患者，细心、耐心为患者服务。

【临床情境】

李女士，24岁，近期有风寒感冒历史，流涕3日，加重伴鼻塞1日前来就诊。发病时并发咽、喉及气管等上呼吸道炎症。体检：BP 120/80 mmHg，体重63 kg，身高162 cm，心肺等查体未见异常。**请思考：**如何通过鼻腔内正确滴药解决患者鼻塞问题？

【目的】

运用鼻腔滴药技术收缩或湿润鼻腔，促进引流、消炎或通气。

【操作程序】

1．操作前准备

（1）环境评估：舒适，安全，温暖。

（2）患者评估：评估患者鼻腔情况，配合程度。

（3）护士准备：着装整洁，洗手。

（4）物品准备：滴鼻药、消毒棉球或纸巾、治疗盘。

2．操作步骤

（1）核对床号、姓名，向患者说明操作目的、方法及配合要点。

（2）嘱患者按住一侧鼻孔，轻轻擤出鼻涕（填塞物不擤），两侧交替进行。

（3）患者取仰卧头低肩高位，肩下垫薄枕使头部后仰与身体呈直角。

（4）每侧鼻腔滴药液3～4滴，用棉球交替按压鼻翼，使药液均匀分布在鼻腔黏膜上。

（5）保持该体位2～3 min，再坐起。

（6）滴药完毕，用棉球或纸巾擦去外流的药液。

（7）分类处理用物。

（8）洗手、记录。

3．操作后评价

（1）评估全面。

（2）物品准备齐全，环境符合要求。

（3）患者理解鼻腔滴药的目的和意义，配合良好。

（4）操作熟练规范，符合要求。

（5）全程关心患者，给予科学适当的健康宣教。

（6）患者无不适感。

（7）操作后处理妥当，护理记录准确全面。

【注意事项】

1．擤鼻涕时，应按住一侧鼻孔，轻轻擤出另一侧鼻涕，切不可同时捏住两侧用力擤鼻。

2．滴药时，滴管口或瓶口勿触及鼻孔，以免污染药液。

3．鼻侧切开或上颌骨切除患者，为防止鼻腔或术腔干燥，滴鼻后，嘱患者向患侧卧，使药液进入术腔。

4．体位要正确，滴药时嘱患者勿做吞咽动作，以免药液被吞入胃内。

【知识链接】

喷鼻剂的使用：喷鼻剂是通过喷鼻的方式使药液作用于鼻腔黏膜发挥作用。这种方法使用方便、起效快、作用明显、副作用小，临床广泛使用。但在使用喷鼻剂时，应注意以下几点：①摇匀药液，向上拔开瓶盖。②初次使用时，示指与中指放在瓶肩上，拇指放在瓶底。观察鼻喷剂喷出的喷雾，待喷雾均匀后方可用于鼻腔。③清洁鼻腔，擤出鼻涕。④保持自然头位。⑤用拇指按住一侧鼻腔，将喷嘴插入另一侧鼻腔。以左侧鼻孔用药为例，一手将喷鼻剂喷头放入左侧鼻孔，喷头方向朝向自己左侧眼睛方向，即朝向鼻腔外侧，保持瓶身竖立，不要过度倾斜，不能朝向内侧，以免药液喷向鼻中隔。按压喷鼻剂的同时用力吸气，再用嘴呼气。⑥移除喷鼻剂后，将头部尽力前倾，可在坐位情况下弯腰，将头部置于两膝之间；几秒后再坐直，使药液流到咽部。⑦喷完后 15 min 避免擤鼻。

【操作考核评分标准】

鼻腔滴药技术操作考核评分标准见表 6-10。

表 6-10　鼻腔滴药技术操作考核评分标准

年 / 班级：　　　　　　学号：　　　　　　姓名：　　　　　　得分：

项目	内容	分值	评分等级				得分
			A ×1.0	B ×0.8	C ×0.6	D ×0.4	
操作前 （20分）	环境评估	5					
	患者评估	5					
	护士准备	5					
	物品准备	5					

续表

项目	内容	分值	评分等级 A ×1.0	B ×0.8	C ×0.6	D ×0.4	得分
操作中 （60分）	核对及解释	5					
	体位正确，取得配合	10					
	向鼻腔滴药液，适时安抚	35					
	滴药后局部处理	10					
操作后 （20分）	告知患者操作结果	5					
	分类处理用物	5					
	洗手，记录	5					
	提问：注意事项	5					

【操作录像】

操作录像6-10：鼻腔滴药技术

操作录像6-10　请扫描二维码

（王尚书）

十一、鼻腔冲洗技术

鼻腔冲洗术是耳鼻喉科治疗鼻腔疾病的一种常用方法，常用于萎缩性鼻炎、鼻及鼻窦手术后及鼻咽癌放射治疗后，以冲去鼻腔、鼻咽部脓痂，减少臭味，并利于检查观察病变情况。

实训目标

通过本项技术操作规程的学习，学生应能够：

1. 描述鼻腔冲洗的目的、意义。
2. 解释鼻腔冲洗液的作用机制。
3. 运用鼻腔冲洗技术治疗和解决常见问题。
4. 尊重、关心患者，在操作过程中能与患者有效沟通。

【临床情境】

赵先生，58岁，罹患萎缩性鼻炎多年，主诉鼻咽部干燥、鼻塞、嗅觉减退就诊。体检：BP 120/80 mmHg，体重 68 kg，身高 172 cm，心肺等查体未见异常。医生鼻镜检查：鼻黏膜萎缩和鼻腔大量结痂形成。**请思考：**如何为该患者进行鼻腔冲洗？

【目的】

将鼻腔、鼻窦内分泌物冲出，达到缓解症状和治疗疾病的目的。

【操作程序】

1. 操作前准备

（1）环境评估：舒适，安全，温暖。

（2）患者评估：评估患者鼻腔、鼻窦情况、配合程度。

（3）护士准备：着装整洁（口罩、衣、帽、鞋），洗手。

（4）物品准备：鼻腔冲洗器、弯盘、毛巾/纱布、生理盐水 200~250 ml。

2. 操作步骤

（1）核对，向患者说明操作目的及配合要点，以取得配合。

（2）协助患者取坐位。

（3）将温好的生理盐水注入鼻腔冲洗器中。

（3）嘱患者头向前倾，颏下接脸盆或水池。

（4）嘱患者将橄榄头塞入一侧前鼻孔，头侧向另一侧，张口自然呼吸，挤压鼻腔冲洗器，使温盐水缓缓流入，经一侧前鼻腔流进后鼻孔，再由对侧鼻孔和口腔流出，即可冲出鼻腔分泌物。

（5）一侧鼻腔冲洗完毕后，将橄榄头换到另一侧鼻孔按同样方法继续冲洗。两侧交替进行，先冲洗堵塞重的一侧。

（6）冲洗后，轻轻擤出残余盐水，用纱布擦干脸部。

（7）分类处理用物，洗手，记录。

3．操作后评价

（1）评估全面。

（2）物品准备齐全，环境符合要求。

（3）患者理解鼻腔冲洗的目的和意义，配合良好。

（4）操作熟练规范，符合要求。

（5）全程关心患者，给予科学适当的健康宣教。

（6）患者无不适感。

（7）操作后处理妥当，护理记录准确全面。

【注意事项】

1．为避免炎症扩散，有急性炎症及鼻出血时禁止鼻腔冲洗。

2．通过高度差，控制冲洗压力，切不可压力太高，以防引起并发症。

3．水温以接近体温为宜，不能过冷或过热，给患者带来不适。

4．冲洗时切勿与患者谈话，以防呛咳。

5．冲洗时发生鼻腔出血，应立即停止冲洗，通知医生。

【知识链接】

鼻咽癌患者鼻腔冲洗时间的选择：鼻咽癌患者由于长期化疗鼻咽部黏膜受照射后充血、肿胀，常有鼻腔干燥、鼻塞、鼻腔分泌物增多、黏稠等。需要每日放疗前和21：00～21：30进行鼻腔冲洗，能提高鼻咽癌患者的舒适度。原因可能是人体的生物钟在22：00～23：00点出现一次低潮，此时最容易入睡，而且睡眠质量最高。此时鼻腔冲洗后立即就寝，能促进口腔、鼻咽等部位的血液循环，减少分泌物的渗出，增加了缺氧细胞的氧含量，直接或间接提高癌细胞对放射线的敏感性，同时可减轻放射性鼻黏膜反应，即鼻腔干燥、鼻塞、鼻腔分泌物等症状减轻，降低烦燥不安症状的发生及患者的不适，提高其生活质量。

【操作考核评分标准】

鼻腔冲洗术操作考核评分标准见表6-11。

表 6-11 鼻腔冲洗技术操作考核评分标准

年 / 班级：　　　　　　　学号：　　　　　　姓名：　　　　　　　得分：

项目	内容	分值	评分等级				得分
			A ×1.0	B ×0.8	C ×0.6	D ×0.4	
操作前 (20分)	环境评估	5					
	患者评估	5					
	护士准备	5					
	物品准备	5					
操作中 (60分)	核对及解释	5					
	物品摆放合理	10					
	协助患者取合适体位	10					
	两侧鼻腔冲洗，适时安抚	30					
	操作后局部处置	5					
操作后 (20分)	告知患者操作结果	5					
	规范处理用物	5					
	洗手，记录	5					
	提问：注意事项	5					

【操作录像】

操作录像 6-11：鼻腔冲洗技术

【综合考核案例】

综合考核案例 6-2：鼻中隔偏曲患者术前护理综合考核案例

操作录像 6-11 与综合考核案例 6-2　请扫描二维码

（王尚书）

十二、口腔科四手操作技术

四手操作技术即在口腔治疗的全过程中，医生、护士采取舒适的坐位，患者采取放松的仰卧位，医护双人四手同时在口腔治疗中完成各种操作，平稳而迅速地传递所有器械及材料，从而提高工作效率及医疗质量。

实训目标

通过本项技术操作规程的学习，学生应能够：
1. 描述四手操作技术的概念、目的和注意事项。
2. 解释医护患四手操作技术中的体位、医护患四手操作的位置关系、器械传递的基本要点。
3. 运用四手操作技术降低医护的压力和疲劳，增加患者的舒适度，提高工作效率。
4. 关心、体贴患者，在护理配合过程中，随时与患者沟通，消除紧张情绪。

【临床情境】

患者，李女士，30岁，自诉左侧后牙食物嵌塞痛一周，发现龋洞数月，近一周来进食时常有嵌塞痛，故来医院就诊。患者体健，否认全身系统性疾病史，否认过敏史。经专科医生检查：左下6殆面龋洞，洞内大量腐质，边缘不规则，黑褐色，质地松软，探诊有轻度酸痛，达牙本质深层，叩（−），冷热诊反应同对照牙，刺激物进入洞内有刺激痛。诊断：左下6深龋。治疗方案：根据患者的病变情况，选择充填治疗或嵌体修复治疗，患者知情同意。
请思考： 深龋治疗过程中，如何实施四手操作技术降低医护职业病，提高工作效率？

【目的】

通过医护之间流畅、高效率的四手配合，增加患者的舒适度，提高治疗效率，减少医护职业病，防止交叉感染。

【操作程序】

1. 操作前准备
（1）环境评估：诊室环境清洁、安静、整齐、有序、光线充足。
（2）患者评估：评估患者全身情况及精神状态，配合程度。
（3）护士准备：着装整齐，洗手，戴口罩。
（4）物品准备：一次性口腔器械盘、高低速手机、高低速车针、水门汀充填器、止血钳、碧蓝注射器、口镜、冲洗器、托盘、小毛刷、光固化灯、弱吸管、强吸管。
2. 操作步骤
（1）指导患者坐于综合治疗椅上，慢慢调整椅位为平卧位；解释检查及治疗的目的、注意事项，以取得配合；操作前戴一次性乳胶手套。

（2）医生体位：医生的眼与患者口腔距离为 36～46 cm，眼睛与患者口腔的连线与纵轴垂直线呈 20°～30°角。工作区位于时钟 7～12 点。

（3）护士体位：护士面对医生座椅比医生椅高 10～15 cm，椅扶手位于肋下区，维持舒适的平衡工作位置。护士把双脚放置于底盘，护士与患者平行面坐，臀部靠贴患者肩膀，面向护士侧治疗台以便存放治疗工具。这样两侧的治疗台都在护士的视线及触及范围内。工作区位于时钟 2～4 点，通常多选时钟 3 点。

（4）患者的体位：采取舒适的仰卧位，牙椅靠背一般呈水平位或抬高 7°～15°，脊柱完全放松，头部位置舒适。当医生的头部和眼睛向前倾斜时，患者的口腔应在医生眼睛的下方，患者的上颌𬌗平面平行于医生的身体，下颌𬌗平面与医生的面部相对，头部与心脏平位，下肢完全放松，头部必须靠于头托端部。

（5）打开一次性口腔器械盒，取出治疗巾铺于患者胸部及颌下。

（6）根据治疗需要传递、交换各种器械和材料，器械的传递与交换发生在传递区，位于时钟 4～7 点。器械传递的方法：握笔式传递法，即护士以左手的拇指、示指、中指握持器械的非工作端传递器械，医生拇指和示指以握笔式方法接过器械。医生从患者口中拿出器械时，护士左手保持在传递区，准备接过用完器械的非工作端。器械交换的方法：平行器械交换法，即护士以左手拇指、示指及中指从治疗盘中取出下一步需要使用的器械，握持住非工作端，环指与小指向内缩，以防被器械刺伤。在传递区域传递，确保此器械与医生手中待交换的器械平行，用左手的环指和小指接过医生使用后的器械，将其勾回手掌中，再递送下一步所需器械至医生手中，将使用过的器械放回原处。

（7）及时用吸引器管不断吸净口腔内的水雾、碎屑及唾液，保持诊疗部位视野清晰。

（8）治疗结束，分类处理用物，消毒综合治疗椅。

3．操作后评价

（1）评估全面。

（2）物品准备齐全，环境符合要求。

（3）患者理解四手操作的目的和意义，配合良好。

（4）操作熟练规范，医护配合平稳、顺畅，节省时间，无疲劳感。

（5）全程关心患者，给予科学适当的健康宣教。

（6）患者牙疼痛减轻，无其他不适感。

（7）操作后处理规范。

【注意事项】

1．保持治疗区域的整洁，将常用的器械物品按规定摆放整齐，随时准备接诊患者。

2．提前了解医生制定的合理工作程序，准备好器械、材料、药品并迅速、平稳、准确地传递到医生手中。传递时注意器械使用的先后顺序及器械工作端的方向。禁止在患者的头面部传递。

3．器械的交换应平行进行，握持的部位及方法正确。尤其对锐利器械要格外注意，防止划伤患者面部。

4．操作中注意细节护理。如牙体专业根管治疗时，根据窝洞的大小对材料合理切割、塑形；光固化操作时，调整光固化灯头的方向；对时间反应敏感的材料，须严格计时，提醒医生，以防固化不完全或过度。

5．随时进行健康教育，协助医生做好解释工作，注意观察患者反应，发现异常及时向医生报告并协助处理。

6．吸引器管使用时的注意事项

（1）掌握口腔内不同部位治疗时吸引器管放置的位置和操作要领。

（2）为了更好地放置强力吸引器管，护士先将吸引器管的头部放入口腔合适位置，医生再放置牙科口镜。

（3）注意规范性操作，勿紧贴黏膜，避免损伤黏膜和封闭管口。

（4）牵拉软组织时动作要轻柔。

（5）吸引器管应避免放入患者口内的敏感区域，如软腭、咽部等，以免引起患者恶心。

【知识链接】

四手操作技术的发展及优势

1985 年，美国的牙科医师 Beach 提出了 PD 的理论（即固有感觉诱导理论），其核心观点为"以人为中心，以零为概念，以感觉为基础"。四手操作技术根据 PD 理论规范医生及护士的操作姿势，使其降低劳动强度，规范患者的诊治体位，以便在治疗中保持舒适体位。通过人的本体感觉诱导，使人体的各个部位处于最自然、最舒适的状态，在这种姿势和体位下进行精细操作，既保护了医师免受不良姿势造成的损害，又保证了护士的工作效率和护理质量，使治疗达到最大功效。

非四手操作的口腔诊疗工作中，医生等待患者漱口，患者反复变换体位，医生自己准备器械或调拌材料，既分散精力又延长治疗时间，还增加了患者的不适；护士来回穿梭、忙碌，被动执行医嘱，不能了解治疗的过程，不能随时安慰患者，因此医、护、患三者很疲劳或不满。四手操作技术的发展是社会对口腔治疗高标准、高质量、高效率的要求，可避免上述弊端。使医护患三者始终在符合生理的自然环境下保持舒适的体位和姿势，长时间不感觉疲劳地进行精细的操作。

临床上常用的器械传递法有握笔式传递法、掌 - 拇握式传递法；常用的器械交换法有平行器械交换法、双手器械交换法和旋转器械交换法。

【操作考核评分标准】

口腔科四手操作技术考核评分标准见表 6-12。

表 6-12　口腔科四手操作技术考核评分标准

年 / 班级：　　　　　　学号：　　　　　　姓名：　　　　　　　得分：

项目	内容	分值	评分等级				得分
			A ×1.0	B ×0.8	C ×0.6	D ×0.4	
操作前 （20分）	环境评估	5					
	患者评估	5					
	护士准备	5					
	物品准备	5					

续表

项目	内容	分值	评分等级				得分
			A ×1.0	B ×0.8	C ×0.6	D ×0.4	
操作中 （60分）	解释、指导配合	5					
	医、护、患的体位	10					
	医、护、患的位置关系	10					
	器械传递、交换手法正确	15					
	吸引管使用正确	10					
	配合流畅，无污染	10					
操作后 （20分）	协助患者擦拭口唇，取下治疗巾	5					
	向患者交代注意事项，协助患者离开椅位，根据需要协助医生预约下次复诊时间	5					
	整理用物，分类收集	5					
	消毒综合治疗椅	5					

【操作录像】

操作录像 6-12：口腔科四手操作技术

操作录像 6-12　请扫描二维码

（赵艳萍）

十三、橡皮障隔离技术

　　橡皮障是用来隔离需要治疗牙齿的软性橡皮片。橡皮障隔离技术通过橡皮障隔离系统完成。橡皮障隔离系统由橡皮布、打孔器、橡皮障夹钳、橡皮障夹、橡皮障支架、橡皮障定位打孔模板等组成。橡皮隔离技术是应用橡皮障系统提供干燥、清洁的工作区域，即强力隔湿，防止口腔内细菌向牙髓内扩散，避免损伤口腔内舌、黏膜等软组织。

> **实训目标**
> 通过本项技术操作规程的学习，学生应能够：
> 1. 描述橡皮障隔离技术的概念，橡皮障隔离系统的组成。
> 2. 解释橡皮障隔离技术的目的、使用方法和注意事项。
> 3. 运用橡皮障隔离技术保护患者口腔安全，节省治疗时间。
> 4. 关心、体贴患者，在操作过程中及时与患者沟通，减轻患者的紧张情绪。

【临床情境】

　　患者，李女士，30岁，左下6深龋。初诊已行去腐质备洞暂时充填治疗。7日后复诊：患者自诉患牙无明显不适。检查：叩（－），冷（－）。处理：去除暂封物，给予永久性充填。
请思考： 如何在充填治疗中配合医生实施橡皮障隔离技术，保护患者安全？

【目的】

　　1. 保护患者，避免器械和污染物的误吞及术中器械和药物的误伤。
　　2. 提供清晰的手术视野，提高工作效率。

【操作程序】

　　1. 操作前准备
　　（1）环境评估：诊室环境清洁、安静、整齐、光线充足。
　　（2）患者评估：评估患者的全身情况及配合程度，有无橡胶过敏史。
　　（3）护士准备：着装整齐、洗手、戴口罩，确认被隔离牙的位置和数目。
　　（4）物品准备：橡皮障布、橡皮障夹、打孔器、橡皮障持夹钳、橡皮障支架、橡皮障定位打孔模板、牙线、水门汀充填器，必要时准备开口器、纱布、剪刀、楔线。
　　2. 操作步骤
　　（1）向患者解释操作的目的及注意事项，以取得配合。
　　（2）选择合适的橡皮障布。
　　（3）确定定位孔和需隔离牙的位置：将橡皮障布覆盖于橡皮障定位打孔模板上，在橡皮障布的右上角（即患者的左上颌）打孔定位，以方便放置橡皮障布时确定方向，在需隔离牙的牙位处做好标记，选择合适的孔径打孔。打好的孔边缘圆滑，无撕裂，及时清理打孔器径中的橡皮布碎屑。

（4）根据隔离牙选择橡皮障夹，安装橡皮障：取出所选橡皮障夹，先将橡皮障夹两侧的夹翼部分穿过孔径置于橡皮障布的下方，再用橡皮障夹钳撑开橡皮障夹。

（5）安装橡皮障支架：用橡皮障支架撑开橡皮障布，固定完成。

（6）治疗结束，卸除橡皮障：使用橡皮障持夹钳取下橡皮障夹，将橡皮障支架和橡皮障布一并取下。

（7）整理用物，洗手。

3．操作后评价

（1）评估全面。

（2）物品准备齐全，环境符合要求。

（3）患者理解橡皮障隔离技术的目的和意义，配合良好。

（4）操作熟练规范，医护配合平稳、顺畅，节省时间，无疲劳感。

（5）全程关心患者，给予科学适当的健康宣教。

（6）患者无不适感。

（7）操作后处理规范。

【注意事项】

1．橡皮障布在有效期内使用，避免老化、变性，应保存于阴凉干燥处。

2．根据被隔离牙的牙齿数目、牙位，准备适量的牙线和楔线。

3．橡皮障夹放置方法不当可能会夹伤牙龈，引起患者不适，应注意观察患者的反应。

4．橡皮障就位后，检查牙颈部边缘密合情况，如发现橡皮障布封闭不严，可以使用窝洞暂封剂或橡皮障封闭剂封闭潜在的间隙，也可以在牙颈部用牙线结扎以利于保持橡皮障布在牙颈部收紧。

5．放置好的橡皮障布勿遮盖患者鼻部，以免影响患者呼吸。

6．对操作时间过长或患者不易保持主动张口状态，可在患牙对侧放置开口器，减少疲劳。对橡胶过敏者，应在面部皮肤与橡皮障布之间垫纱布或吸水纸垫。

7．对于全身情况较差或有精神疾病、呼吸道系统疾病的患者，若非必需，不建议使用橡皮障。

【知识链接】

橡皮障需要的物品

1．橡皮布　是一个薄的乳胶片，形状为裁剪好一定大小的方形，用于隔离一颗牙或几颗牙。颜色可根据需要选择，厚度有多种规格，临床上厚度的选择依据治疗类型、隔离牙数目及邻接状况。

2．打孔器　为头部有特殊圆盘的手持钳，用于橡皮障打孔。打孔圆盘上有不同程度小圆孔，能冲压直径为 0.5～2.5 mm 的小圆孔，供打孔时选择。临床上根据具体治疗的牙齿形态、位置及大小选择孔径。

3．橡皮障夹钳　为手持钳，用于安放、调整和卸除橡皮障。

4．橡皮障夹　夹持在牙颈部的倒凹部位，用于固定橡皮障布。由弓部、喙部和翼部组成，弓部是保持固定夹弹性的部分，不宜过分撑开；喙部是主要的固位部分，使用时环抱牙颈部。橡皮障夹根据适用的部位分为前牙夹、前磨牙夹和磨牙夹 3 类，临床上根据牙颈部的直径和形态来选择。

5. 橡皮障支架　用于撑开和固定橡皮障布，有多种规格，由金属或塑料制成。

6. 牙线　检查邻接处、邻面的光滑情况。

7. 橡皮障固定楔线　分开多个隔离牙，固定橡皮障布。

8. 橡皮障定位打孔模板　用于标明打孔位置。

【操作考核评分标准】

橡皮障隔离技术考核评分标准见表 6-13。

表 6-13　橡皮障隔离技术考核评分标准

年 / 班级：　　　　　　学号：　　　　　　姓名：　　　　　　得分：

项目	内容	分值	评分等级				得分
			A ×1.0	B ×0.8	C ×0.6	D ×0.4	
操作前 （20 分）	环境评估	5					
	患者评估	5					
	护士准备	5					
	物品准备	5					
操作中 （60 分）	向患者解释操作目的，取得配合	5					
	选择合适的橡皮障布	5					
	确定定位孔和需隔离牙的位置	5					
	打好的孔边缘圆滑，无撕裂	10					
	选择合适橡皮障夹，安装橡皮障方法正确	15					
	安装橡皮障支架，固定完成，牙颈部边缘密合	10					
	操作熟练，使用正确，患者无不适	10					
操作后 （20 分）	治疗结束，使用橡皮障持夹钳取下橡皮障夹，将橡皮障支架和橡皮障布一并取下	5					
	向患者交代注意事项，协助患者离开椅位，根据需要协助医生预约下次复诊时间	5					
	按要求整理用物，分类收集	5					
	消毒综合治疗椅	5					

【操作录像】

操作录像6-13：橡皮障隔离技术

操作录像6-13 请扫描二维码

（赵艳萍）

十四、粘固粉调拌技术

粘固粉调拌技术广泛应用于口腔各种治疗中，是护士配合口腔医师为患者进行诊疗时常用的专科护理技术。粘固粉的调拌质量直接关系患者的治疗效果。常见的有氧化锌丁香油粘固粉调拌方法、磷酸锌粘固粉的调拌方法、聚羧酸锌粘固粉的调拌方法等。

实训目标

通过本项技术操作规程的学习，学生应能够：

1. 描述粘固粉调拌技术的目的、注意事项，熟练掌握粘固粉调拌技术。
2. 解释粘固粉调拌技术与治疗效果的关系，提高工作效率。
3. 运用规范的粘固粉调拌技术配合口腔医师完成口内治疗。
4. 关心、体贴患者，在操作过程中有良好的关注度，对患者有高度的责任心。

【临床情境】

患者，张先生，35岁，自诉左下后牙有洞，要求治疗。既往体健，否认其他病史。口腔检查：左下 7 牙颊面发育沟龋坏、变色、质软、冷热刺激不适，探诊 (+)，叩诊 (−)，松动 (−)，诊断：左下 7 深龋。处理：去腐充填治疗，患者同意。**请思考**：龋病治疗的护理配合中需粘固粉调拌，如何实施？

【目的】

用于窝洞垫底或充填、暂时性充填修复、粘结修复体等。

【操作程序】

1. 操作前准备

(1) 环境准备：诊室环境清洁、整齐、有序，操作台面整洁。

(2) 患者评估：评估患者全身情况及精神状态，配合程度。

(3) 护士准备：着装整齐，洗手、戴口罩。

(4) 物品准备：玻璃离子水门汀粉剂、玻璃离子水门汀液剂、量勺、调拌纸板、塑料调拌刀、无菌纱布、乙醇棉球、无菌镊子、一次性铺巾。

2. 操作步骤

(1) 取无菌调拌刀，核对有效日期，按照取无菌物品的原则取出调拌刀，放在一旁备用。

(2) 遵医嘱选择材料，核对玻璃离子水门汀粉剂、液剂的名称及有效期，检查颜色及形状有无异常。根据需要按粉液比例取出并放置在调拌板上。

(3) 左手固定调拌纸板，右手用调拌刀将粉剂分成若干份，将粉剂逐次加入液内以同一方向旋转研磨。每份调匀后再加入第二份，继续以同一方向旋转研磨、反复推拉研磨，使材料混合均匀、无气泡、无颗粒，调制成所需性状。

（4）调拌完成后快速收拢材料，用合适的器械取适量传递给医生。

（5）整理用物，用乙醇棉球擦拭调拌刀，分类收集。

（6）洗手。

3．操作后评价

（1）物品准备齐全，环境符合要求。

（2）调拌方法正确，粉液比例恰当，调拌材料符合要求。

（3）操作过程流畅，无污染。

（4）医生评价良好。

【注意事项】

1．操作过程中遵循无菌原则，防止污染。

2．取粉剂前应将装粉剂的瓶摇松，液剂宜充分排气后垂直滴出。

3．操作过程协调敏捷，调拌材料符合要求（根据具体情况调制最适宜的稠度或硬度：用于窝洞垫底时，调成面团状，不粘连调拌刀；用作暂时性充填材料时，调成糊状；用作粘结修复体时，调成拉丝状）。

4．保持操作区域的整洁。

【知识链接】

粘固粉调拌相关知识

1．粘固粉的种类很多，性能、用途不一。遵医嘱使用粘固材料，使用前充分了解该材料的用途、调拌方法、调拌比例、调拌时间及注意事项。

2．调拌材料有严格的时间限制，一般为 1 min。如果调拌时间过长，虽然调拌的性状达到要求，但传递给医生至患者口腔内就变干硬了，致使临床操作无法完成；如果调拌时间太短，调拌材料不能充分调匀，虽然节约了时间，但达不到一定的强度要求，从而影响临床医疗护理质量。

【操作考核评分标准】

粘固粉调拌技术操作考核评分标准见表6-14。

表 6-14　粘固粉调拌技术操作考核评分标准

年 / 班级：　　　　　　学号：　　　　　　姓名：　　　　　　得分：

| 项目 | 内容 | 分值 | 评分等级 | | | | 得分 |
			A ×1.0	B ×0.8	C ×0.6	D ×0.4	
操作前（20分）	环境评估	5					
	患者评估	5					
	护士准备	5					
	物品准备	5					

续表

项目	内容	分值	评分等级 A ×1.0	B ×0.8	C ×0.6	D ×0.4	得分
操作中（65分）	核对有效期，取无菌物品正确	5					
	核对粉剂材料名称、有效期，检查颜色及性状	10					
	粉剂取出后，旋紧瓶盖，放回原位	10					
	核对液剂材料名称、有效期，检查颜色及性状	10					
	液剂取出后，用纱布擦拭瓶口，旋紧瓶盖，放回原位	10					
	将粉剂逐次加入液内调拌，每次调匀后再加入下一份	10					
	调拌方法正确，调拌材料符合要求	10					
操作后（15分）	整理操作区域	5					
	回收可复用器械	5					
	分类收集，洗手	5					

【操作录像】

操作录像6-14：粘固粉调拌技术

【综合考核案例】

综合考核案例6-3：深龋治疗护理配合综合考核案例

操作录像6-14与综合考核案例6-3　请扫描二维码

（赵艳萍）

第七章　其他科护理技术

一、认知行为治疗技术

认知行为治疗是指可以通过改变患者的非理性认知，从而达到消除不良情绪和行为的一种短程心理治疗方法。认知行为疗法主要应用于抑郁症、焦虑症、社交恐怖等心理疾病患者和其他由于不合理认知导致心理问题的患者。以阿伦·T·贝克和雷米的认知行为疗法、阿尔波特·埃利斯的合理情绪疗法和唐纳德·梅肯鲍姆的认知行为疗法为代表。

实训目标

通过本项技术操作规程的学习，学生应能够：

1．描述认知行为疗法的操作步骤及注意事项。

2．解释认知行为疗法的临床意义。

3．运用认知行为疗法改善患者的抑郁、焦虑等症状。

4．关心、体贴患者，在操作过程中耐心地引导患者。

【临床情境】

王先生，30 岁，未婚，公司职员。自述近 2 个月来失眠乏力，情绪低落，对什么都提不起兴趣，回避与人交往，工作效率低。认为自己很笨，没办法解决工作和生活中的难题，感到很累，甚至有自杀念头。成长经历显示王先生自幼受到父母宠爱，追求完美，人际关系一般。工作中目前处于事业上升期，压力较大，生活上刚结束一段 5 年的恋情，对其打击很大，认为自己给别人印象不好，什么都做不好。**请思考**：王先生主要存在哪些方面的心理问题？产生这些心理问题的核心原因是什么？可以通过何种途径帮助王先生解决这些心理问题？

【目的】

改变患者的不良认知，从而使其情感和行为发生变化，最终促进精神障碍的改善。

【操作程序】

1．操作前准备

（1）环境评估：安全、舒适、整洁、光线充足、温湿度适宜。

（2）患者评估：观察患者对认知行为治疗的心理反应和对护士的信任程度，选择具体的认知行为治疗方法（以阿伦·T·贝克和雷米的认知行为疗法为例）。

（3）护士准备：着装整洁，表情平和，坐姿端正。

（4）物品准备：标准的心理咨询室。

2．操作步骤

（1）建立咨询关系：良好的咨询关系是治疗顺利进行的基础和保障。此阶段，护士应该用接纳的态度、温和的语言和亲切的笑容建立起患者对自己的信任，在此基础上，引导患者主动再学习，细致地体验反省自己的认知过程和错误观念，激发正确认识事物的能力。

（2）确立咨询目标：该疗法认为患者情绪和行为问题的根源在于错误的认知和观念。因此，护士应使患者明白要解决他的问题首要先对其认知过程和观念进行分析。

（3）确定问题——提问和自我审查技术：患者详细叙述其心理问题后，护士将错误认知导致的事情叙述提取出来，并设置成问题进行提问，把患者的注意力集中到与其情绪和行为密切相关的内容上，以此促使患者进行自我审查，说出自己的看法，并且细致地体验和反省这些看法。

（4）检验表层错误观念——建议、演示、模仿：表层错误观念，又称边缘性错误观念，是指患者对自己不当行为的直接、具体的解释。例如案例中患者认为自己很笨，什么都做不好等。

1）采用建议技术检验错误观念。建议患者从事某项活动，通过这个活动可以检验自己原来的观念是否正确。如鼓励患者从事一些简单活动，看看他是否真的如自己所说什么都做不好。

2）采用演示技术检验错误观念。采用演示技术的目的是鼓励患者进行角色扮演，让患者随着剧情的发展把自己的行为和观念投射到所扮演的角色身上，从而客观、直接地观察和体验所扮演角色的行为及行为背后的认知过程。

3）采用模仿技术检验错误观念。让患者观察护士完成某种活动，要求患者完成同样的活动。

通过本阶段的练习，患者检验了原有错误的表层观念，可发现别人很多想法不是他想的那样。

（5）纠正核心错误观念：语义分析技术：核心错误观念指一些与自我概念有关的抽象命题，如患者觉得"我很笨"或者"我活着没有价值"。对此，可以通过语义分析技术进行检验和纠正。如："你在说我很笨时，这里的我指的是什么呢？""我应该包括与我有关的具体内容，如身体的各个部分，身上的服饰、说过的话以及所做的事情等，你觉得呢？""那么我们尝试用具体的内容（我在恋爱这件事上没有做好）代替你所说的我很笨这句话。"同时，引导患者思考"虽然在这件事情上没处理好，不代表在其他事情上不能做好，你觉得呢？"

请患者运用所学技术做类似的句子转换练习，并记录，以便日后跟护士进行更深入的讨论。

（6）进一步改变认知：认知行为治疗中，护士常通过行为矫正技术改变患者不合理的认知观念。具体做法可以包括两个方面：第一，护士设定情境，帮助患者产生通常被忽略的情绪体验；第二，除了体验情绪外，患者学会如何获得这些体验的方法。例如，对于抑郁症患者，护士可以设计情境使其获得愉快情绪，并给予强化。在日常生活情境中，鼓励患者用所学方法获得积极体验和行为的改变。

（7）巩固新观念——认知复习：认知复习是指根据每个患者的具体问题而专门布置的家庭作业，给患者提出相应的任务锻炼新学的技能，要求患者在日常生活中检验。

【注意事项】

1. 贝克和雷米的认知行为疗法重视患者潜能，护士应合理引导患者反省自己的认知过程，调动自身潜能，自觉发现并纠正问题。

2. 应用此疗法过程中，应注意运用认知复习巩固新观念的工作不应只在咨询后期进行，而应贯穿在每次咨询之后，是前面几个咨询过程在实际生活情境中的延伸。

【知识链接】

1. 阿尔波特·埃利斯的合理情绪疗法操作步骤包括：心理诊断阶段、领悟阶段、修通阶段、再教育阶段。

2. 唐纳德·梅肯鲍姆的认知行为疗法步骤包括（以焦虑症患者为例）：使患者面临可引发焦虑的情境，要求患者自评焦虑水平，教给患者察觉那些他们在压力下引发焦虑的认知，帮助患者重新评价自我陈述来检查这些想法，让患者重新评估焦虑水平。

【操作考核评分标准】

认知行为治疗技术操作考核评分标准见表 7-1。

表 7-1　认知行为治疗技术操作考核评分标准

年 / 班级：　　　　　　学号：　　　　　　姓名：　　　　　　得分：

项目	内容		分值	评分等级				得分
				A ×1.0	B ×0.8	C ×0.6	D ×0.4	
操作前 (20分)	环境评估		5					
	患者评估		5					
	护士准备		5					
	物品准备		5					
操作中 (70分)	核对患者姓名，问候患者，协助取合适体位		5					
	建立咨询关系	强调与患者是合作关系	5					
		强调家庭作业的作用	5					
		强调患者承担主要角色	5					
		强调改变认知，从而产生情感和行为改变	5					

续表

项目	内容	分值	评分等级				得分
			A ×1.0	B ×0.8	C ×0.6	D ×0.4	
操作中 （70分）	确立咨询目标	5					
	确定问题：提问和自我审查技术	5					
	布置家庭作业	5					
	检验表层错误观念	5					
	布置家庭作业	5					
	纠正核心错误观念：语义分析技术	5					
	布置家庭作业	5					
	进一步改变认知：行为矫正技术	5					
	布置家庭作业	5					
操作后 （10分）	护士感谢患者的配合并鼓励其摆脱原有不合理观念	5					
	整理用物，交代注意事项	5					

【操作录像】

操作录像 7-1：认知行为治疗技术

操作录像 7-1　请扫描二维码

（张　盼　田维忠）

二、保护性约束技术

保护性约束是指在精神科医疗、护理过程中，当患者发生或将要发生冲动行为时，医护人员紧急对其实施的一种最大限度限制其行为活动的操作技术，是精神疾病治疗的辅助措施之一，目的是保护患者和他人安全，减少其他意外因素造成的伤害。

> **实训目标**
> 通过本项技术操作规程的学习，学生应能够：
> 1. 描述保护性约束法的操作步骤及注意事项。
> 2. 解释保护性约束法的临床意义。
> 3. 运用保护性约束法合理地控制患者的冲动、暴力、拒药等行为。
> 4. 关心、体贴患者，在操作过程中随时保持与患者的沟通。

【临床情境】

患者，李先生，35 岁，已婚，半年前无明显诱因出现敏感、多疑，认为有人对他有意见，总是诋毁他。1 个月前，因"偏执型精神分裂症"被收治入院。近 3 天病情加重，多次试图用手里的物品攻击其他患者，均被护士拦下。**请思考：**当患者再次突然出现暴力行为，而劝说等措施效果不佳时，可采取何种方式制止其行为？

【目的】

1. 当精神疾病患者因幻觉、妄想、兴奋、抑郁等症状而伤人、毁物时，约束患者躯体或四肢活动。
2. 防止精神疾病患者过度活动，保证诊疗、护理活动顺利进行。

【操作程序】

1. 操作前准备

（1）环境评估：安全、舒适、整洁、光线充足、温湿度适宜。

（2）患者评估：意识状态、肢体活动度以及被约束部位的皮肤完整性、色泽、血运情况及温度。

（3）护士准备：向患者及家属解释操作目的、必要性及配合要点，以达到知情同意，取得其配合，签署知情同意书。着装整洁，修剪指甲，手部无饰品，洗手，戴口罩。

（4）物品准备：棉垫、肩部约束带、膝部约束带、肢体约束带、记录单、手部消毒液。

2. 操作步骤

（1）携用物至床旁，核对患者床号、姓名，问候患者，协助取合适体位。

（2）肩部约束法（用于固定患者肩部，限制患者坐起）：①暴露患者双侧肩部，将约束带平放于于患者颈下。②将约束带自下而上绕过患者双侧肩部，两侧腋窝垫棉垫。③两侧约束带在颈下交叉后系于床头。④松紧适宜，以能伸入 1~2 指为宜。

（3）膝部约束法（用于固定患者膝部，限制其下肢活动）：①在两侧膝部和腘窝处垫上棉垫。②将膝部约束带横置于膝部，用宽带下的系带各固定一侧膝关节。③松紧适宜，以能伸入 1~2 指为宜。④将宽带两端系于两侧床缘上。

（4）肢体约束法（用于固定患者的腕部和踝部，限制其四肢活动）：①暴露患者腕部或踝部，用棉垫包裹腕部或踝部。②将约束带打成双套结套于棉垫外，稍拉紧，松紧以能伸入 1~2 指为宜。③协助患者肢体处于功能位，且保持适宜的活动度。④将宽带两端系于两侧床缘上。

（5）检查约束带的使用效果，包括局部皮肤的颜色、温度，末梢循环状况，适当的躯体活动度。

（6）再次核对患者信息，安慰患者，交代注意事项。

（7）整理用物，洗手，记录约束时间、部位、约束带数量及种类、皮肤状况等。

3．操作后评价

（1）检查过程注意对患者耐心解释，沟通恰当有效。

（2）患者及家属了解保护性约束的意义。

（3）检查过程操作熟练，动作正确。

【注意事项】

1．约束患者要谨慎，应符合约束患者的适应证。使用时应根据医嘱执行。

2．约束前应耐心向患者及其家属解释约束的目的和必要性。

3．约束时应注意松紧适宜，避免皮肤损伤、关节脱位或骨折、血液回流障碍等并发症。

4．保护性约束是一种制动措施，使用时间不宜太长。当患者病情稳定或治疗结束以后应及时予以解除。如需长时间约束患者时，应注意每 15 min 巡视一次，2 小时松解一次，活动并放松肢体。

5．约束法的目的是保护患者的安全，保证治疗顺利进行，不能作为惩罚患者的手段。

6．约束时，应约束双侧上肢或下肢，以免患者解开套结发生意外。

7．做好基础护理，保证患者的营养，协助患者大小便，保持床单位干燥整洁。

8．使用约束带时一定要在护士监视之下，保证被约束患者不被其他患者伤害，同时应防止患者挣脱约束带发生危险。

【知识链接】

1．约束带是临床普遍使用的约束用具，种类较多。常规约束带主要包括宽绷带约束带、肩部约束带、膝部约束带、尼龙搭扣约束带等。随着医学技术的发展，出现了许多新型约束带，有磁扣式约束带、带安全气囊约束带、手套式约束带等。随着患者和家属的需求改变，约束带也在不断地改进，体现了医疗事业的进步。

2．约束法既可以应用于精神科有意识障碍、躁动、谵妄等症状的患者，也对重症监护病房患者有积极作用，避免其跌落坠床，保障正常的护理操作。此外，约束带还能用于鼻饲管固定、手术中肢体的固定等护理的其他方面。

【操作考核评分标准】

保护性约束技术操作考核评分标准见表 7-2。

表 7-2 保护性约束技术操作考核评分标准

年 / 班级： 学号： 姓名： 得分：

项目	内容		分值	评分等级				得分
				A ×1.0	B ×0.8	C ×0.6	D ×0.4	
操作前 (20分)	环境评估		5					
	患者评估		5					
	护士准备		5					
	物品准备		5					
操作中 (65分)	携用物至床旁，核对患者床号、姓名，问候患者，协助取合适体位		5					
	肩部约束法	暴露患者双侧肩部，将约束带平放于于患者颈下	5					
		将约束带自下而上绕过患者双侧肩部，两侧腋窝垫棉垫	5					
		两侧约束带在颈下交叉后系于床头	5					
		松紧适宜，以能伸入 1~2 指为宜	5					
	膝部约束法	在两侧膝部和腘窝处垫上棉垫	5					
		将膝部约束带横置于膝部，用宽带下的系带各固定一侧膝关节	5					
		松紧适宜，以能伸入 1~2 指为宜	5					
		将宽带两端系于两侧床缘上	5					
	肢体约束法	暴露患者腕部或踝部，用棉垫包裹腕部或踝部	5					
		将约束带打成双套结套于棉垫外，稍拉紧，松紧以能伸入1~2指为宜	5					
		协助患者肢体处于功能位，且保持适宜的活动度	5					
		将宽带两端系于两侧床缘上	5					
操作后 (15分)	检查约束带的使用效果，包括局部皮肤的颜色、温度，末梢循环状况，适当的躯体活动度		5					
	再次核对患者信息，安慰患者，交代注意事项		5					
	整理用物，洗手，记录约束时间、部位、约束带数量及种类、皮肤状况等		5					

【操作录像】

操作录像 7-2：保护性约束技术

操作录像 7-2　请扫描二维码

（张　盼　田维忠）

三、穿脱隔离衣技术

隔离衣是用于保护医务人员避免受到血液、体液和其他感染性物质污染，或用于保护患者避免感染的防护用品。隔离衣分为布质隔离衣和一次性隔离衣。布质隔离衣由棉布制成，清洗消毒后可重复使用，一般24小时就要更换。一次性隔离衣由无纺布制作，由帽子、上衣和裤子组成，分为连身式、分身式两种，用完即扔进黄色医疗垃圾桶。

实训目标

通过本项技术操作规程的学习，学生应能够：

1. 描述传染病房清洁区、污染区、半污染区的分区，隔离衣的种类、用途和穿、脱隔离衣的目的和注意事项。
2. 分析病情，判断是否需要穿隔离衣。
3. 遵循临床护理操作规范穿、脱隔离衣。
4. 通过反复练习树立隔离防护观念，强化无菌操作意识，体现对传染病患者的责任心和爱心。

【临床情境】

李女士，女，18岁，未婚，10日前受凉后发热，体温39℃，伴头痛、咽痛、乏力、食欲减退、恶心、上腹部胀痛及右上腹隐痛，曾诊断为上感及胃病，予银翘片及胃舒平治疗，4天后热退，精神食欲稍好转，但自觉尿黄，渐呈浓茶样，家人发现其眼黄。病后大便稀，近两日大便呈黄白色，无皮肤瘙痒及咳嗽等，无出血倾向。查体：T 37℃，P 70次/分，BP 100/70 mmHg，皮肤巩膜明显黄染，肝在肋下1.5 cm，质软，压痛，表面光滑，脾未触及。实验室检查：尿胆红素（+），尿胆原（−），TB 84 μmol/L，DB 60 μmol/L，ALT＞200 μ/L。其母 HBsAg（+），无长期服药史。诊断：乙肝待查。医嘱：乙肝病毒标志物检查。

请思考： 为患者静脉采血前应采取哪种防护措施，为什么？

【目的】

防止治疗、护理操作时受到患者血液、体液或其他感染性物质污染。

【操作程序】

1. 操作前准备

（1）环境评估：清洁、宽敞。

（2）患者评估：评估患者病情、使用隔离衣的目的、隔离种类及措施。

（3）护士准备：着装整洁，修剪指甲，取下手表，卷袖过肘、手消毒，戴防护帽和医用外科口罩。

（4）物品准备：隔离衣（污染面向外、衣领二折、边缘对齐、挂放得当）、防护帽、挂衣架、夹子、快速手消毒剂、无菌乳胶手套、污衣袋。

2．操作步骤

穿隔离衣

（1）取衣：查对隔离衣，手持衣领取下隔离衣。清洁面朝向自己，污染面向外，将衣领向外反折，对齐肩缝，露出肩袖内口。

（2）穿袖：一手持衣领，另一手伸入一侧袖内，持衣领的手向上拉衣领，将衣袖穿好；换手持衣领，依法穿好另一侧衣袖。

（3）系领：两手持衣领中央，顺边缘由前向后摸到领扣，扣好领扣。

（4）系袖口：扣好袖口或系上袖带，带松紧的袖口则省略此步骤。

（5）系腰带：在腰下 5 cm 左右，分别将隔离衣的两边向前拉，直至看见衣边。捏住两侧衣边，在身后对齐，向一侧折叠。以一手按住，另一手将腰带拉至背后压住折叠处，将腰带背后交叉回到前面打一活结系好。

（6）戴手套：穿好隔离衣后戴无菌乳胶手套，手套应将隔离衣袖口全部包住，双臂保持在腰部以上，视线可及范围内。

脱隔离衣

（1）解腰带：手消毒，脱乳胶手套，解开腰带，在前面打一活结。

（2）解袖口：解开袖口，将衣袖上拉，在肘部将部分衣袖塞入工作衣袖内，充分暴露双手及前臂。

（3）消毒前臂和双手：七步洗手法（参见北京大学医学出版社出版的赵雅宁、汪凤兰主编的《护理学基础技术操作常规》）。

（4）解领口：双手解开领扣，向前下方拉至过肩。

（5）脱衣袖：一手伸入另一侧袖口内，拉下衣袖过手（遮住手），再用衣袖遮住的手在外面拉下另一衣袖，两手在袖内使袖子对齐，双臂逐渐退出。

（6）挂衣：双手持衣领，将脱下的隔离衣两边对齐折好，挂在衣钩上。隔离衣如悬挂在半污染区，应清洁面向外；悬挂在污染区，则污染面向外。

3．操作后评价

（1）物品处理：脱下备洗的隔离衣，脱下后反折，清洁面向外，卷好投入污衣袋中；一次性隔离衣投入医疗垃圾袋中。

（2）摘防护帽、口罩：正确方法摘防护帽和口罩，扔入医疗垃圾袋。

（3）手消毒：正确应用七步洗手法消毒双手。

【注意事项】

1．通常以下情况应穿隔离衣：①接触经接触传播的感染性疾病患者，如传染病患者、多重耐药感染患者等；②对患者实行保护性隔离时，如大面积烧伤、骨髓移植等患者的诊疗、护理；③可能受到患者血液、体液、分泌物、排泄物喷溅时。

2．隔离衣干燥、清洁、无尘、无破洞，长短合适，应完全盖住工作衣，有破洞及时更换；确定清洁面和污染面。

3．手消毒时间应为 1～3 min。

4．穿隔离衣前将一切物品准备好，穿好隔离衣后，不得进入清洁区取物。

5. 穿衣时避免接触清洁物，领口和工作服、帽子及隔离衣的内面为清洁物，穿脱时注意防污染，系衣领时袖口不可触及衣领、面部和帽子。

6. 穿好隔离衣后，双臂应保持在腰部以上、视线可及范围内。

7. 将衣袖塞入工作衣袖内时，不可使衣袖外侧塞入袖内，防止污染。

8. 隔离衣每天更换，遇潮湿和污染时应立即更换。口罩潮湿时，要及时更换。

9. 隔离衣如悬挂在半污染区，应清洁面向外；悬挂在污染区，则污染面向外。

10. 脱下备洗的隔离衣，如接触的患者为传染病或多重耐药菌感染，需在污衣袋外标识清楚送至指定地点。

11. 一手握住防护帽后部向后摘帽；低下头，一手勾住一侧口罩带，摘口罩，再摘另一侧口罩带。

【知识链接】

根据污染的程度及工作需要，传染病房划区及隔离要求见表 7-3。

表 7-3　传染病房划区及隔离要求

分区	概念	地点	隔离要求
清洁区	未与患者接触、未被病原微生物污染的区域	医务人员值班室、配餐室、会议室等	① 患者和患者接触过的物品不得进入清洁区 ② 工作人员不得穿隔离衣进入清洁区
半污染区	有可能被病原微生物污染的区域	病区内走廊、医护办公室、治疗室等	① 工作人员进入半污染区时一般不穿隔离衣，以减少交叉感染的机会 ② 患者不得进入半污染区 ③ 治疗室内消毒的器械、药品及其他清洁物品要与污染的物品严格区分放置，由病室携带回的物品应先消毒后放入室内一定位置
污染区	直接与患者接触、经常被病原微生物污染的区域	病室、患者洗浴间、厕所等	① 工作人员进入污染区时需按要求穿隔离衣，戴防护帽、口罩，穿隔离鞋 ② 工作人员按不同病种穿隔离衣进入病室工作，离开病室时严格消毒双手 ③ 污染区的一切用物必须经严格消毒后方可放入半污染区

【操作考核评分标准】

穿脱隔离衣操作考核评分标准见表 7-4。

表 7-4　穿脱隔离衣操作考核评分标准

年 / 班级：　　　　　　学号：　　　　　　姓名：　　　　　　得分：

项目	内容	分值	评分等级				得分
			A ×1.0	B ×0.8	C ×0.6	D ×0.4	
操作前（20分）	环境评估	5					
	患者评估	5					
	护士准备	5					
	物品准备	5					
操作中（60分）	穿隔离衣						
	取衣	5					
	穿袖	5					
	系领	5					
	系袖口	5					
	系腰带	5					
	戴手套	5					
	脱隔离衣						
	解腰带	5					
	解袖口	5					
	消毒前臂和双手	5					
	解领口	5					
	脱衣袖	5					
	挂衣：区分半污染区、污染区	5					
操作后（20分）	物品处理	5					
	摘防护帽、口罩	5					
	手消毒	5					
	操作熟练，时间不超过 6 分钟	5					

【操作录像】

　　操作录像 7-3：穿脱隔离衣技术

【综合考核案例】

　　综合考核案例 7-1：病毒性肝炎患者护理综合考核案例

操作录像 7-3 与综合考核案例 7-1　请扫描二维码

（安子薇）

四、传染病三级防护技术

传染病三级防护是指在治疗和护理烈性传染病患者时，如鼠疫、霍乱、传染性非典型肺炎、新型冠状病毒肺炎，医护人员采取的有效防护措施，目的是保护医护人员免受病原体感染并防止病原体扩散。

适合于对出现症状的密切接触者、疑似病例或确诊病例进行标本采集人员；标本处理和检测时以及近距离治疗操作如气管内插管、雾化治疗、吸痰时可能产生气溶胶操作的医护工作人员；处理患者血液、分泌物、排泄物和死亡患者尸体的工作人员。

实训目标

通过本项技术操作规程的学习，学生应能够：

1. 描述传染病三级防护的目的、操作步骤及注意事项。
2. 归纳传染病一、二、三级防护的标准及特点。
3. 遵循临床护理操作规范，实施传染病三级防护。
4. 通过反复练习树立隔离防护观念，强化无菌操作意识，体现对传染病患者的责任心和爱心。

【临床情境】

王先生，男，48岁，因"发热、咳嗽、咳痰4日"入院。入院时间为2020年01月23日23时，平素在武汉工作。患者自述4日前因劳累出现发热症状，体温最高达39.2℃，热型无明显规律，伴咳嗽、咳痰，为白色黏液痰，伴恶心、纳差、乏力等症状，胸部CT检查示双肺多发斑片状磨玻璃影，根据流行病学资料及影像学资料，诊断为新型冠状病毒肺炎。医嘱：一级护理，血常规，24小时心电、血氧监护，吸氧，新型冠状病毒核酸检测。**请思考：**医护人员为患者治疗护理时应采取几级防护措施，为什么？

【目的】

在治疗和护理烈性传染病患者时，保护医护人员免受病原体感染并防止病原体扩散。

【操作程序】

1. 操作前准备

（1）环境评估：清洁、宽敞。

（2）患者评估：评估患者病情、治疗、护理操作，实施三级防护的目的和隔离种类。

（3）护士准备：更换工作服、工作鞋，修剪指甲，取下手表、首饰等个人用品。

（4）物品准备：一次性连体防护服，隔离衣（隔离衣污染面向外、衣领二折、边缘对齐、挂放得当）、挂衣架、夹子、防护眼镜、防护面罩1个、医用外科口罩和N95口罩、防水鞋套、一次性鞋套、快速手消毒剂4瓶、无菌乳胶手套3副、一次性手套2副、污衣袋。

2. 操作步骤

传染病三级防护：穿个人防护用品

（1）手消毒，戴防护帽、N95口罩、无菌手套，检查口罩密闭性。

（2）穿医用防护服：①取防护服：检查有效期，包装是否完整，型号大小是否合适，打开包装，取出防护服展开，检查有无破损，拉链是否正常。②穿下衣：打开拉链，一手持防护服帽子、两个袖子和裤腿，坐在椅子腿上或站立位，脱鞋，先穿一边裤腿，再穿另一边。过程中注意防护服不得碰触地面和椅子。③穿上衣：在身后对准肩袖穿两边衣袖。④戴帽子：一手持防护服帽子顶端，向上提，盖住头部，不要碰触头顶。⑤系拉链：系上拉链，粘好胶条，对镜整理检查。

（3）戴一次性手套，戴无菌手套（参见北就大学医学出版社出版的赵雅宁主编的《护理学基础技术操作常规》）。

（4）戴第二层医用外科口罩。

（5）戴防护眼镜：一手取防护眼镜，压住帽子口罩边沿，一手持皮带绕过头顶，对镜调节皮带松紧和眼镜位置，检查防护眼镜是否完全包住裸露皮肤。

（6）穿防水鞋套：防水鞋套将鞋完全包住，防护服裤脚塞入防水鞋套里。

（7）穿一次性鞋套。

（8）穿隔离衣：按照操作标准穿隔离衣（第七章第三项技术）。

（9）戴一次性手套，戴无菌手套（参见北京大学医学出版社出版的赵雅宁主编的《护理学基础技术操作常规》）。

（10）戴防护面罩后携用物穿过缓冲区，进入病房。

传染病三级防护：脱个人防护用品

（1）手消毒，脱第一层手套，丢入医疗垃圾桶。

（2）摘防护面罩：手消毒，身体前倾低头闭眼，一手从脑后持皮带摘下防护面罩。防护面罩摘下后放入盛满消毒液的盆中浸泡。

（3）脱第一层鞋套：手消毒，脱第一层鞋套，注意不要碰触鞋套底部，脱下的鞋套丢入医疗垃圾桶。

（4）脱外层隔离衣：手消毒，解腰带，解袖带，解衣领，双手交叉抓住肩部，向下翻卷脱下隔离衣，污染面向内卷起丢入医疗垃圾桶或放在指定地方。

（5）手消毒，进入二脱室。

（6）摘防护眼镜：手消毒，身体前倾闭眼屏气，一手从脑后持皮带摘下防护眼镜，防护眼镜摘下后放入盛满消毒液的盆中浸泡。

（7）脱防护鞋套：手消毒，脱防护鞋套时注意不得碰触鞋底。

（8）脱外层口罩：手消毒，脱外层口罩。

（9）脱医用防护服：手消毒，对镜找到拉链，撕开胶布，打开拉链，一手抓住防护服头顶向上脱帽子，注意不要脱掉内层防护帽。双手在后背向下翻卷脱防护服，同时脱掉第二层手套，将防护服内面向外卷起丢入医疗垃圾桶。

（10）手消毒，进入三脱室。

（11）手消毒，脱第三层手套，丢入医疗垃圾桶。

（12）手消毒，摘防护帽。

（13）手消毒，摘N95口罩。

（14）手消毒，进入清洁区，流动水洗手，沐浴，休息。

3．操作后评价

（1）穿个人防护用品方法符合传染病三级防护规范。

（2）脱个人防护用品方法符合传染病三级防护规范。

【注意事项】

1．防护用品穿戴完成后应覆盖全部皮肤和内层衣物。

2．脱隔离衣时动作应轻柔，不宜过快，避免抖动及碰触污染面，防止发生二次污染。

3．三级防护所使用的防护用品应符合国家有关标准。

4．进入隔离区域前应确保身体处于健康状态，适量进食和饮水，上洗手间。戴眼镜者需要将眼镜妥善固定。

5．穿个人防护用品应在清洁、宽敞的环境下进行，应在镜子前更换工作服、鞋，去除手表、首饰等个人物品。

6．穿医用防护服时应注意防护服不得碰触地面和椅子。

7．手套应完全套住防护服和隔离衣的袖口。

8．防护眼镜和防护面屏佩戴前应检查有无破损、松懈。

9．穿好个人防护用品后，手臂保持在腰以上、肩以下，视线可及范围。

10．脱防护用品时，身上手上如有明显血液、体液等污染物，需用消毒湿巾进行擦拭，然后进行手消毒。

11．摘防护眼镜和防护面罩时，注意不得碰触防护眼镜和防护面罩外部，避免二次污染。

12．摘除手套时用戴手套的手捏住另一手套的污染面（外面）边缘，脱下手套的手捏住另一手套的清洁面（内面）边缘。如内层手套有污染，立即用消毒湿巾擦除，如有破损立即摘除，进行手卫生后佩戴新的清洁手套。

13．脱鞋套时注意两腿不得相互碰触，手不可碰触鞋套底部。

14．进入一脱、二脱、三脱室后要及时关门，开门前后均要进行手消毒。

【知识链接】

传染病分级防护标准见表 7-5。

表 7-5 传染病分级防护标准

分级	应用情况	防护标准
一级防护	日常工作防护。如发热门诊、急诊医护人员防护	有效口罩（医用外科口罩、N95 口罩）、防护帽、工作服、工作鞋、无菌乳胶手套
二级防护	进入留观室、常见传染病医务人员的防护。如各种类型病毒性肝炎（甲肝、乙肝、丙肝、丁肝、戊肝）、细菌性及阿米巴性痢疾、艾滋病、肾综合征出血热、狂犬病、流行性乙型脑炎、登革热等	有效口罩（医用外科口罩、N95 口罩）、防护帽、工作服、工作鞋、无菌乳胶手套、隔离衣、防护眼镜、鞋套
三级防护	烈性传染病医务人员的防护，如鼠疫、霍乱、传染性非典型肺炎、新型冠状病毒肺炎等	有效口罩（医用外科口罩、N95 口罩）、防护帽、工作服、工作鞋、无菌乳胶手套、隔离衣、防护眼镜、鞋套、一次性连体防护服。在二级防护的基础上，穿戴防护面罩或换为全面型呼吸防护器或更高级别带电动送风过滤式呼吸器

【操作考核评分标准】

传染病三级防护技术操作考核评分标准见表 7-6

表 7-6　传染病三级防护技术操作考核评分标准

年 / 班级：　　　　　　学号：　　　　　　姓名：　　　　　　得分：

项目	内容	分值	评分等级				得分
			A ×1.0	B ×0.8	C ×0.6	D ×0.4	
操作前 (6分)	环境评估	1					
	患者评估	1					
	护士准备	2					
	物品准备	2					
操作中 (90分)	传染病三级防护：穿个人防护用品						
	手消毒，戴防护帽、N95 口罩、无菌手套	8					
	穿医用防护服	10					
	戴手套	2					
	戴第二层口罩	2					
	戴防护眼镜	2					
	穿防水鞋套	2					
	穿一次性鞋套	2					
	穿隔离衣	10					
	戴手套	2					
	戴防护面罩	2					
	携用物穿过缓冲区，进入病房	2					
	传染病三级防护：脱个人防护用品						
	手消毒，离开隔离区，进入一脱室	3					
	脱第一层手套	2					
	摘防护面罩	2					
	脱第一层鞋套	2					
	脱外层隔离衣	8					
	手消毒，进入二脱室	3					
	摘防护眼镜	2					
	脱防护鞋套	2					
	脱外层口罩	2					
	脱防护服	8					
	手消毒，进入三脱室	3					

续表

项目	内容	分值	评分等级 A ×1.0	B ×0.8	C ×0.6	D ×0.4	得分
操作中 （90分）	脱第三层手套	2					
	摘防护帽	2					
	摘 N95 口罩	2					
	手消毒，离开三脱室，进入清洁区，流动水洗手，沐浴，换上干净衣物，回宿舍休息	3					
操作后 评价 （4分）	穿个人防护用品方法符合传染病三级防护规范	2					
	脱个人防护用品方法符合传染病三级防护规范	2					

【操作录像】

操作录像 7-4：传染病三级防护技术

【综合考核案例】

综合考核案例 7-2：新型冠状病毒肺炎护理综合考核案例

操作录像 7-4 与综合考核案例 7-2　请扫描二维码

（安子薇）

五、社区健康档案建档实践技术

社区居民健康档案是医疗卫生机构为城乡居民提供医疗卫生服务过程的规范记录，是以居民健康为核心、贯穿整个生命过程、涵盖各种健康相关因素的系统化文件记录。完整的社区居民健康档案包括个人健康档案、家庭健康档案和社区健康档案。

> **实训目标**
> 通过参与社区健康档案建档实践的工作，学生应能够：
> 1. 描述个人、家庭和社区健康档案的内容和特点。
> 2. 解释社区健康档案的建档情况及存在问题。
> 3. 运用所学知识正确建立社区健康档案。
> 4. 具有认真负责的工作态度，表现出对社区居民，尤其老年人和儿童的关心、责任心。

【临床情境】

刘女士，68岁，因头晕、头痛3日来社区卫生服务中心就诊。既往未规律监测血压，自述有高血压家族史，近半年帮女儿照顾外孙，近一周睡眠质量差、时间短。查体：血压177/95 mmHg，辅助检查：头部CT未见明显异常，头部核磁共振检查未见明显异常。**请思考：** 如何规范为其建立社区居民健康档案？应追踪哪些内容？

【目的】

通过社区健康档案的建立，使社区卫生服务中心准确了解居民现存的或潜在的健康问题，有针对性地进行追踪并提供服务。

【操作程序】

1. 操作前准备

（1）环境评估：选取周围社区，与社区服务中心进行沟通，做好社区居民的通知宣传工作。

（2）居民评估：评估社区内居民的人群特征，确定辖区内的妇女、儿童、残疾人、60岁以上老人等人群为重点服务对象。

（3）护士准备：着装整齐，洗手，戴口罩。

（4）物品准备：血压计、体重秤、听诊器、健康档案表格。

2. 操作步骤

（1）进入社区，确定选择对象，到所在乡镇卫生院、村卫生室、社区卫生服务中心（站），为辖区内建立居民健康档案。35岁以上就诊患者首诊测血压，对45岁以上就诊患者首诊检测血糖，对发现的高血压和糖尿病等慢性非传染性疾病患者建立随访表，制订慢性病随访管理计划，进行系统管理；妇幼健康档案的建立与妇幼保健系统管理结合起来；对60岁以上老年人全部建档，随时掌握病情的动态变化。

（2）与乡镇卫生院与村（社区）协商，统筹优先安排重点人群建档对象的资料录入和体格检查时间、地点，并将日程安排印制成书面材料发放到各村（社区），并将填写好的《承诺书》《知情同意书》和《建档通知书》送到建档体检对象家庭，接收人签字做好签收登记。

（3）询问和收集建档对象个人有效资料，凭《知情同意书》和《建档通知书》，为所来建档体检对象登记、编号并填写收管好《居民健康档案建档登记簿》《家庭健康档案袋》和《个人健康档案》。

（4）询问和查阅建档对象个人有效资料，填写《个人基本信息》，并按要求询问建档对象的相关情况，进行一般症状检查，填写《健康体检表》中"症状""一般状况""生活方式"和"非免疫规划预防接种史"等栏口资料。

（5）对建档对象进行体格检查、并填写《健康体检表》中"脏器功能""查体""现在存在的主要健康问题""住院治疗情况""主要用药情况"等栏目资料。将居民个人建档资料临时收集入《健康档案夹》。

（6）由两名以上医护人员集中将以上已填写资料与建档对象个人有效资料进行核对。核对有误，须经建档对象认同更正后方可将讨论结果填入《健康体检表》中"健康评价"和"健康指导"栏目。讨论建档对象的"健康评价"和"健康指导"结论，并将结论填入《健康体检表》中"健康评价"和"健康指导"栏目。

（7）资料基本完整后，填写《居民健康档案信息卡》，交由村（社区）负责人或卫生室医生在规定时间内送到建档对象手中，并签写《送达回执单》。将《送达回执单》交乡镇卫生院健康档案管理室专职人员统一保管。

3．操作后评价

（1）操作者着装得体，建档过程中观察社区居民反应。

（2）在收集主观资料时做到真实、客观。

（3）完整收集居民健康档案资料。

（4）准确、及时地完成各种表格的记录。

【注意事项】

1．注意档案建立，收集资料的客观、准确性。

2．涉及档案资料、疾病种类、人员复杂，如有表格中未包含的内容应及时添加。

3．建档前向社区居民解释建档目的，取得理解和配合。

【知识链接】

社区居民个人健康档案的项目及内容

1．居民个人健康档案封面内容：姓名、现住址、户籍所在地、联系电话、乡镇（街道）名称、村（居）委会名称、建档单位、建档人、责任医生、建档日期。

2．居民个人基本信息：一般人口学资料、药物过敏史、既往史、家族史、遗传病史、残疾情况以及生活环境等。

3．健康体检表：包括一般状态、生活方式、脏器功能、查体、辅助检查、中医体质辨识、现存主要健康问题、住院治疗情况、主要用药情况以及非免疫规划预防接种史等。

4．重点人群健康管理记录表（卡）：包括0~6岁儿童健康管理记录表、孕产妇健康管理记录表、预防接种卡、高血压患者随访服务记录表、2型糖尿病患者随访服务记录表、重性精神疾病患者管理记录表、肺结核患者随访服务记录表等。

5．其他医疗卫生服务记录表。

6．居民健康档案信息卡：正面为居民简要基本信息，反面为家庭地址及电话、紧急联系人及电话、建档机构及电话、责任医生或护士及电话。

家庭健康档案的项目及内容

1．家庭基本资料：一般置于首页，主要包括家庭地址、家庭成员人数、家庭成员姓名、年龄、性别、职业、教育程度、联系电话等一般资料，还包括经济状况、居住环境和厨房及卫生设施等资料。

2．家庭评估资料：一般包括家庭结构、家庭功能、家庭生活周期、家庭内外资源、家庭压力和家庭危机等内容。家系图和APGAR家庭功能评估表为常用工具。

3．家庭主要健康问题：主要记录家庭生活周期各阶段的重大生活事件及其他危机问题。

社区健康档案的项目及内容

1．社区基本资料：社区自然环境、人口学资料、社区经济和组织状况、社区动员潜力。

2．社区卫生服务资源：指社区卫生服务机构及社区卫生人力资源状况。

3．社区卫生服务状况。

4．居民健康状况：主要包括社区人口数量及构成、社区居民患病资料、社区死亡资料、社区居民健康危险因素评估。

建档过程中，遵循完善性、前瞻性、动态性、客观性、准确性、保密性原则。

确定建档流程见图7-1，居民建档管理流程见图7-2。

健康档案的建立方法

2人一组进行现场健康档案内容的采集，健康档案资料收集表格见表7-7至表7-12。

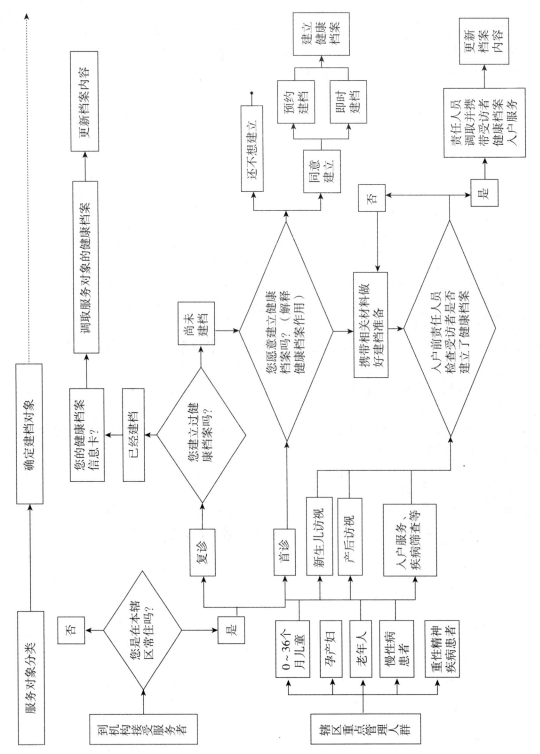

图 7-1 确定建档流程图

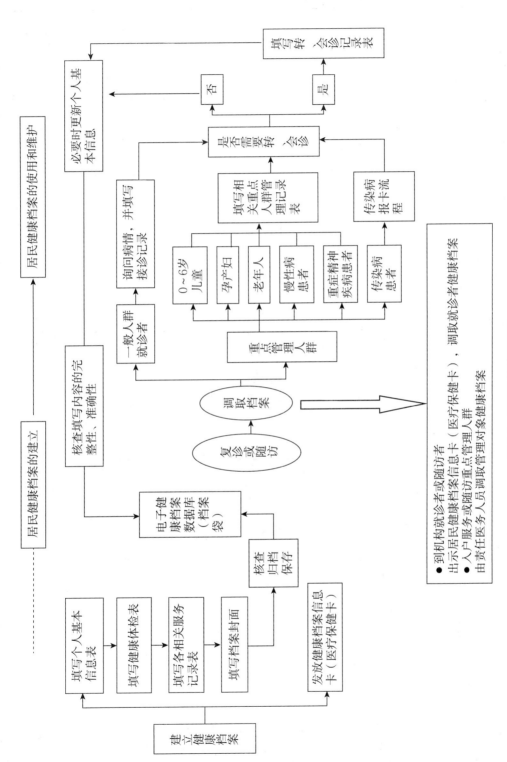

图7-2　居民建档管理流程

表 7-7 居民健康档案

编号□□□□□□－□□□－□□－□□□□□

居民健康档案

姓　　名：_____

现 住 址：_____

户籍地址：_____

联系电话：_____

乡镇（街道）名称：_____

村（居）委会名称：_____

建档单位：_____

建 档 人：_____

责任医生：_____

建档日期：_____年_____月_____日

表 7-8　个人基本信息表

姓名：　　　　　　　　　　　　　　　　　　　　　　　　　编号□□-□□□□□

性　　别	0 未知的性别 1 男　2 女　3 未说明的性别	□	出生日期	□□□□□□□□
身份证号			工作单位	
本人电话		联系人姓名		联系人电话
常住类型	1 户籍　2 非户籍　　□		民　　族	1 汉族　2 少数民族　　□
血　　型	1 A 型　2 B 型　3 O 型　4 AB 型　5 不详 /RH 阴性：1 否　2 是　3 不详			□/□
文化程度	1 文盲及半文盲　2 小学　3 初中　4 高中 / 技校 / 中专　5 大学专科及以上　6 不详			□
职　　业	1 国家机关、党群组织、企业、事业单位负责人　2 专业技术人员 3 办事人员和有关人员　　　　　　　　　　　4 商业、服务业人员 5 农、林、牧、渔、水利业生产人员　　　　　6 生产、运输设备操作人员及有关人员 7 军人　　　　　　　　　　　　　　　　　　8 不便分类的其他从业人员			□
婚姻状况	1 未婚　　2 已婚　　3 丧偶　　4 离婚　　5 未说明的婚姻状况			□
医疗费用 支付方式	1 城镇职工基本医疗保险　　2 城镇居民基本医疗保险　　3 新型农村合作医疗 4 贫困救助　　5 商业医疗保险　　6 全公费　　7 全自费　　8 其他			□/□/□
药物过敏史	1 无　　　　　有：2 青霉素　　　3 磺胺　　　4 链霉素　　5 其他			□/□/□

既往史	疾病	1 无　2 高血压　3 糖尿病　4 冠心病　5 慢性阻塞性肺疾病　6 恶性肿瘤　7 脑卒中 8 重性精神疾病　9 结核病　10 肝炎　11 其他法定传染病　12 其他　　　　　　□ 确诊时间　　年　　月/□　确诊时间　　年　　月/□　确诊时间　　年　　月□ 确诊时间　　年　　月/□　确诊时间　　年　　月/□　确诊时间　　年　　月
	手术	1 无　　　2 有：名称 1　　　时间　　　　　/ 名称 2　　　　时间
	外伤	1 无　　　2 有：名称 1　　　时间　　　　　/ 名称 2　　　　时间
	输血	1 无　　　2 有：原因 1　　　时间　　　　　/ 原因 2　　　　时间

家族史	父　　亲	□/□/□/□/□	母　　亲	□/□/□/□/□
	兄弟姐妹	□/□/□/□/□	子　　女	□/□/□/□/□
	1 无　2 高血压　3 糖尿病　4 冠心病　5 慢性阻塞性肺疾病　6 恶性肿瘤　7 脑卒中 8 重性精神疾病　9 结核病　10 肝炎　11 先天畸形　12 其他			□

遗传病史	1 无　　2 有：疾病名称	□
残疾情况	1 无残疾　　　2 视力残疾　　　3 听力残疾　　　4 言语残疾 5 肢体残疾　　　6 智力残疾　　　7 精神残疾　　　8 其他残疾	□/□/□/□/□

表 7-9 健康体检表

姓名：   编号□□-□□□□□

体检日期	年　月　日	责任医生	

内容	检查项目		
症状	1 无症状　2 头痛　3 头晕　4 心悸　5 胸闷　6 胸痛　7 慢性咳嗽　8 咳痰　9 呼吸困难 10 多饮　11 多尿　12 体重下降　13 乏力　14 关节肿痛　15 视物模糊　16 手脚麻木 17 尿急　18 尿痛　19 便秘　20 腹泻　21 恶心呕吐　22 目眩　23 耳鸣　24 乳房胀痛 25 其他　　　　　　　　　　　　　　□/□/□/□/□/□/□/□/□		

一般状况	体　温	℃	脉　率	次/分
	呼吸频率	次/分	血　压	左　侧　　　/mmHg 右　侧　　　/mmHg
	身　高	cm	体　重	kg
	腰　围	cm	体质指数	
	臀　围	cm	腰臀围比值	
	老年人 认知功能*	1 粗筛阴性 2 粗筛阳性，简易智力状态检查，总分　　　　　　　　　　□		
	老年人 情感状态*	1 粗筛阴性 2 粗筛阳性，老年人抑郁评分检查，总分　　　　　　　□		

生活方式	体育锻炼	锻炼频率	1 每日　2 每周一次以上　3 偶尔　4 不锻炼　　□	
		每次锻炼时间	分钟	坚持锻炼时间　　　年
		锻炼方式		
	饮食习惯	1 荤素均衡　2 荤食为主　3 素食为主　4 嗜盐　5 嗜油　6 嗜糖　　□/□/□		
	吸烟情况	吸烟状况	1 从不吸烟　2 已戒烟　3 吸烟　　□	
		日吸烟量	平均　　　支	
		开始吸烟年龄	岁	戒烟年龄　　　　岁
	饮酒情况	饮酒频率	1 从不　2 偶尔　3 经常　4 每日　　□	
		日饮酒量	平均　　　两	
		是否戒酒	1 未戒酒　　2 已戒酒，戒酒年龄：　　岁　　□	
		开始饮酒年龄	岁	近一年内是否 曾醉酒　　1 是　2 否　　□
		饮酒种类	1 白酒　2 啤酒　3 红酒　4 黄酒　5 其他　　□/□	
	职业暴露 情　况	1 无　2 有（具体职业　　　从业时间　　　年）　　□ 毒物种类　　化学品　　　　　防护措施 1 无　2 有　　□ 　　　　　　毒　物　　　　　防护措施 1 无　2 有　　□ 　　　　　　射　线　　　　　防护措施 1 无　2 有　　□		

续表

脏器功能	口腔	口唇 1红润 2苍白 3发干 4皲裂 5疱疹	☐
		齿列 1正常 2缺齿十 3龋齿十 4义齿（假牙）十	☐
		咽部 1无充血 2充血 3淋巴滤泡增生	☐
	视力	左眼 右眼 （矫正视力：左眼 右眼 ）	
	听力	1听见 2听不清或无法听见	☐
	运动功能	1可顺利完成 2无法独立完成其中任何一个动作	☐
查体	皮肤	1正常 2潮红 3苍白 4发绀 5黄染 6色素沉着 7其他	☐
	巩膜	1正常 2黄染 3充血 4其他	☐
	淋巴结	1未触及 2锁骨上 3腋窝 4其他	☐
	肺	桶状胸：1否 2是	☐
		呼吸音：1正常 2异常	☐
		啰音：1无 2干啰音 3湿啰音 4其他	☐
	心脏	心率 次/分 心律：1齐 2不齐 3绝对不齐 杂音：1无 2有	☐
	腹部	压痛：1无 2有	☐
		包块：1无 2有	☐
		肝大：1无 2有	☐
		脾大：1无 2有	☐
		移动性浊音：1无 2有	☐
	下肢水肿	1无 2单侧 3双侧不对称 4双侧对称	☐
	足背动脉搏动	1未触及 2触及双侧对称 3触及左侧弱或消失 4触及右侧弱或消失	☐
	肛门指诊*	1未及异常 2 触痛 3包块 4前列腺异常 5其他	☐
	乳腺*	1未见异常 2乳房切除 3异常泌乳 4乳腺包块 5其他	☐/☐/☐/☐
	妇科 外阴*	1未见异常 2异常	☐
	妇科 阴道*	1未见异常 2异常	☐
	妇科 宫颈*	1未见异常 2异常	☐
	妇科 宫体*	1未见异常 2异常	☐
	妇科 附件*	1未见异常 2异常	☐
	其他*		
辅助检查	空腹血糖*	＿＿＿＿＿＿mmol/L 或 ＿＿＿＿＿＿mg/dl	
	血常规*	血红蛋白＿＿＿g/L 白细胞＿＿＿/L 血小板＿＿＿/L 其他＿＿＿	
	尿常规*	尿蛋白＿＿ 尿糖＿＿ 尿酮体＿＿ 尿潜血＿＿ 其他＿＿	
	尿微量白蛋白*	＿＿＿＿mg/dl	
	大便潜血*	1阴性 2阳性	☐

续表

辅助检查	肝功能*	血清谷丙转氨酶 白蛋白 结合胆红素	U/L g/L μmol/L	血清谷草转氨酶 总胆红素	U/L μmol/L
	肾功能*	血清肌酐 血钾浓度	μmol/L mmol/L	血尿素氮 血钠浓度	mmol/L mmol/L
	血　脂*	总胆固醇 血清低密度脂蛋白胆固醇 血清高密度脂蛋白胆固醇	mmol/L mmol/L mmol/L	三酯甘油	mmol/L
	糖化血红蛋白*	％			
	乙型肝炎表面抗原*	1 阴性　2 阳性			☐
	眼　底*	1 正常　2 异常			☐
	心电图*	1 正常　2 异常			☐
	胸部 X 线片*	1 正常　2 异常			☐
	B　超*	1 正常　2 异常			☐
	宫颈涂片*	1 正常　2 异常			☐
	其　他*				
中医体质辨识*	平和质	1 是　2 倾向是			☐
	气虚质	1 是　2 倾向是			☐
	阳虚质	1 是　2 倾向是			☐
	阴虚质	1 是　2 倾向是			☐
	痰湿质	1 是　2 倾向是			☐
	湿热质	1 是　2 倾向是			☐
	血瘀质	1 是　2 倾向是			☐
	气郁质	1 是　2 倾向是			☐
	特秉质	1 是　2 倾向是			☐
现存主要健康问题	脑血管疾病	1 未发现　2 缺血性卒中　3 脑出血　4 蛛网膜下腔出血　5 短暂性脑缺血发作 6 其他			☐/☐/☐/☐/
	肾脏疾病	1 未发现　2 糖尿病肾病　3 肾衰竭　4 急性肾炎　5 慢性肾炎 6 其他			☐/☐/
	心脏疾病	1 未发现　2 心肌梗死　3 心绞痛　4 冠状动脉血运重建　5 充血性心力衰竭 6 心前区疼痛　7 其他			☐/☐/
	血管疾病	1 未发现　2 夹层动脉瘤　3 动脉闭塞性疾病　4 其他			☐/☐/
	眼部疾病	1 未发现　2 视网膜出血或渗出　3 视盘水肿　4 白内障　5 其他			☐/☐/
	神经系统疾病	1 未发现　2 有			☐
	其他系统疾病	1 未发现　2 有			☐

续表

住院治疗情况	住院史	入/出院日期	原　因	医疗机构名称	病案号
		/			
		/			
	家　庭病床史	建/撤床日期	原　因	医疗机构名称	病案号
		/			
		/			

主要用药情况	药物名称	用法	用量	用药时间	服药依从性 1 规律　2 间断　3 不服药
	1				
	2				
	3				
	4				
	5				
	6				

非免疫规划预防接种史	名称	接种日期	接种机构
	1		
	2		
	3		

健康评价	1 体检无异常　　　　　　　　　　　　　　　　　　　□ 2 有异常 异常 1 异常 2 异常 3 异常 4

健康指导	1 定期随访 2 纳入慢性病患者健康管理 3 建议复查 4 建议转诊 　　　　　　　　　　　□/□/□/□	危险因素控制：　　　□/□/□/□/□/□ 1 戒烟　2 健康饮酒　3 饮食　　4 锻炼 5 控制油盐摄入 （盐 6 克/日　油 25~30 克/日） 6 减体重（目标　　　　　　） 7 建议疫苗接种 8 其他

表 7-10 家庭健康档案表

建档日期：_____   建档医生：_____   建档护士：_____

1. 家庭成员基本信息表							
序号	姓名	与户主关系	性别	出生日期	文化程度	职业	婚姻
1		户主					
2							
3							
4							
5							
6							

2. 居住条件与卫生设施				
户属性	□一般农户	□五保户	□贫困户	□特困户 □烈军属
房屋类型	□土屋	□砖瓦平房	□砖瓦楼房	□其他 人均居住面积：____m²
厨房排风设施	□无	□油烟机	□换气扇	□烟囱
饮水水源	□自来水	□井水	□河水	□其他
卫生厕所	□三格化粪池式	□双瓮漏斗式	□沼气池式	□水冲式
非卫生厕所	□马桶	□简易棚厕	□其他	
燃料	□液化气	□煤	□沼气	□柴火 □其他
禽畜栏	□单设	□室内	□室外	
垃圾处理	□垃圾箱	□袋装集中处理	□自行焚烧	□倒入河中 □其他

3. 月人均收入
□低保户   □小于 500 元   □500 元以上   □1 500 元以上

家庭摄盐、油情况
实际常住____人，平均每月摄盐____斤（500 克／斤）、摄油____斤（500 克／斤）

表 7-11 主要健康问题目录

发生时间	主要健康问题	处理（治疗与用药情况）	药物过敏史

家庭如有以下问题，将相应序号填入问题名称栏，如为其他问题，需具体列出。

问题名称：1. 遗传问题 2. 有吸烟者 3. 有酗酒者 4. 新婚者 5. 离婚 6. 丧偶 7. 家庭不睦 8. 恶性肿瘤 9. 糖尿病 10. 高血压 11. 脑卒中 12. 残疾人 13. 精神病 14. 冠心病

表 7-12　接诊记录表

姓名：　　　　　　　　　　　　　　　　　　　　　　编号□□-□□□□□

就诊者的主观资料：

就诊者的客观资料：

辅助检查：
初步诊断：
处　　置：

医生签字：　　　　　　年　　　　月　　　　日

就诊者的主观资料：

就诊者的客观资料：

辅助检查：
初步诊断：
处　　置：

医生签字：　　　　　　年　　　　月　　　　日

就诊者的主观资料：

就诊者的客观资料：

辅助检查：
初步诊断：
处　　置：

医生签字：　　　　　　年　　　　月　　　　日

注：针对已建立档案的居民，在社区服务中心接诊时记录接诊记录表。

【操作考核评分标准】

社区健康档案建立技术操作考核评分标准见表 7-13。

表 7-13 社区健康档案建立技术操作考核评分标准

年 / 班级： 学号： 姓名： 得分：

项目	内容	分值	评分等级				得分
			A ×1.0	B ×0.8	C ×0.6	D ×0.4	
操作前 (20分)	环境评估	5					
	患者评估	5					
	护士准备	5					
	物品准备	5					
操作中 (60分)	进入社区，选择确定对象	10					
	确定居民健康档案的途径	15					
	采用调查方式全面认真收集主观资料	20					
	采用体检、筛查方式收集客观资料	15					
操作后 (20分)	分析资料	10					
	对资料进行录入整理	5					
	保管资料	5					

【操作录像】

操作录像 7-5：社区健康档案建立技术

操作录像 7-5 请扫描二维码

（刘 瑶 田建丽）

六、社区健康教育技术

社区健康教育是以社区居民为主体，以促进社区居民身体健康为目的，以村镇、街道、社区为单位的，有组织、有计划的健康教育活动，是社区卫生服务六位一体的重要组成部分，也是促进居民健康的重要基石。

实训目标

通过本项技术操作规程的学习，学生应能够：

1．描述社区健康教育的适用人群和目的。

2．解释社区健康教育的实施程序和具体内容。

3．运用社区健康教育为社区居民制订详细的健康教育方案和计划。

4．关心、体贴糖尿病患者，有责任心，提升居民的自我保健意识。

【临床情境】

社区护士李林为社区居民建立健康档案过程中发现辖区居民的糖尿病患病率为26%，同全国平均水平14%相比患病率高出12%。通过与社区卫生服务中心诊疗的居民交谈及访视（糖尿病患者家庭）了解到该辖区多数居民为老年人，糖尿病相关知识缺乏，不能独立完成血糖监测，部分老人不能做到规律用药和饮食管理，缺乏自我保护意识和自我保健知识。**请思考**：糖尿病患者健康教育的内容及方式包括哪些？针对糖尿病患者人群选择一种适宜的方式实施健康教育，指导患者（家属）掌握监测血糖的方法。

【目的】

通过对社区糖尿病人群实施健康教育，指导社区居民掌握监测血糖的方法，使患者认识到规律用药的重要性。

【操作程序】

1．操作前准备

（1）环境评估：评估社区的物理环境和社区人文社会环境，与社区服务中心进行沟通，做好社区居民的通知宣传工作。

（2）居民评估：评估社区主要人群疾病谱、死因谱、主要健康问题排序、分析健康问题存在的原因以及进行健康教育干预的可行性。确定目标对象和重点疾病。根据调查结果分析优先问题，糖尿病患者自我保健意识问题。

（3）护士准备：着装整齐，洗手，戴口罩。

（4）物品准备：健康需求调查表、健康教育计划表等。

2．操作步骤

（1）确定需要优先解决的健康教育问题：列出教育对象，并确定现存和潜在的健康问题；分析健康问题对教育对象的威胁程度；分析开展健康教育的能力和资源；选出能通过健康教育可以解决或改善的健康问题；找出与健康问题相关的行为因素和环境因素；找出可以促进教育对象行为改变的相关因素。

（2）确立目标，包括长期目标和短期目标。长期目标，通过系统的健康教育，使社区居民掌握糖尿病自我保健知识，一年后社区糖尿病及其并发症发病率降低3%；短期目标：通过本次健康教育学习班学习，使社区居民掌握预防糖尿病及其并发症的方法和自我保健知识。

（3）制订健康教育计划：一份完整的健康教育计划应包括以下几点：6W+资料选择或编写：

What 指健康教育内容。

Why 指健康教育的目的、意义。

When 指进行健康教育的时间。

Where 指进行健康教育的地点。

Who 指进行健康教育的专业医务人员和社区内的教育对象。

How 指进行健康教育的方法：常用的方法有专题讲座；印刷资料和照片、图画；科普专栏；音像教材；演示；交谈；讨论；健康咨询；案例学习；其他教育方法。如以糖尿病健康教育为例：

1）内容：糖尿病健康教育专题讲座及健康咨询

2）目的：提高糖尿病患者自我管理，提高糖尿病患者生活质量

3）时间：　　　　　年　　　　　月　　　　　日

4）地点：　　　　　社区街道会议室

5）讲授教师：　　　　　主任医师

社区护士：

参加人员：　　　　　社区居民30人。

（4）实施社区健康教育计划，确定和联系场地、印刷发放通知、组织实施、档案整理等。

3．操作后评价

（1）健康教育活动顺利进行。

（2）健康教育内容讲述流畅、通俗易懂，自我保健方法易于掌握。

（3）健康教育对象理解所讲授内容，并可以按照健康教育内容调整生活方式。

【注意事项】

1．注意根据所管辖社区普遍存在的健康问题选择健康教育内容。

2．注意观察健康教育过程中的居民反应，对健康教育方式、内容等接受程度。

3．健康教育实施后注意评价患者对讲述内容的掌握及运用情况。

【知识链接】

1．糖尿病人群的健康需求调查表见表 7-14。

表 7-14　糖尿病人群的健康需求调查表

患者姓名　　　　　　　　　　　居住小区　　　　　　　　　　　组长		
请在下列选项处"□"内打√；作为您的选择。		

评估指标	效果	
1　正常血糖标准	知道 □	不知道 □
2　您对自己血糖值的了解	知道 □	不知道 □
3　您对糖尿病治疗的目的	知道 □	不知道 □
4　您对糖尿病护理的目的	知道 □	不知道 □
5　不良生活方式对血糖的影响	知道 □	不知道 □
6　您对糖尿病有利的行为	知道 □	不知道 □
7　您家庭中是否有提供预防并发症的措施	知道 □	不知道 □
8　您对本次内容活动及知识是否需要	知道 □	不知道 □

本次活动的教育形式		本次活动学习效果	
1　上课	□	1　理解并能复述	□
2　讨论	□	2　部分理解	□
3　个体化指导或咨询	□	3　不理解额	□
4　资料发放	□	4　无兴趣	□

您对健康教育的进一步意见

1

2

请您列出您最想了解和知道的健康教育内容

1

2

谢谢您的合作！

护士签名　　　　　　　　　　　日期：　　　年　　　月　　　日

2. 糖尿病患者健康教育计划表见表 7-15。

表 7-15　糖尿病患者健康教育计划表

1	规律生活与减压
2	合理饮食
3	适量运动
4	遵医嘱用药
5	自我监测
6	病情记录

3．健康教育活动记录表见表 7-16。

表 7-16 健康教育活动记录表

活动时间：　　　　年　　　月　　　日	活动地点：　　　　社区街道会议室
活动形式：讲座及健康咨询	主办单位：　　　　社区卫生服务站
活动对象：　　　　社区居民	合作伙伴：　　　　社区居委会
参与人数：30	宣传品发放种类及数量：糖尿病健康教育手册
活动主题：糖尿病健康教育专题讲座及健康咨询	
宣教人：　　　　主任医师；　　　　　护士	
活动小结：首先由　　　　主任医师及　　　　护士讲解有关糖尿病的注意事项及健康指导，讲解完毕后居民进行提问咨询	
活动评价：通过本次活动，居民了解了糖尿病的注意事项，学会了该种疾病的自我管理，有助于提高居民对糖尿病的认识及糖尿病患者生活质量	
存档材料请附后 □书面材料　　□图片材料　　□印刷材料　　□影音材料　　□居民签到表　　□其他材料	

负责人（签字）＿＿＿＿＿＿＿＿＿

填表时间：＿＿＿年＿＿月＿＿日

4．社区健康教育服务流程图见图 7-3。

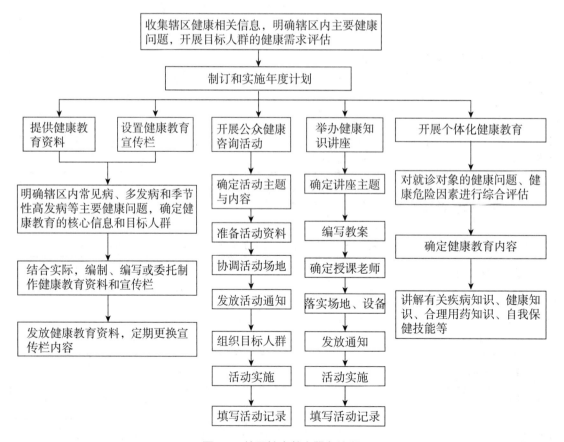

图 7-3 社区健康教育服务流程

【操作考核评分标准】

社区健康教育操作考核评分标准见表7-17。

表 7-17　社区健康教育操作考核评分标准

年 / 班级：　　　　　　学号：　　　　　　姓名：　　　　　　得分：

项目	内容	分值	评分等级				得分
			A ×1.0	B ×0.8	C ×0.6	D ×0.4	
操作前 （20分）	环境评估	5					
	患者评估	5					
	护士准备	5					
	物品准备	5					
操作中 （65分）	收集辖区信息，明确健康问题	10					
	制订和实施健康教育计划	20					
	确定健康教育形式	10					
	确定健康教育内容	10					
	健康教育实施	10					
	填写活动记录	5					
操作后 （15分）	对健康教育活动形式、内容、效果进行评价	10					
	做好记录总结	5					

【操作录像】

操作录像 7-6：社区健康教育技术

操作录像 7-6　请扫描二维码

（赵雅宁　刘　瑶）

七、新生儿家庭访视技术

新生儿期是指自胎儿娩出母体脐带结扎至生后 28 日，此阶段是儿童生理功能进行调整以逐渐适应外界环境的阶段，是新生儿离开母体后开始独立生活的关键时期，但由于其各系统器官发育尚不成熟，基本生理调节和适应能力较差，容易出现体温低于正常、感染等健康问题，因此对新生儿家庭进行家庭访视，做好保健指导非常有必要。

实训目标

通过本项技术操作规程的学习，学生应能够：

1. 评价婴儿营养和生长发育情况，观察和发现婴儿生长发育过程中的异常和疾病。
2. 理解新生儿家庭访视在新生儿保健方面的重要作用。
3. 运用新生儿家庭访视的工作方法对辖区内新生儿家庭进行走访调查，并根据调查中发现的问题对新生儿家庭进行指导。
4. 耐心为新生儿及新生儿家庭解决相关问题，体现出对新生儿以及新生儿家庭的关心及爱心。

【临床情境】

周女士，足月阴道分娩一女婴，之女日龄 7 日，出生时身长 50 cm，体重 3 300 g。社区护士在对其进行家庭访视时发现周女士未采用纯母乳喂养方式，也未能做到按需哺乳。查体：新生儿全身皮肤红润，心率 107 次 / 分，肢体活跃程度正常，肌张力正常，哭声响亮。身长 50 cm，体重 3 500 g，脐带结痂已脱落，无感染症状。辅助检查：血清胆红素 20 mg/dl。**请思考：** 如何运用所学知识完成新生儿家庭访视，需要指导哪些内容？

【目的】

对新生儿进行健康检查，早期发现问题并及时处理，降低新生儿的发病率、死亡率或减轻疾病严重程度，同时对新生儿家庭进行科学育儿的保健指导。

【操作程序】

1. 操作前

（1）环境评估：评估社区的物理环境和社区人文社会环境，与社区服务中心进行沟通，做好社区居民的通知宣传工作。

（2）居民评估：居住在本辖区的产妇与新生儿。

（3）护士准备：统一着装，佩戴上岗证。按门铃或敲门、自我介绍、说明来访目的，与产妇及家属沟通，取得信任。进入产妇家，在接触母婴之前先清洁双手。

（4）物品准备：布兜、体重秤、听诊器、血压计、体温表 2~4 支、消毒纱布、棉签、绷带、聚维酮碘、过氧化氢溶液。

2．操作步骤

（1）观察家庭环境是否整洁、安静、舒适，温度是否在 24~26℃之间。产妇和婴儿的被褥是否合适。查看婴儿一般情况、精神状态、吸吮能力等；产妇的一般情况、情绪状态是否良好，有无贫血面容。

（2）询问婴儿饮食、睡眠、大小便及一般情况，并按访视卡内容询问产妇及婴儿有关内容，以及上次访视后、本次访视前有无异常情况或疾病发生等。

（3）认真听取产妇及家属提出的问题并给予解答。

（4）按访视卡中的内容及要求进行检查：婴儿体温、体重测量。14 日后访时，应注意新生儿是否恢复出生时的体重。满月访时，应注意新生儿增重是否超过 600 克、面色是否红润、黄疸有无消退、有无湿疹、脐带有无出血、有无分泌物渗出、有无红臀、大小便是否正常、母乳喂养的体位、含接姿势是否正确等。产妇体温、血压测量、乳房有无红肿、硬结、乳头有无裂伤、乳汁的颜色和量的多少、子宫底高度是否正常、会阴或腹部伤口恢复情况，有无红肿及分泌物，恶露的颜色、量是否正常、有无异常臭味等。

（5）指导产妇及家属进行婴儿抚触。介绍产褥期卫生保健知识、母乳喂养知识、产褥期饮食指导、避孕知识、心理调节方法、形体康复等知识。

3．操作后评价

（1）新生儿家庭对家庭访视的接受程度，家庭访视内容符合新生儿家庭实际需求。

（2）保健指导后新生儿家庭对所讲述内容的理解和掌握。

（3）预约下次家庭访视时间。

【注意事项】

1．操作过程中注意动作轻柔，密切观察新生儿反应。

2．对新生儿评估、收集资料时注意全面、客观。

3．为产妇检查时注意产妇情绪，观察产妇接受程度。

4．评价保健指导后的效果。

【知识链接】

1．产后访视记录表见表 7-18。

表 7-18　产后访视记录表

姓名：　　　　　　　　　　　　　　　　　　　　　　　　　　　编号□□ - □□□□□

随访日期	年　　　月　　　日	
体温	℃	
一般健康情况		
一般心理状况		
血　　压	/	mmHg
乳　　房	1 未见异常　　　2 异常	□

续表

恶　　露	1 未见异常　　2 异常	☐
子　　宫	1 未见异常　　2 异常	☐
伤　　口	1 未见异常　　2 异常	☐
其　　他		
分　　类	1 未见异常　　2 异常	☐
指　　导	1 个人卫生 2 心理 3 营养 4 母乳喂养 5 新生儿护理与喂养 6 其他	☐/☐/☐/☐/☐
转　　诊	1 无　　　2 有 原因：　　　　　　　　　　　机构及科室：	☐
下次随访日期		
随访医生签名		

2. 新生儿家庭访视记录表见表 7-19。

表 7-19　新生儿家庭访视记录表

姓名：　　　　　　　　　　　　　　　　　　　　　　　　　编号☐☐-☐☐☐☐☐

性　　别	0 未知的性别　1 男　2 女　☐ 9 未说明的性别		出生日期	☐☐☐☐ ☐☐ ☐☐	
身份证号			家庭住址		
父亲	姓名	职业	联系电话		出生日期
母亲	姓名	职业	联系电话		出生日期
出生孕周_____周		母亲妊娠期患病情况 1 糖尿病　2 妊娠期高血压　3 其他			☐
助产机构名称_____		出生情况 1 顺产 2 头吸 3 产钳 4 剖宫 5 双多胎 6 臀位 7 其他			☐/☐
新生儿窒息　1 无　　　2 有　　（轻　中　重）					☐
是否有畸型　1 无　　　2 有					☐
新生儿听力筛查　　1 通过　　2 未通过　　3 未筛查					☐
新生儿出生体重_____kg		出生身长_____cm	喂养方式　1 纯母乳　2 混合　3 人工		☐
体温_____℃			呼吸频率_____次/分		
脉率_____次/分			面色　1 红润　2 黄染　3 其他		☐/☐
前囟_____cm×_____cm　1 正常　2 膨隆　3 凹陷　4 其他					☐
眼　1 未见异常　2 异常		☐	四肢活动度　1 未见异常　2 异常		☐
耳　1 未见异常　2 异常		☐	颈部包块　1 无　2 有		☐

续表

鼻　1 未见异常　2 异常　☐	皮肤　1 未见异常　2 湿疹　3 糜烂　4 其他 ☐ /☐
口腔　1 未见异常　2 异常　☐	肛门　1 未见异常　2 异常　☐
心肺　1 未见异常　2 异常　☐	外生殖器　1 未见异常　2 异常　☐
腹部　1 未见异常　2 异常　☐	脊柱　1 未见异常　2 异常　☐

脐带　1 未脱　2 脱落　3 脐部有渗出　4 其他	☐
转诊　1 无　　2 有　　　　　原因：	☐
指导　1 喂养指导　2 母乳喂养　3 护理指导　4 疾病预防指导 机构及科室：	☐

本次访视日期　　　年　　月　　日	下次随访地点
下次随访日期　　　年　　月　　日	随访医生签名

【操作考核标准】

新生儿家庭访视技术操作考核标准见表 7-20。

表 7-20　新生儿家庭访视技术操作考核评分标准

年 / 班级：　　　　　　学号：　　　　　　姓名：　　　　　　得分：

项目	内容	分值	评分等级				得分
			A ×1.0	B ×0.8	C ×0.6	D ×0.4	
操作前 (20 分)	环境评估	5					
	患者评估	5					
	护士准备	5					
	物品准备	5					
操作中 (65 分)	对访视对象及家庭进行整体评估	10					
	询问新生儿及产妇一般情况	10					
	耐心解答家属问题	20					
	针对访视对象、实施护理措施	10					
	指导产妇及家属进行婴儿抚触	15					
操作后 (15 分)	评价访视效果	5					
	记录访视情况	5					
	预约下次访视	5					

【操作录像】

操作录像 7-7：新生儿家庭访视技术

操作录像 7-7 请扫描二维码

（刘 瑶 宗义君）

八、高血压患者的社区管理技术

高血压作为最常见的脑血管疾病，其主要是指血液在血管中流动时对血管壁造成的压力值高于正常值，高血压病具有高发病率和低控制率的特点。近年来，我国高血压患病人群趋于低龄化，这一现象与诸多因素相关，例如吸烟、饮酒、工作压力大等。随着高血压病的流行以及医疗费用的逐渐增长所带来的经济负担，健康管理在社区卫生服务中取得越来越重要的地位，对高血压患者进行社区健康管理是控制疾病发展及降低医疗费用的有效措施。

实训目标

通过本项技术操作规程的学习，学生应能够：

1．描述血压的正常范围，高血压病的诊断标准。

2．解释高血压病的临床表现、并发症以及相关预防措施。

3．运用所学知识对高血压患者实行健康管理并持续追踪。

4．遵循认真谨慎的工作原则，表现出对高血压患者尤其是老年人的关心与同理心。

【临床情境】

杨奶奶，78岁，高血压病史30年，父母均患有高血压，平时BP 185/95 mmHg，服药后可维持在正常范围。杨奶奶长期口服硝苯地平缓释片，规律用药，规律监测血压。2日前出现头晕症状，就诊于社区卫生服务站。查体：血压190/100 mmHg，辅助检查：头颅CT未见出血灶，头部核磁共振检查未见梗死灶。**请思考：** 应如何对杨奶奶进行健康管理，如何进行疾病指导？

【目的】

基于高血压病的特点，根据高血压患者体格检查表相关内容，对所辖社区的高血压患者进行登记，便于进行社区管理。

【操作程序】

1．操作前

（1）环境评估：评估社区的物理环境和社区人文社会环境，与社区服务中心进行沟通，做好社区居民的通知宣传工作。

（2）居民评估：居住在本辖区的高血压患者。

（3）护士准备：统一着装，佩戴上岗证。按门铃或敲门、自我介绍、说明来访目的，与患者及家属沟通，取得信任。

（4）物品准备：血压计、体重秤、体温计等。

2．操作中

（1）测量血压并评估是否存在危机情况：收缩压≥180 mmHg，舒张压≥110 mmHg；意识改变；剧烈头痛或头晕；恶心呕吐；视物模糊；心悸胸闷；喘憋不能平卧；心前区疼痛；血压高于正常的妊娠期及哺乳期妇女，有上述情况之一紧急处理后转诊，两周内主动随访转诊情况。

（2）询问上次随访到此次随访期间的症状；评估上次随访到此次随访期间症状和并存的临床症状。

（3）测量体重、心率，计算体质指数。

（4）询问患者疾病情况和生活方式，包括心脑血管疾病、糖尿病、吸烟、饮酒、运动、摄盐等情况。

（5）了解患者的服药情况。

（6）根据评估结果进行分类干预：①血压控制满意，即收缩压＜140 mmHg 且舒张压＜90 mmHg，无药物不良反应，无新发并发症或原有并发症无加重者应继续随访。②初次出现血压控制不满意，即收缩压≥140 mmHg 和（或）舒张压≥90 mmHg，或有药物不良反应者调整药物两周内随访。③连续两次随访血压控制不满意、连续两次随访药物不良反应没有改变、有新的并发症出现或原有并发症加重者建议转诊，两周内主动随访转诊情况。

（7）告诉所有接受随访的高血压患者出现哪些异常应立即就诊，进行针对性生活方式指导，告知患者每年应进行一次较全面的健康检查。

3．操作后评价

（1）高血压患者对体格检查及追踪的接受程度，追踪内容具有统计学意义。

（2）高血压患者对所讲述内容的理解和掌握程度。

（3）预约下次追踪时间。

【注意事项】

1．体格检查过程中注意动作轻柔，测量正确。

2．询问病史过程中注意保护患者隐私。

3．对老年患者进行追踪过程中注意要有耐心。

【知识链接】

1．高血压诊断标准

（1）Ⅰ级高血压（轻度）为收缩压 140～159 mmHg 和舒张压 90～99 mmHg。

（2）Ⅱ级高血压（中度）为收缩压 160～179 mmHg 和舒张压 100～109 mmHg。

（3）Ⅲ级高血压（重度）为收缩压≥180 mmHg 和舒张压≥110 mmHg。

以上标准适用于 18 岁以上男性和女性，儿童则采用不同年龄组血压值的 95% 位数，通常低于成人水平。

2．高血压患者社区管理追踪表见表 7-21。

表 7-21　高血压患者社区管理追踪表

姓名：　　　　　　　　　　　　　　　　　　　　　　　　编号：

姓　　名		性　　别		年龄	
文化程度		家庭住址			
职　　业		身份证号			
医疗诊断	1 原发高血压　　2 继发高血压			□	
首次诊断时间		是否住院治疗	1 是　　2 否	□	
就诊医院					
初始血压		现　血　压			
是否用药	1 是　2 否　□	药物名称			
是否定期体检	1 是　2 否　□				
家族史	1 有　2 无　□	吸　烟　史	1 吸　2 不吸　3 已戒　□		
是否有并发症					
1 月内住院史	1 有　2 无　□				
1 月内体检史	1 有　2 无　□				
首次登记日期		追踪日期			
下次追踪日期		本次追踪医生			

【操作考核标准】

高血压患者社区管理技术操作考核评分标准见表 7-22。

表 7-22　高血压患者社区管理技术操作考核评分标准

年/班级：　　　　　　　学号：　　　　　　　姓名：　　　　　　　得分：

项目	内容	分值	评分等级				得分
			A ×1.0	B ×0.8	C ×0.6	D ×0.4	
操作前（20分）	环境评估	5					
	患者评估	5					
	护士准备	5					
	物品准备	5					
操作中（60分）	测量血压并评估是否存在危机情况	15					
	询问上次随访到此次随访期间症状	10					
	测量体重、身高和心率，计算体质指数	10					
	询问患者疾病情况和生活方式	10					
	根据评估结果进行分类干预	15					
操作后（20分）	健康宣教	10					
	建立高血压病患者社区管理追踪表	5					
	预约下次追踪时间	5					

【操作录像】

操作录像7-8：高血压患者社区管理技术

【综合考核案例】

综合考核案例7-3：高血压健康教育综合考核案例

操作录像 7-8 与综合考核案例 7-3 请扫描二维码

（刘　瑶　王恩军）

参考文献

1. 尤黎明，吴瑛. 内科护理学. 北京：人民卫生出版社，2017.
2. 陈长香. 社区护理学. 北京：北京大学医学出版社，2015.
3. 李小寒，尚少梅. 基础护理学. 北京：人民卫生出版社，2017.
4. 中华医学会神经外科分会，中国神经外科重症管理协作组. 中国神经外科重症管理专家共识（2020 版）. 中华医学杂志，2020，100（19）：1443-1458.
5. 中华医学会神经外科学分会. 神经外科脑脊液外引流中国专家共识（2018 版）. 中华医学杂志. 2018. 98（21）：1646-1649.
6. 江基尧. 中国颅脑创伤颅内压监测专家共识. 中华神经外科杂志，2011（10）：1073-1074.
7. 李乐之，路潜. 外科护理学. 6 版，人民卫生出版社，2017.
8. 谢幸，孔兆华，段涛. 妇产科学. 9 版. 北京：人民卫生出版社，2018.
9. 安力彬，陆虹. 妇产科护理学. 6 版. 北京：人民卫生出版社，2018.
10. 陆虹，柳韦华. 妇产科护理学. 2 版. 北京：北京大学医学出版社，2016.
11. 余艳红，陈叙. 助产学. 北京：人民卫生出版社，2018.
12. 陈长香，金子环. 综合临床护理技术操作规程. 北京：北京大学医学出版社，2018.
13. 蔡文智. 助产技能实训. 北京：人民卫生出版社，2015.
14. 冯晗博. 社区老年高血压患者结构化健康教育课程的构建. 中国医科大学，2020.
15. 常青. 助产理论与实践. 2 版. 北京：人民卫生出版社，2015.
16. 葛均波. 内科学. 8 版. 北京：人民卫生出版社，2016.
17. 崔焱. 儿科护理学. 6 版. 北京：人民卫生出版社，2017.
18. 林华伟. 儿科学实训教程. 陕西：西安交通大学出版社，2017.
19. 贺永杰，林海丽，党兆清. 妇产科和儿科护理技术. 北京：北京科学技术出版社，2016.
20. 陈朔晖，徐红贞. 儿科护理技术操作及风险防范. 浙江：浙江大学出版社，2015.
21. 孙玉倩，陈长香. 临床护理见习实习教程. 北京：清华大学出版社，2014.
22. Gloria Leifer. Study Guide for Introduction to Maternity & Pediatric Nursing（8th edition）. New York：Saunders，2018.
23. Sharon Axton & Terrg Fugate. Pediatric Nursing Care Plans for the Hospitalized Child（3rd edition）. Pearson，2011.
24. 王雁. 儿科护理学（英中文版）. 北京：人民卫生出版社，2005.
25. 张波，桂莉. 急危重症护理学. 北京：人民卫生出版社，2017.
26. 冯雁，杨顺秋，金丽芬. 新编临床常用 50 项护理技术操作规程及评分标准. 北京：军事医学科学出版社，2012.
27. 潘瑞红，陆贞，程辉. 临床护理技术操作常见并发症的预防和处理. 武汉：华中科技大学出版社，2014.

28．钟华荪，李柳英．静脉输液治疗护理学（3版）．北京：人民军医出版社，2014.

29．向晶，马志芳，肖光辉．血液透析用血管通路护理操作指南．北京：人民卫生出版社，2015.

30．唐维新．实用临床护理"三基"理论篇．东南大学出版社，2014.

31．郭淑明，贾爱琴．临床护理操作培训手册．人民军医出版社，2013.

32．王莉，杨娟，潘亚兰，苏曼莉．临床常用护理操作规程．武汉：华中科技大学出版社，2014.

33．临床护理技术图解丛书．卫生职业教育，2016，34（10）：2.

34．于淑梅，周芳，周鸣鸣，张小曼，王霞，杨小仙．基础护理学实验指导．南京：东南大学出版社，2019.

35．中国医师协会介入医师分会介入围手术专业委员会．介入护理实践指南．南京：东南大学出版社，2019.

36．魏雪红，李卫强，白桂莲，杨利侠．中医特色诊疗技术护理规范研究．银川：宁夏阳光出版社，2018.

37．刘世晴．护理院工作制度与岗位职责．南京：东南大学出版社，2018.

38．戴新娟，顾平．中西医结合护理诊断手册．南京：南京大学出版社，2018.

39．兰洪萍，殷金明．常用护理技术．重庆：重庆大学出版社，2016.

40．陆燕燕，杨丽君．西藏自治区县级医院护理手册．成都：四川大学出版社，2016.

41．李德林，李润民．基础护理学案例式实验教程．成都：四川大学出版社，2015.

42．左国庆．重庆市中医专科疾病护理常规．重庆：重庆大学出版社，2015.

43．李国宏．60项护理技术操作流程．南京：东南大学出版社，2015.

44．马彩英．腔镜手术护理配合实用手册．银川：宁夏阳光出版社，2014.

45．刘晶．中医护理质量管理手册．银川：宁夏阳光出版社，2014.

46．曹岳蓉，杨靖华．基层医院静脉输液治疗理论与技术指引．南京：东南大学出版社，2018.

47．李秀娥，王春丽．实用口腔护理技术．北京：人民卫生出版社．2016.

48．许冬梅．精神科护士规范操作指南．北京：中国医药科技出版社，2020.

49．蒋颖，董萍，陶凤瑛．精神科护理技能实训．北京：科学出版社，2020.

50．精神科临床技能操作手册．广州：暨南大学出版社，2008.

51．贾琳，林经．磁扣式约束带在精神科患者保护性约束中的应用效果．医疗装备，2020，33（20）：170-171.

52．陈娟，刘瑾，严亚杰，高梅，刘雪勤，张许来．防抓防自伤保护性约束手套的研制及在精神疾病患者中的应用．护理学报，2020，27（15）：77-78.

53．赵晶，白娜．血清乙肝病毒、PreS1、PreS2抗原检测在乙肝诊断中的应用价值．临床医学研究与实践，2020，5（35）：131-133.

54．叶晓燕，俞慧玲，汪芳．HBV-DNA和HBsAg的定量检测在乙肝肝硬化诊断中的应用及临床意义．当代医学，2020，26（22）：27-29.

55．王秋．社区护理干预对慢性乙肝患者出院后康复的作用分析．中国实用医药，2020，15（23）：165-167.

56．靳英辉，蔡林，程真顺等．新型冠状病毒（2019-nCoV）感染的肺炎诊疗快速建议指南

（完整版）.医学新知，2020，30（01）：35-64.

57. 蒋倩，郎锦义，郭鹏等.循证医学视角下的新型冠状病毒（2019-nCoV）感染的肺炎诊疗方案比较.华西药学杂志，2020，35（01）：113-116.

58. 林铃，李太生.《国家卫生健康委员会新型冠状病毒肺炎诊疗指南（试行第五版）》解读.中华医学杂志，2020，（11）：805-807.

59. 周玉平，朱传新，龚娇芳等.新冠肺炎患者临床实验室检测结果分析.现代检验医学杂志，2020，35（02）：83-87.

60. 李春辉，黄勋，蔡虹等.新冠肺炎疫情期间医疗机构不同区域工作岗位个人防护专家共识.中国感染控制杂志，2020，19（03）：199-213.

61. 李靖，王曙红，虞仁和等.新冠肺炎疫情期间群众居家隔离防护依从性及其对焦虑程度的影响.中国感染控制杂志，2020，19（05）：404-410.

62. 杨峰，赵霞，万彬等.新型冠状病毒肺炎隔离病区的消毒隔离.现代临床医学，2020，46（06）：444-445，464.

63. 崔小平，崔犇，杜红心等.新型冠状病毒 IgM 和 IgG 抗体检测对新冠肺炎的诊断效能评价.现代医药卫生，2020，36（19）：3015-3017.